Kliniktaschenbücher

Dr. W. Althaus

D1659853

29,86   252 1/8   RR Jan 79

L. Wille M. Obladen

Neugeborenen-Intensivpflege

Grundlagen und Richtlinien

Unter Mitarbeit von H. E. Ulmer

Mit 39 Abbildungen und 68 Tabellen

Springer-Verlag
Berlin Heidelberg New York 1978

Priv.-Doz. Dr. Lutz Wille
Leitender Oberarzt der Abt. Neonatologie
Universitäts-Kinderklinik
Im Neuenheimer Feld 150
6900 Heidelberg

Priv.-Doz. Dr. Michael Obladen
Wissenschaftlicher Assistent der Abt. Neonatologie
Universitäts-Kinderklinik
Im Neuenheimer Feld 150
6900 Heidelberg

Dr. Herbert E. Ulmer
Wissenschaftlicher Assistent der
Abt. Pädiatrische Kardiologie
Universitäts-Kinderklinik
Im Neuenheimer Feld 150
6900 Heidelberg

ISBN 3-540-08484-3 Springer-Verlag Berlin Heidelberg New York
ISBN 0-387-08484-3 Springer-Verlag New York Heidelberg Berlin

Library of Congress Cataloging in Publication Data. Wille, Lutz, 1939– Neugeborenen-Intensivpflege. (Kliniktaschenbücher). Includes bibliographies and index. 1. Neonatal intensive care. 2. Infants. (Newborn) – Diseases. I. Obladen, Michael, 1944– joint author. II. Ulmer, Herbert E., joint author. III. Title. RJ253.W54 618.9'201 77-13991

Das Werk ist urheberrechtlich geschützt. Die dadurch begründeten Rechte, insbesondere die der Übersetzung, des Nachdruckes, der Entnahme von Abbildungen, der Funksendung, der Wiedergabe auf photomechanischem oder ähnlichem Wege oder der Speicherung in Datenverarbeitungsanlagen bleiben, auch bei nur auszugsweiser Verwertung, vorbehalten.
Bei Vervielfältigung für gewerbliche Zwecke ist gemäß § 54 UrhG eine Vergütung an den Verlag zu zahlen, deren Höhe mit dem Verlag zu vereinbaren ist.

© by Springer-Verlag Berlin Heidelberg 1978.

Printed in Germany.

Die Wiedergabe von Gebrauchsnamen, Handelsnamen, Warenbezeichnungen usw. in diesem Werk berechtigt auch ohne besondere Kennzeichnung nicht zu der Annahme, daß solche Namen im Sinne der Warenzeichen- und Markenschutz-Gesetzgebung als frei zu betrachten wären und daher von jedermann benutzt werden dürften.

Satz- u. Bindearbeiten: G. Appl, Wemding, Druck: aprinta, Wemding
2121/3140–543210

Vorwort

Neugeborenen-Intensivpflege und Neonatologie sind untrennbar miteinander verbunden. Nur wer die physiologischen und pathophysiologischen Grundlagen der ersten 4 Lebenswochen versteht, Symptomatik und Differentialdiagnose akuter neonataler Krankheitsbilder kennt, reichhaltige klinische Erfahrung gesammelt hat, über manuelle Geschicklichkeit verfügt und im Umgang mit dem modernen technischen Rüstzeug sicher ist, wird gute Ergebnisse in der klinischen Betreuung lebensbedrohter Neugeborener erzielen.
Anregung zu diesem Buch war der Wunsch der in unserer Neugeborenen-Intensivpflege-Einheit tätigen Ärzte und Schwestern nach einer Überarbeitung unseres „Stations-Schwarzbuches", einer Sammlung kurzer, konkreter Arbeitsrichtlinien für den klinischen Alltag. Ihre aufmerksame Beobachtung und engagierte Mitarbeit war eine wesentliche Quelle des vorliegenden Materials. Besonderer Wert wurde auf eine ausführliche Beschreibung der therapeutischen Maßnahmen, auf die praktischen und technischen Voraussetzungen der künstlichen Beatmung sowie auf die Darstellung der Intensivpflegetechniken gelegt. Für das Studium von klinisch-pädiatrischem Grundwissen, Neonatologie, neonataler Physiologie und Pathophysiologie wird auf die ausführlichen Standardwerke verwiesen.
Das Buch stellt die Zusammenfassung von Praktiken der Intensivmedizin *einer* Station dar. Es kann nicht vollständig sein und wird der raschen Entwicklung dieser Disziplin entsprechend ständig modifiziert werden müssen. Auch sind wir uns darüber im klaren, daß an verschiedenen Kliniken unterschiedliche Wege der Behandlung gleich gut ans Ziel führen.
Die „Arbeitsrichtlinien" sind als vereinfachte Vorschläge zu verstehen, die beim einzelnen Kind modifiziert werden können. Niemals

dürfen sie kritiklos im Sinne einer „Anweisung" benutzt werden: Schemata sind kein Ersatz für eigenes Nachdenken und Diskussion im Team.

Neugeborenen-Intensivpflege läßt sich nicht aus der Literatur lernen. Wir sind deshalb Herrn Professor H. Bickel zu Dank verpflichtet, der uns die Möglichkeit gab, eigene Erfahrungen auf den Intensivpflege-Stationen in Lausanne (L. S. Prod'hom), Kopenhagen (B. Friis-Hansen), Helsinki (N. Hallman) und San Diego (L. Gluck) zu sammeln. Herr Professor H. Plückthun hat uns seine eingehenden Kenntnisse und Erfahrungen auf dem Gebiet der Neonatologie vermittelt. Seine fundierten, stimulierenden Diskussionen sind für uns ein dauernder Ansporn, klinische Probleme zu analysieren und einer praktischen Lösung zuzuführen. Dem Springer-Verlag, insbesondere Herrn Münster, gilt unser Dank für die geduldige Zusammenarbeit bei der Erstellung des Manuskriptes und für die rasche Drucklegung.

Heidelberg, September 1977   Lutz Wille
                              Michael Obladen

Inhaltsverzeichnis

Teil I: Praktisches Vorgehen bei Risiko-Neugeborenen

1. Beurteilung und Behandlung des Neugeborenen unmittelbar nach der Geburt (L. Wille) 2
1.1. Belastende Risikofaktoren 2
1.2. Postpartale Zustandsdiagnostik 7
1.3. Klassifikation der Asphyxie 8
1.4. Erstversorgung und Reanimation 8
1.5. Bestimmung des Gestationsalters 13
    1.5.1. Definitionen 13
    1.5.2. Voraussetzungen zur Bestimmung des Gestationsalters 14
    1.5.3. Anleitung zur Bestimmung des Gestationsalters . 14
1.6. Intrauterine Wachstumskurven 20
1.7. Differenzierung zwischen Frühgeborenen und hypotrophem Neugeborenem 22
1.8. Stadieneinteilung der Dysmaturität 23
1.9. Leitsymptome der ersten Lebenstage 24
Literatur 24

2. Transport von Risiko-Neugeborenen (L. Wille) 26
2.1. Indikation zur Verlegung 26
2.2. Informationen vor Transportbeginn 27
2.3. Organisation und Durchführung des Transportes 28
2.4. Ausrüstung einer mobilen Intensivpflegeeinheit 29
2.5. Inhalt des Notfallkoffers 31
2.6. Maßnahmen nach Transportende 33
Literatur 33

3.	**Patientenüberwachung** (M. Obladen)	34
3.1.	Puls und Herzfrequenz	35
3.2.	Herzfrequenz-Varianz	35
3.3.	Atmung	41
3.4.	Temperatur	41
	3.4.1. Servokontrollsteuerung	41
	3.4.2. Temperatur-Monitor	42
	3.4.3. Intermittierende manuelle Messung	42
	3.4.4. Inkubatortemperatur	42
3.5.	Blutdruck	43
	3.5.1. Flush-Methode	43
	3.5.2. Erfassen von Pulswellen oder Gefäßbewegungen mit Ultraschall	44
	3.5.3. Blutige Messung	44
3.6.	Zentralvenendruck	44
	3.6.1. Nabelvenenkatheter	44
	3.6.2. Kontinuierliche Messung mit elektronischem Druckwandler	46
	Literatur	46
4.	**Ernährung in den ersten Lebenstagen** (L. Wille)	48
4.1.	Allgemeines	48
4.2.	Orale Ernährung	49
	4.2.1. Gesunde Neugeborene	49
	4.2.2. Frühgeborene	49
	4.2.3. Hypotrophe Neugeborene	50
	4.2.4. Kranke Neugeborene	50
4.3.	Nasojejunale Ernährung	51
4.4.	Ergänzende intravenöse Ernährung	53
4.5.	Komplette parenterale Ernährung	55
	Literatur	60

Teil II: Diagnostik und Behandlung von Atemstörungen

5.	**Blutgasanalyse** (M. Obladen)	64
5.1.	Methodik und Meßtechnik	64
	5.1.1. Direkte Messung mit sensiblen Elektroden	64

	5.1.2. Indirekte Messung	64
	5.1.3. Entscheidungskriterien für die Wahl eines Blutgasanalysengerätes	64
5.2.	Transkutane Sauerstoffmessung	65
5.3.	Probengewinnung	65
	5.3.1. Kapillär	66
	5.3.2. Kapillär-hyperämisiert	68
	5.3.3. Arterienpunktion	68
	5.3.4. Nabelarterienkatheter	68
	5.3.5. Verweilkatheter (A. radialis/temporalis)	68
5.4.	Interpretation	69
5.5.	Blutgasanalyse: Normalwerte beim Neugeborenen	70
5.6.	Störungen des Säure-Basen-Haushaltes	71
5.7.	Medikamentöse Therapie der Störungen des Säure-Basen-Haushaltes	72
	5.7.1. Indikation	72
	5.7.2. Dosierung	72
	5.7.3. Applikation	73
	Literatur	73
6.	**Sauerstofftherapie** (M. Obladen)	75
6.1.	Indikation	75
6.2.	Hypoxiediagnostik-Hyperoxietest	75
	6.2.1. Zur Beatmungsindikation	75
	6.2.2. Zur Differentialdiagnose angeborener Herzvitien	77
6.3.	Sauerstoffdissoziation	78
6.4.	Ursachen von Oxygenierungsstörungen	79
	6.4.1. Gestörte Ventilation	79
	6.4.2. Gestörte Diffusion	79
	6.4.3. Gestörte Perfusion	79
	6.4.4. Störungen von Sauerstoffbindung und Sauerstofftransport	79
6.5.	Sauerstoffdosierung im Atemgas	80
	6.5.1. PaO_2-Messung	80
6.6.	Applikationsformen	80
	6.6.1. Inkubator	80
	6.6.2. Plastik-Kopfbox	81

	6.6.3.	Beatmung	81
6.7.		Sauerstoffnebenwirkungen	81
	6.7.1.	Retrolentale Fibroplasie	81
	6.7.2.	Bronchopulmonale Dysplasie	82
	6.7.3.	Atemdepression	82
		Literatur	82

7. Künstliche Beatmung (M. Obladen) 84

- 7.1. Beatmungssituation beim Neugeborenen 84
- 7.2. Indikation zur künstlichen Beatmung 85
  - 7.2.1. Geburtsasphyxie oder Notfall 85
  - 7.2.2. Zentrale Atemstörung und Unreife 86
  - 7.2.3. Atemnotsyndrom 86
  - 7.2.4. Aspirationssyndrome 86
  - 7.2.5. Herzinsuffizienz 86
- 7.3. Technische Voraussetzungen 86
  - 7.3.1. Geräte- und Schlauchdesinfektion 87
  - 7.3.2. Beatmungsschlauch-Montage 87
- 7.4. Respiratoren und ihre Bedienung 89
  - 7.4.1. Klassifikation einiger für Neugeborene geeigneter Respiratoren 89
  - 7.4.2. Bird Mark 8 90
  - 7.4.3. Bourns LS 104/150 90
  - 7.4.4. Bourns BP 200 93
  - 7.4.5. Respiratorprobelauf 94
  - 7.4.6. Grundeinstellung eines einsatzbereiten Neugeborenen-Respirators 94
  - 7.4.7. IMV = Intermittierend-mandatorische Beatmung . 96
- 7.5. Kontinuierlich positiver Atemwegsdruck 96
  - 7.5.1. Definitionen 96
  - 7.5.2. Prinzip 96
  - 7.5.3. CPAP-System 96
  - 7.5.4. CNP-System (Pulmarca) 99
  - 7.5.5. Methodenvergleich (CNP/CPAP) 100
  - 7.5.6. CPAP-Komplikationen und Nebenwirkungen . . . 100
- 7.6. Steuerung der Beatmung 101
  - 7.6.1. Steuerungsschema 101
  - 7.6.2. Änderungen der Respiratoreinstellung 101

7.7. Beatmungsbeispiele 102
    7.7.1. Unreifes Frühgeborenes mit Apnoen und zentraler
           Atemstörung 102
    7.7.2. Frühgeborenes, Atemnotsyndrom Stadium II,
           Stabilisierung durch prolongierte Inspiration ... 103
    7.7.3. Frühgeborenes, Atemnotsyndrom Stadium III,
           Entwöhnung über IMV 104
    7.7.4. Kind diabetischer Mutter, Atemnotsyndrom
           Stadium IV, Stabilisierung durch hohen
           Inspirationsdruck 105
    7.7.5. Vitium cordis mit iatrogener Hyperventilation .. 106
    7.7.6. Mekoniumaspiration mit schwerer
           Ateminsuffizienz 106
7.8. Erkennung technischer Fehler 107
    7.8.1. Prinzip 107
    7.8.2. Bei Drucksteuerung 107
    7.8.3. Bei Volumensteuerung 107
    7.8.4. Bei CPAP und PEEP 107
    Literatur 107

8. Langzeitbeatmung (M. Obladen) 111
8.1. Voraussetzungen 111
    8.1.1. Infektionsverhütung 111
    8.1.2. Technik des Absaugens 112
    8.1.3. Anfeuchtung und Vernebelung 113
    8.1.4. Anwärmung 113
    8.1.5. Physiotherapie 114
    8.1.6. Lagerungsbehandlung 114
    8.1.7. Ernährung 115
8.2. Überwachung des künstlich beatmeten Neugeborenen . 115
    8.2.1. Beobachtung und Untersuchung des beatmeten
           Neugeborenen 116
    8.2.2. Überwachung durch den Monitor 117
    8.2.3. Überwachung der Einstellung des
           Beatmungsgerätes 117
8.3. Relaxierung 118
    8.3.1. Indikation zur Relaxierung 118
    8.3.2. Durchführung und Dosierung 118

8.4. Beendigung der künstlichen Beatmung 119
    8.4.1. Respiratorentwöhnung 119
    8.4.2. Durchführung der Entwöhnung 119
    8.4.3. Extubation 119
    8.4.4. Durchführung der Extubation 120
8.5. Komplikationen 120
    8.5.1. Tubusverstopfung 120
    8.5.2. Tubusdislokation 121
    8.5.3. Akzidentelle Dekonnektierung 121
    8.5.4. Infektion 122
    8.5.5. Extraalveoläre Gasansammlung 122
    8.5.6. Störungen des venösen Rückstroms 123
    8.5.7. Ductus arteriosus Botalli 123
    8.5.8. Inadäquat gesteigerte ADH-Sekretion 124
8.6. Spätschäden nach Dauerbeatmung 124
    8.6.1. Druckschädigungen 124
    8.6.2. Bronchopulmonale Dysplasie 124
    Literatur 125

Teil III: Akute neonatale Krankheitsbilder

9. Pulmonale Erkrankungen (L. Wille) 130
9.1. Idiopathisches Atemnotsyndrom (Hyaline Membranen) 130
9.2. Aspirationssyndrom 135
9.3. Pneumothorax 137
9.4. Akute Lungenblutung 140
    Literatur 141

10. Kardiologische Probleme beim Neugeborenen
(H. E. Ulmer) 144
10.1. Das Neugeborene mit angeborenem Herzfehler 144
    10.1.1. Differentialdiagnose angeborener Herzfehler
           beim Neugeborenen 146
    10.1.2. Kardiologische Vorfelddiagnostik und spezielle
           Herzdiagnostik beim Neugeborenen 147
    10.1.3. Herzchirurgie beim Neugeborenen 149

10.2. Dringliche kardiologische Diagnostik beim
Neugeborenen.......................... 150
  10.2.1. Transposition der großen Gefäße (TGA) 150
  10.2.2. Isthmusstenosen der Aorta (ISTA) 153
  10.2.3. Hypoplastisches Linksherzsyndrom (HLHS) ... 155
  10.2.4. Primäre Myokarderkrankungen 158
10.3. Kardiologische Notfälle beim Neugeborenen 160
  10.3.1. Herzinsuffizienz 160
  10.3.2. Herzrhythmusstörungen 164
  10.3.3. Frühgeborene mit Atemnotsyndrom und Ductus
          Botalli persistens 168
  10.3.4. Pneumoperikard 169
  Literatur 171

11. Neurologische Erkrankungen (L. Wille) 173
11.1. Postasphyxie-Syndrom 173
11.2. Zerebrale Krampfanfälle 175
11.3. Rezidivierende Apnoeanfälle 178
11.4. Intrakranielle Blutung 180
  11.4.1. Subdurale Blutung 180
  11.4.2. Primäre subarachnoidale Blutung 181
  11.4.3. Periventrikuläre (intraventrikuläre,
          intrazerebrale) Blutung 181
  Literatur 182

12. Akute abdominale Erkrankungen (L. Wille) 184
  Literatur 188

13. Störungen des Metabolismus (L. Wille) 190
13.1. Hypoglykämie 190
13.2. Embryo-Fetopathia diabetica 193
13.3. Hyperglykämie 195
13.4. Akute Stoffwechselstörungen 196
  Literatur 203

14. Störungen des Elektrolythaushaltes (L. Wille) 205
14.1. Hyponatriämie < 130 mval/l 205
14.2. Hypernatriämie > 150 mval/l 208

14.3. Hypokaliämie	210
14.4. Hyperkaliämie	211
14.5. Hypokalzämie	213
14.6. Hypomagnesiämie	215
Literatur	216

15. Ikterus gravis und Morbus haemolyticus neonatorum (L. Wille) ... 219

15.1. Definitionen	219
15.2. Differentialdiagnose und diagnostisches Vorgehen bei Ikterus neonatorum	220
15.3. Morbus haemolyticus neonatorum	221
15.3.1. Rh-Erythroblastose (Anti-D)	221
15.3.2. Rh-Untergruppen und seltene Faktoren	223
15.3.3. ABO-Erythroblastose	224
15.4. Hämolytische Erkrankungen ohne Isoimmunisierung	225
15.5. Hyperbilirubinämie ohne Hämolyse	226
15.5.1. Neugeborene	226
15.5.2. Frühgeborene	227
15.6. Hyperbilirubinämie bei hepatozellulärem oder obstruktivem Ikterus	228
15.7. Technik der Blutaustauschtransfusion	228
15.8. Fototherapie	231
15.9. Hypdrops congenitus	233
Literatur	235

16. Infektionen (L. Wille) ... 238

16.1. Vermeidung bakterieller Infektionen	238
16.2. Bakteriologische Diagnostik	239
16.3. Sepsis	240
16.4. Meningitis	242
16.5. Pränatale Infektionen	247
Literatur	247

17. Hämatologische Erkrankungen (L. Wille) ... 249

17.1. Anämie	249
17.2. Hypovolämischer Schock	251
17.3. Polyzythämie	253
Literatur	254

18. Blutgerinnung und hämorrhagische Diathesen (L. Wille) 256
18.1. Blutgerinnung 256
18.2. Diagnostik 257
18.3. Koagulopathien 258
    18.3.1. Kongenitale Koagulopathien 258
    18.3.2. Erworbene Koagulopathien 259
18.4. Thrombozytopenie 263
18.5. Thrombozytopathie 263
    Literatur 264

Teil IV: Intensivpflege-Techniken

19. Intensivpflege-Techniken (L. Wille) 266
19.1. Nabelgefäßkatheterung 266
    19.1.1. Nabelvenenkatheterung 268
    19.1.2. Nabelarterienkatheterung 271
19.2. Arterienpunktion- und -kanülierung 275
    19.2.1. Punktion der A. radialis/brachialis 275
    19.2.2. Perkutane Katheterung der A. radialis 276
    19.2.3. Probengewinnung aus der A. temporalis 276
19.3. Venae sectio 278
19.4. Pneumothoraxdrainage 280
    19.4.1. Probepunktion 280
    19.4.2. Technik der Pleuradrainage 280
19.5. Pneumoperikarddrainage 281
19.6. Aszitespunktion 282
19.7. Endotracheale Intubation 282
    19.7.1. Orotracheale Intubation 283
    19.7.2. Nasotracheale Intubation 284
    19.7.3. Kontrolle nach Intubation 284
    19.7.4. Tubuslängen 285
    19.7.5. Tubusfixierung 286
    19.7.6. Häufigste Fehlerquellen bei der Intubation ... 286
    Literatur 286

20. Eltern auf der Intensivpflegestation (M. Obladen) 289
20.1. Normale Reaktion der Eltern auf die Geburt eines
Frühgeborenen oder kranken Kindes 289
20.2. Folgen einer langfristigen Trennung von Mutter
und Kind 289
20.3. Aufgaben der Eltern auf der Intensivpflegestation 290
20.4. Information der Eltern 291
20.5. Gespräche beim Tod eines Kindes 292
20.6. Die Atmosphäre der Intensivpflegestation 292
Literatur 293

21. Sachverzeichnis 295

Verzeichnis der Abkürzungen

ACD	Blutkonservenstabilisator mit Acidum citrium, Natrium-citricum, Dextrose
ADH	Antidiuretisches Hormon
ANS	(Idiopathisches) Atemnotsyndrom des Neugeborenen
ASD	Vorhofseptumdefekt
BE	„Base excess" = Basenüberschuß
BPD	Bronchopulmonale Dysplasie
BVH	Biventrikuläre Hypertrophie
CDP	„Continuous distending pressure" = Kontinuierlicher Dehnungsdruck
CNP	„Continuous negative pressure" = Kontinuierlich (extrathorakaler) negativer Druck
CNPV	„Continuous negative pressure ventilation" = Kontinuierlich (exthorakaler) Negativdruck-Beatmung
CPAP	„Continuous positive airway pressure" = Kontinuierlich positiver Atemwegsdruck
DAP	Ductus arteriosus persistens
2,3 DPG	2,3 Diphosphoglycerat
EDTA	Äthylendiamin-Tetraazetat
EEG	Elektroenzephalogramm
EKG	Elektrokardiogramm
F_IO_2	Sauerstoffkonzentration in der Einatemluft
FRC	Funktionelle Residualkapazität
g	Gramm
GA	Gestationsalter
HK	Hämatokrit

HLHS	Hypoplastisches Linksherzsyndrom
HOT	Hyperoxietest
I:E	Atemzeitverhältnis Inspirationszeit : Exspirationszeit
IMV	Intermittierend mandatorische Ventilation
IPPV	„Intermittend positive pressure ventilation" = Intermittierende Positivdruckbeatmung
ISTA	Aortenisthmusstenose
i.v.	intravenös
KG	Körpergewicht
LA/AO	Quotient aus dem Durchmesser von linkem Vorhof und Aortenwurzel
LPM	Liter pro Minute
L/S	Lecithin/Sphingomyelin-Ratio
LVH	Linksventrikuläre Hypertrophie
mval/l	Milliäquivalent pro Liter
mÄq/l	Nanoäquivalent pro Liter
NAK	Nabelarterienkatheter
NVK	Nabelvenenkatheter
O_2	Sauerstoff
PaO_2	Arterieller Sauerstoffpartialdruck
PCO_2	Kohlendioxydpartialdruck
PEEP	„Positive end-expiratory pressure" = Positiv-endexspiratorischer Druck
pH	Negativer Logarithmus der Wasserstoffionenkonzentration
PKG	Phonokardiogramm
PO_2	Sauerstoffpartialdruck
$P_{tc}O_2$	Transkutaner Sauerstoffpartialdruck
RLF	Retrolentale Fibroplasie
RVH	Rechtsventrikuläre Hypertrophie
SD	Sättigungsdosis
SO_2	Sauerstoffsättigung
SSW	Schwangerschaftswoche
St.Bik.	Standard-Bikarbonat
TGA	Transposition der großen Gefäße
torr	mm Hg
TV	Atemzugvolumen
VSD	Ventrikelseptumdefekt

Teil I
Praktisches Vorgehen bei Risiko-Neugeborenen

1. Beurteilung und Behandlung des Neugeborenen unmittelbar nach der Geburt
(L. Wille)

Innerhalb weniger Minuten nach der Geburt übernimmt das Kind alle wichtigen Teilfunktionen (kardiorespiratorische Adaptation, Wärmeregulation, Metabolismus) selbst. Die Beurteilung Neugeborener setzt die Kenntnis der physiologischen Adaptationsmechanismen und potentieller perinataler Risiken, die Bestimmung des Gestationsalters, die Einordnung des intrauterinen Wachstums, die Differenzierung zwischen Frühgeborenem, Neugeborenem und Mangelgeborenem, die Stadieneinteilung der Dysmaturität, deren Morbidität, schließlich die Vornahme der neonatalen Zustandsdiagnostik und die Beherrschung von Erstversorgung und Reanimation voraus. Durch eine eingehende Untersuchung unmittelbar post partum unter Berücksichtigung möglicher Risikofaktoren läßt sich die noch immer hohe Morbidität und Mortalität weiter senken.

1.1. Belastende Risikofaktoren

Tabelle 1. Vor der Schwangerschaft bekannte Risikofaktoren [1]

Sozial	
Geringes Einkommen, Schwere körperliche Arbeit Unehelichkeit Emotionaler Stress	Potentielle Gefährdung des Feten/Neugeborenen durch ungenügende antenatale Überwachung, unentdeckte mütterliche Erkrankungen, nicht erkannte fetale Entwicklungsstörungen, Plazentainsuffizienz, antepartale Hämorrhagien; vermehrt Frühgeburten und intrauterine Dystrophie
Stoffwechsel	
Adipositas od. Gewichtszunahme > 15 kg	Frühgeburt, gesteigerte perinatale Mortalität
Diabetes mellitus	Totgeburt, Frühgeburt, kongenitale Fehl-

Tabelle 1 (Fortsetzung)

	bildungen, Makrosomie, idiopathisches Atemnotsyndrom, Hyperbilirubinämie, Hypoglykämie, Hypokalzämie, Nierenvenenthrombose, Hydrops fetalis
Unterernährung	Frühgeburt, intrauterine Dystrophie
Endokrinologie	
Primärer Hyperparathyreoidismus	Hypokalzämie, neonatale Tetanie, Hypomagnesiämie
Hyperthyreose	Frühgeburt, Struma (Thyreostatika), Thyreotoxikose (LATS)
Hypothyreose	Abort, Frühgeburt, kongenitale Fehlbildungen, retardierte psychomotorische Entwicklung in utero, ZNS-Defekte, Hypothyreose
Herz/Kreislauf	
Herzinsuffizienz	Frühgeburt, Hypoxie
Geringes Herzminutenvolumen	Frühgeburt
Gefäßerkrankungen	Frühgeburt, intrauterine Dystrophie
Lunge	
Asthma, Erkrankungen mit Hypoxie und Hyperkapnie	Hypoxie, Frühgeburt, intrauterine Dystrophie
Gastrointestinaltrakt	
Ileitis terminalis	Frühgeburt
Neurologie	
Myasthenia gravis	Myasthenia gravis (transitorisch), herabgesetzte Empfindlichkeit gegenüber Medikamenten
Status epilepticus	Hypoxie
Haematologie	
Blutgruppeninkompatibilität (Rh, ABO)	Erythroblastosis fetalis: Hydrops fetalis, Anaemia neonatorum, Ikterus praecox, Hypoglykämie
Morbus Werlhof	thrombozytopenische Purpura (transitorisch)
Anämie (Eisen-, Vitamin B 12-Mangel) < 9 g% Hb	Frühgeburt, intrauterine Dystrophie
Hereditäre Erkrankungen	z. B. zystische Pankreasfibrose, Mekonium-Ileus; Trisomie D
Geburtshilfe/Gynäkologie < 16 oder > 40 Jahre	Potentielle Gefährdung des Feten: Abort, Fehlbildungen

Tabelle 1 (Fortsetzung)

Alte Erstgebärende > 30 Jahre	Potentielle Gefährdung von Mutter und Kind
Mehrgebärende > 3	Gesteigerte perinatale Mortalität, ante- und postpartale Hämorrhagien
Beckenanomalien	Mißverhältnis (Geburtskanal)
Voranamnese	
Abort, toter Fetus, Frühgeborenes, untergewichtiges Neugeborenes (< 2500 g) übergewichtiges Neugeborenes (> 4500 g), geschädigtes Kind, Mehrlingsschwangerschaft	Potentielle Gefährdung des Feten oder Neugeborenen

Tabelle 2. Risikofaktoren während der Schwangerschaft [1]

Infektionen	
Toxoplasmose	Fetopathia toxoplasmotica
Listeriose	Granulomatosis infantiseptica
Zytomegalie	Mikrozephalus, zerebrale Verkalkungen, Hydrozephalus, Enzephalitis, Chorioretinitis, Hepatitis, Ikterus, Hepatosplenomegalie, Thrombozytopenie, Purpura, Anämie
Röteln	Embryopathia rubeolaris, connatales Rötelnsyndrom
Syphilis	Abort, Lues connata
Tuberkulose	Intrauterine (sehr selten) oder neonatale Infektion (Isolierung sofort nach der Geburt!)
Coxsackie B	Meningoenzephalitis, Myokarditis, Ikterus, Thrombozytopenie, Hepatitis
Herpes simplex	Gruppenweise angeordnete braunrote Bläschen, Mikrozephalus, zerebrale Verkalkungen, Meningoenzephalitis, Ikterus, Hepatitis, Thrombozytopenie, Anämie, Koagulopathie, Keratokonjunktivitis, Chorioretinitis
Candidiasis (vaginal)	Soorstomatitis
Akute Pyelonephritis	Frühgeburt, bakterielle Infektion
Enteropathogene E. Coli (Ausscheider)	Dyspepsie

Tabelle 2 (Fortsetzung)

Bakterielle Infektion (Fieber)	Sepsis, Meningitis
Medikamente	
Fenoterolbromid	Hypoglykämie, Hyperbilirubinämie, Hyperexcitabilität, Hypotonie
⇒ Cephalothin	Direkter Coombs Test positiv
Chloramphenicol	Gray-Syndrom
Zigarettenabusus	Intrauterine Dystrophie
Magnesiumsulfat	Hypermagnesiämie
Morphium, Heroin	Entzugssyndrome (Tremor, Dyspnoe, Zyanose, Konvulsionen)
Reserpin	Behinderte Respiration durch nasale Kongestion, Apathie
Alkoholabusus	Fetales Alkoholsyndrom
Antikonvulsive Behandlung	„Hydantoin"-Embryopathie, Morbus haemorrhagicus neonatorum
Fallende Oestriolwerte (Urin)	Plazentarinsuffizienz
Ungewöhnliche mütterliche Medikation	Kongenitale Fehlbildungen
Präeklampsie	Frühgeburt
Hypertension	Fetale Gefährdung

Tabelle 3. Risikofaktoren während der Geburt [1]

Geburtskomplikationen	
Mehrlinge	Frühgeburt, fetofetale Transfusion, hypotrophe Neugeborene, gesteigerte perinatale Mortalität, Hypoxie (2. Zwilling), Hypoglykämie (kleinerer Zwilling)
Sturzgeburt	Hypoxie, Tentoriumriß
Protrahierte Geburt	Fetale Hypoxie, Geburtstraumen (intrakraniell), erhöhte Infektionsgefahr
Fetale Herzfrequenzunregelmäßigkeiten	Hypoxie, paroxysmale Tachykardie
Fieber	Frühgeburt, neonatale Infektion
Beckenendlage	Hypoxie, intrakranielle Hämorrhagie, viszerale Hämorrhagie (Nebennieren, Nieren, Milz)
	Wirbelsäulentrauma, Plexusparese, Frakturen
Gesichtslage	Ödem, Gesichtsekchymosen, Hypoxie
Querlage	Hypoxie, Trauma
Uterusruptur/Tetanie	Hypoxie

Tabelle 3 (Fortsetzung)

Manuelle Wendung/Extraktion	Hypoxie, Plexusparese, Wirbelsäulentrauma
Forzeps (hoch)	Hypoxie, Kephalhämatom, intrakranielle Hämorrhagie
Fruchtblase/Fruchtwasser	
Amnionitis	Bakterielle Infektion
Vorzeitiger Blasensprung (> 24 h)	Bakterielle Infektion, Frühgeburt, Nabelschnurvorfall
Mekoniumfärbung	Hypoxie, Postasphyxie-Syndrom, Mekoniumaspiration, Pneumonie,
Oligohydramnion	Übertragung, Nierenagenesie, polycystische Nieren, Urethraobstruktion, fetaler Tod
Polyhydramnion	Lageanomalie, vorzeitiger Blasensprung, Nabelschnurvorfall, Frühgeburt, Atresie des Gastrointestinaltrakts (Ösophagus), ZNS-Anomalien, Hydrops fetalis
Plazenta	
Placenta praevia	Frühgeburt, Hypoxie, Nabelschnurvorfall, fetaler Blutverlust
Abruptio placentae	Frühgeburt, Hypoxie, fetaler Blutverlust
Fetomaternale Transfusion	Fetaler Blutverlust, Hypoxie, Schock
Plazentarinsuffizienz	Hypoxie, intrauterine Dystrophie
Placenta circumvallata	Abort, intrauterine Dystrophie
Insertio velamentosa	Hypoxie, erhöhte perinatale Mortalität, fetaler Blutverlust
Nabelschnur	
Entzündung	Bakterielle Infektion, Nabelvenenthrombose (Hypoxie)
Nabelschnurvorfall	Hypoxie
Singuläre Umbilikalarterie	Kongenitale Anomalien, intrauterine Dystrophie
Echter Knoten	Hypoxie
Nabelschnurruptur, Aneurysma, etc.	Fetaler Blutverlust
Übertragung > 7 Tage	gesteigerte fetale Mortalität
Eklampsie	Frühgeburt, intrauterine Dystrophie, Hypoxie

1.2. Postpartale Zustandsdiagnostik

Neugeborenen-Intensivpflege ist nicht selten Notfallmedizin, welche im Kreißsaal die rasche Einleitung gezielter diagnostischer und therapeutischer Maßnahmen erfordert. Für die Beurteilung des Neugeborenen hat sich das Apgarschema bewährt [2].

Tabelle 4. Apgarschema zur Beurteilung von Neugeborenen [2]

Symptom	Apgarzahl 0	1	2
Hautfarbe	Blau oder weiß	Akrozyanose	rosig
Atmung	keine	langsam, unregelmäßig	gut
Herzaktion	keine	< 100	> 100
Muskeltonus	schlaff	träge Flexion	aktive Bewegung
Reflexe beim Absaugen	keine	Grimassieren	Schreien

Bestimmung nach 1′, 5′, X′; X = nach Erholung ohne weitere Besserung

Besondere prognostische Bedeutung kommt dem 5-Minuten-Apgar zu. Prospektive Longitudinal-Untersuchungen haben einen signifikanten Zusammenhang mit neurologischen Schäden am Ende des ersten Lebensjahres ergeben [3, 4, 5].
Eine wesentliche Ergänzung der klinischen Beurteilung stellt die Bestimmung des pH aus Blutproben der Nabelschnurgefäße dar [6].

Normalwerte
Umbilikalarterie: pH 7,12–7,42
Umbilikalvene: pH 7,20–7,46
Bei einem pH < 7,10 in der Nabelschnurarterie liegt eine schwere perinatale Azidose vor. Das Zusammentreffen von tiefen Apgar- und pH-Werten zeigt eine ausgeprägte Depression an.

1.3. Klassifikation der Asphyxie

Hinweise auf eine subpartale Asphyxie [7]
Mikroblutuntersuchung (MBU): pH < 7,20
Mekoniumabgang
Pathologische Kardiotokographie
Rezidivierende pathologische Herzfrequenz bei Routineauskultation

Tabelle 5. Klinische Klassifikation postpartal

Gruppe	Apgarzahl	Herz-/Atmungsfrequenz/min	Klinische Terminologie
I. Normal	8–10	> 120	unauffälliges Neugeborenes
II. mäßige Depression	5–7	80–120; unregelmäßige Atmung	Asphyxia livida
III. schwere Depression	0–4	< 80; keine od. Schnappatmung	Asphyxia pallida

In Ergänzung zum Apgarschema und zu der pH-Messung aus der Nabelschnur wird ein Fersen-pH < 7,10 15–30 min post partum als neonatale Asphyxie gewertet [6].

1.4. Erstversorgung und Reanimation

Jede Entbindungsklinik muß den diagnostischen und therapeutischen Bedürfnissen Neugeborener entsprechend ausgestattet sein (z. B. Instrumentarium, Inkubator, Wärmebett, Reanimationsplatz mit Heizstrahler; *Labor:* Blutbild, Blutgasanalyse, Bilirubin, Blutzucker). Eine Primärreanimation kann nicht improvisiert werden! Entscheidend für ihren Erfolg sind:
perfekte Vorbereitung auf jedmöglichen Konfliktfall im Kreißsaal **vor** der Geburt:

a) Überprüfung des Instrumentariums zur Reanimation auf Vollständigkeit und Funktionstüchtigkeit
b) Anwesenheit erfahrenen Personals
c) systematisches Vorgehen nach einem Arbeitsplan unter Benutzung einer Uhr mit akustischer Zeitangabe.

Tabelle 6. Vorgehen nach klinischer Klassifikation. Vermeide jegliche Abkühlung! Wärmestrahler über Versorgungsplatz!

Gruppe I	Absaugen und Freihalten der Atemwege
Gruppe II	Zuerst nasales, dann oropharyngeales Absaugen (Cave: Vagusreiz), Maskenbeatmung (Penlon) mit Sauerstoff. **Intubation und endotracheales Absaugen nur bei:** Ungleicher Lungenbelüftung (Thoraxexkursion), Einziehungen unmittelbar nach Geburt, inadäquate Inspiration, VD auf Larynxfehlbildungen mit Luftwegsverlegung. Blindpufferung (Punktion der Nabelvene, Katheterung)
Gruppe III	Orotracheales Absaugen unter Sicht, Intubation, Beatmung (Penlon, Respirator), Blindpufferung, medikamentöse Zusatztherapie z. B. Alupent, Volumensubstitution, Herzmassage

- *Technik der primären Lungenentfaltung*

Hierzu wird während der ersten 4–5 Atemzüge bei Früh- und Neugeborenen ein Entfaltungsdruck (inspiratorischer Spitzendruck) von 25–30 cm H_2O für 10–15 Sekunden angewendet. Höhere Drucke können zu lokaler Überblähung führen [7, 8]. Nach erfolgter Entfaltung, spätestens jedoch nach den ersten 5 Respirationszyklen wird der inspiratorische Spitzendruck auf 15–20 cm H_2O begrenzt und ein Inspirations-Exspirations-Verhältnis von 1:2–1:1 eingestellt (besondere Beatmungsform bei Vorliegen eines idiopathischen Atemnotsyndroms s. S. 130).
Diese Beatmungstechnik ist auch mittels Maske (Penlon, Ambu) möglich. Bei ausbleibender Spontanatmung Intubation und Respiratorbeatmung.

- *Technik der extrathorakalen Herzmassage*

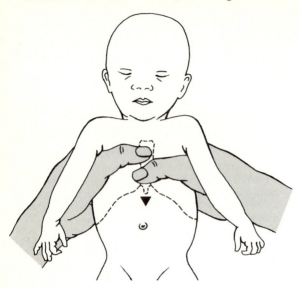

Abb. 1. Extrathorakale Herzmassage beim Neugeborenen

Bei fehlender Herzaktion bzw. Bradykardie < 50/min ohne Ansprechen auf intravenöse bzw. intrakardiale Injektion von Alupent und Kalzium-Chlorid: Kompression des mittleren Sternums mit beiden Daumen gegen die Wirbelsäule während die Hände den Thorax umfassen. Beatmungs-Herzmassage-Rhythmus: Auf drei Beatmungszyklen mit reinem Sauerstoff folgen 15 Herzkompressionen.

Tabelle 7. Zur Reanimation häufig verwendete Medikamente

Medikament	Indikation	Dosierung
Natriumbicarbonat 8,4% (Amp. 20 ml)	schwere metabolische Azidose	3 mval/kg KG i. v. Nabelvene; nur gemischt mit 5% Glukose 1:1 anwenden. 1 ml Natriumbicarbonat = 1 mval
Alupent 0,5 mg (Amp. 1 ml)	schwere Bradykardie	0,1 mg/dosi = 0,2 ml i. v. oder intrakardial

Tabelle 7 (Fortsetzung)

Medikament	Indikation	Dosierung
Calcium-Glukonat 10% (Amp. 20 ml)	schwere Bradykardie	1 ml/kg KG i. v. oder intrakardial (nicht mit Bicarbonat mischen!)
Humanalbumin 20%, salzarm (Amp. 10 ml)	schwerer Schock	10 ml/kg KG i. v. per Infusion
Rheomacrodex 10% Na-frei G (Inf.-Fl. 100 ml)	Schock mit Zentralisation	3–7 ml/kg KG per Infusion
Rheomacrodex 6% (Inf.-Fl. 500 ml)	Hypovolämie	5–10 ml/kg per Infusion
Glukose 10% (Amp. 10 ml)	Hypoglykämie	4 ml/kg KG i. v. (untergewichtige Neugeborene, Hypoglykämieverdacht durch Dextrostix)
Lorfan 1 mg (Amp. 1 ml)	Depression durch mütterliche Dolantinapplikation	0,1–0,25 mg/kg KG/ED (i. m. oder i. v.; bei Bedarf Wiederholung)
Lasix 20 mg (Amp. 2 ml)	schwere Oedeme, Lungenoedem	1 mg/kg KG i. v.
Novodigal 0,4 mg (Amp. 2 ml)	Herzinsuffizienz	0,04 mg/kg KG/die davon halbe Dosis sofort, halbe Dosis nach 12 Stunden. Erhaltungsdosis 0,005–0,01 mg/kg KG/die
Konakion 10 mg (Amp. 1 ml)	Frühgeborene, Kinder klinischer Klassifikation II/III, Verdacht auf Morbus hämorrhagicus	1 mg/kg KG i. m.

Das praktische Vorgehen kann wie folgt zusammengefaßt werden:

I. 1–5 min nach der Geburt:
- Abnabelung; parallel pH-Messung und Blutprobengewinnung aus dem plazentaren Nabelschnurteil für kindliche Blutgruppe, direkter Coombstest und Luesdiagnostik.
- Absaugen, Freilegen und -halten der Atemwege

- Entleeren des Magens: Behinderte Passage → Oesophagusatresie. Mageninhalt > 20 ml: Atresie im Bereich des oberen Gastrointestinaltraktes.
- Zustandsdiagnostik: Apgarschema, pH-Messung
- Klinische Klassifikation, Einleitung notwendiger Maßnahmen
- Gegebenenfalls kontinuierliche Überwachung (Monitor)

II. Nach erfolgter Adaptation bzw. Reanimation (ca. 10 min post partum):
○ Temperaturkontrolle (Durchgängigkeit von Anus und Rektum)
○ Prüfung der Nasendurchgängigkeit mittels Katheterpassage (Choanalatresie)
○ Credé'sche Augenprophylaxe
○ Gabe von Vitamin K (Frühgeborene, Neugeborene der klinischen Klassifikation Gruppe II und III, sowie bei Verdacht auf Morbus hämorrhagicus neonatorum)

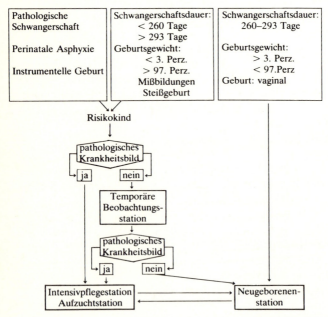

Abb. 2. Vorgehen bei Risikokindern nach der Geburt. (Nach Prod'hom, 1972 [10])

III. Erstuntersuchung im Kreißsaal. Zu beurteilen sind:
Qualität des intrauterinen Wachstums
Fähigkeit zur postnatalen Adaptation
Fehlen oder Bestehen fetaler/neonataler Krankheitssymptome oder -bilder
Verdacht oder Präsenz von Fehlbildungen.

1.5. Bestimmung des Gestationsalters

1.5.1. Definitionen [11]

Neugeborenenperiode
1.–28. Lebenstag (1.–7. Lebenstag = frühe Neugeborenenperiode, 8.–28. Lebenstag = späte Neugeborenenperiode)

Perinatalperiode
Von Beginn der 28. Schwangerschaftswoche bis zum vollendeten 7. Lebenstag

Gestationsalter
Zeit gerechnet vom 1. Tag der letzten normalen Periode. Ist in seltenen Fällen nicht die letzte Periode, sondern der Konzeptionstermin bekannt, so wird als Gestationsalter die Zeit ab Konzeption plus 14 Tage berechnet.

Reife
Ausdruck des „Entwicklungsstandes eines Neugeborenen nach regelrechter Schwangerschaft, welcher ihm den Übergang vom intrauterinen zum extrauterinen Dasein ermöglicht" [12].
Die Reife ist abhängig vom Gestationsalter und anderen Faktoren (z. B. biologische Variation) und „umfaßt eine Vielzahl struktureller und funktioneller Leistungen" [12].

Frühgeborenes (pre-term)
Gestationsalter < 259 Tage (< 37. Woche)

Ausgetragenes Neugeborenes (term-neonate)
Gestationsalter 259–293 Tage (Anfang 37.–Ende 41. Woche)

Übertragenes Neugeborenes (post-term)
Gestationsalter 294 Tage oder mehr (42. Woche oder mehr)

Aus dem Verhältnis zwischen Gestationsalter und Geburtsgewicht werden definiert:

Eutrophes Neugeborenes
Appropriate-for-gestational-age; Kinder mit einem Geburtsgewicht zwischen der 3. und 97. Perzentile [13].

Hypotrophes Neugeborenes
Small-for-gestational-age; Kinder mit einem Geburtsgewicht < 3. Perzentile (Mangelgeborenes).

Hypertrophes Neugeborenes
Large-for-gestational-age; Kinder mit einem Geburtsgewicht > 97. Perzentile.

1.5.2. Voraussetzungen zur Bestimmung des Gestationsalters
[14, 15]

- Gute Übereinstimmung mit geburtshilflichen Daten (Naegele'sche Regel, Ultraschallmessung: biparietal)
- Einfache Durchführbarkeit
- Anwendbarkeit ohne Beeinträchtigung kranker Kinder
- Unabhängigkeit vom Gesundheitszustand des Neugeborenen
- Exakte Definition der einzelnen Kriterien
- Unabhängigkeit von der Subjektivität des Untersuchers

Nach eigenen langjährigen Erfahrungen werden diese Bedingungen am ehesten von den klinischen Kriterien zur Bestimmung des Gestationsalters nach Finnström erfüllt [16].

1.5.3. Anleitung zur Bestimmung des Gestationsalters

Vornahme der Untersuchung bei guten Lichtverhältnissen. Zu Beginn wird medikamentös eine beidseitige Pupillenerweiterung herbeigeführt. Nur bei Mydriasis läßt sich die Pupillarmembran verläßlich beurteilen. Unter Benutzung einer Richardson-Infant-Diagnostic Lens, welche vorsichtig unter die Augenlider geschoben wird und das Auge offen hält, kann mittels eines Ophthalmoskops eine eingehende Besichtigung der vorderen Augenkammer vorgenommen werden.

Brustdrüsengewebe (Durchmesser)
Der horizontale Durchmesser beiderseits wird mit einem Zentimetermaß gemessen und der größte Durchmesser angegeben. Der Umfang des palpablen und meßbaren Brustdrüsengewebes nimmt mit steigendem Gestationsalter zu.

Brustwarzenbildung
Untersuchung durch Inspektion. Mit steigendem Gestationsalter ist die Mamille deutlicher von der umgebenden Haut abgrenzbar und der Warzenhof erhebt sich vom Rand her über das allgemeine Hautniveau.

Hautdurchsichtigkeit
Untersuchung durch Inspektion des Stammes. Die Durchsichtigkeit der Haut des Stammes, besonders im Bereich des Abdomens oberhalb des Nabels wird beobachtet und die Anzahl und Erkennbarkeit großer und kleiner Blutgefäße verzeichnet.

Kopfhaar
Untersuchung durch Inspektion. Mit steigendem Gestationsalter wird das zunächst dünne, wollene Haar kräftiger, und die einzelnen Haare lassen sich voneinander abgrenzen.

Ohrmuschelknorpel
Beide Ohrmuscheln werden befühlt, um die Verteilung des Knorpels zu erfassen. Bei Seitendifferenz wird das „reifere" Ohr angegeben (Abb. 3).
„Tastbare Knorpeleinlagerungen in der Ohrmuschel finden sich zuerst im Tragus und Antitragus; Helix und Anthelix sind bei sehr unreifen Frühgeborenen noch als Hautlappen zu tasten; die schon vorhandenen, jedoch sehr zarten Knorpellamellen entgehen der Palpation. Um die 32. Schwangerschaftswoche ist ein deutliches

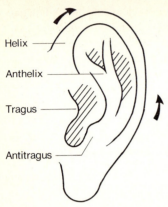

Abb. 3. Entwicklung des Ohrknorpels. (Nach v. Harnack, 1971 [12])

Knorpelgerüst nachzuweisen, am leichtesten durch Stauchung des Anthelix in der Längsrichtung, wobei sich ein elastischer Widerstand spüren läßt. Der Helixknorpel entwickelt sich von ventral und kaudal her in der durch Pfeile angegebenen Richtung. Wenn er auch im dorsalen, kranialen Quadranten deutlich tastbar ist, kann von einem vollständigen Knorpelgerüst gesprochen werden" [12].

Fingernägel
Die Fingernägel werden inspiziert und die Fingerspitze palpiert, indem der Nagel über die Hand des Untersuchers streicht bzw. kratzt. „Bei ganz unreifen Feten können die Fingerkuppen so wenig gewölbt sein, daß die sehr dünnen, fast hautartigen Nägel mit ihren leicht ausgefransten Rändern die Kuppen fast zu erreichen scheinen. Zwei Reifepunkte dürfen daher beim Erreichen der Fingerkuppen nur notiert werden, wenn der Nagelrand deutlich ausgebildet ist" [12].

Plantare Hautfältelung
Inspektion der Fußsohle. Nur die relativ groben Falten werden analysiert. Feine, oberflächliche Linien können vorhanden sein, besonders bei trockener Haut, verstreichen jedoch gewöhnlich beim Spannen der Fußsohle von den Zehen bis zur Ferse.

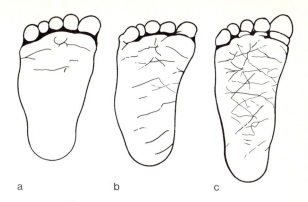

Abb. 4. (a) Fuß eines Frühgeborenen von 36 Wochen Gestationsalter. Die hinteren drei Viertel des Fußes sind glatt. (b) Fuß eines Neugeborenen von 38 Wochen Gestationsalter mit einigen Fußlinien. (c) Fuß eines Neugeborenen von 40 Wochen Gestationsalter. Die Fußlinien haben sich über die ganze Sohle ausgebreitet. (Nach v. Harnack, 1971 [12])

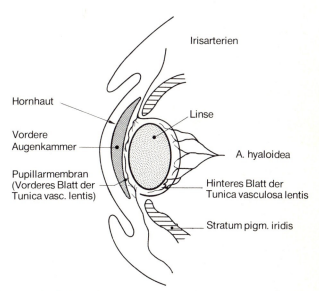

Abb. 5. Anatomische Verhältnisse des vorderen Augenabschnitts bei Frühgeborenen. (Nach Schmöger, 1955 [17])

Die Hautfalten werden mit steigendem Gestationsalter deutlicher und ihre Verteilung von den Zehenballen in Richtung auf die Ferse nimmt zu (Abb. 4 a–c).

Pupillarmembran

„Bei der Pupillarmembran handelt es sich um die Reste der embryonalen Mesenchymhülle der Linse (Abb. 5).
Sie ist in der Aufsicht über dem Kreis der Regenbogenhaut und dem Pupillarloch als ein zarter, blau-grauer Schleier zu erkennen; infolge der schleierartigen Trübung kann man den Pupillarrand nicht scharf gegenüber der Iris abgrenzen. Bei der Betrachtung im durchfallenden Licht tritt die Pupillarmembran als ein zartes, der Linse aufgelagertes Netzwerk in Erscheinung. Die Membran bildet sich innerhalb weniger Tage zurück. Meist ist sie gegen Ende der ersten, spätestens gegen Ende der zweiten Lebenswoche verschwunden" [12].

Tabelle 8a. Bestimmung des Gestationsalters [16]

Klinisches Kriterium	1	2	3	4
Hautdurchsichtigkeit	zahlreiche Venen, Verzweigungen und Venulae klar erkennbar, bes. über Abdomen	Venen und Verzweigungen erkennbar	Wenige große Gefäße klar über Abdomen erkennbar	Wenige große Gefäße undeutlich erkennbar oder keine Gefäße sichtbar
Ohrmuschelknorpel	im Antitragus nicht fühlbar	im Antitragus fühlbar	im Anthelix vorhanden	im Helix vollständig vorhanden
Plantare Hautfältelung	keine Hautfältelung	nur vordere transverse Hautfalte	einige Falten über den vorderen zwei Dritteln	Gesamte Sohle mit Hautfalten bedeckt, einschließlich Ferse

Tabelle 8a (Fortsetzung)

Klinisches Kriterium	1	2	3	4
Brustdrüsengewebe (Durchmesser)	< 5 mm	5–10 mm	> 10 mm	
Brustwarzenbildung	Mamille kaum erkennbar, kein Warzenhof	Mamille gut zu unterscheiden, Warzenhof vorhanden, nicht erhaben	Mamille gut zu unterscheiden, Rand des Warzenhofs über Hautniveau	
Fingernägel	Fingerkuppen noch nicht erreicht	Fingerkuppen erreicht	Fingerkuppen erreicht bzw. überragt; distaler Nagelrand deutlich ausgebildet	
Kopfhaar	zart, wollen, flaumig; einzelne Strähnen nicht zu unterscheiden	kräftig, seidig; jedes einzelne Haar erscheint als einzelne Strähne		
Pupillarmembran	Membranreste in Form von Arkaden sichtbar	Ein oder mehrere separate Strähnen ein- oder doppelseitig sichtbar	fehlend	

Tabelle 8b. Berechnung des Gestationsalters [16]

Gesamtpunktzahl (8 Kriterien)	Schwangerschaftsdauer Tage	Wochen/Tage
8	192	27 + 3
9	197	28 + 1
10	203	29
11	209	29 + 6
12	215	30 + 5
13	220	31 + 3
14	226	32 + 2
15	232	33 + 1
16	237	33 + 6
17	243	34 + 5
18	249	35 + 4
19	255	36 + 3
20	261	37 + 2
21	266	38
22	272	38 + 6
23	278	39 + 5
24	284	40 + 4
25	289	41 + 2
26	295	42 + 1

1.6. Intrauterine Wachstumskurven [18]

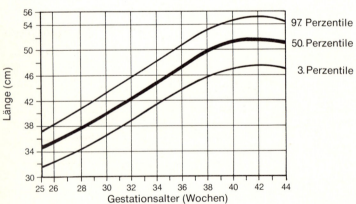

Abb. 6. (Legende s. S. 22)

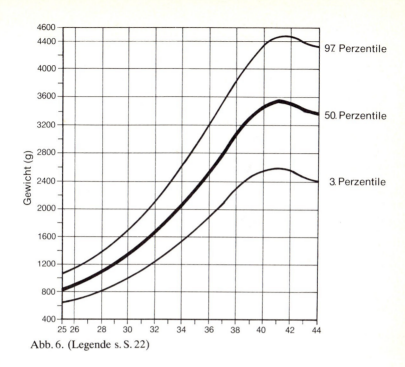

Abb. 6. (Legende s. S. 22)

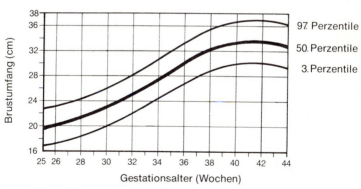

Abb. 6. (Legende s. S. 22)

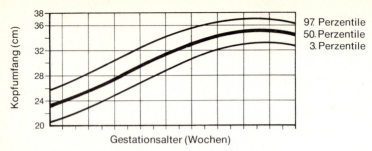

Abb. 6. Intrauterine Wachstumskurven. (Nach Usher and McLean, 1969 [18])

1.7. Differenzierung zwischen Frühgeborenem und hypotrophem Neugeborenem [19]

Tabelle 9

Definition	Frühgeborenes	Hypotrophes Neugeborenes
Ätiologie	meist unbekannt; evtl. im Zusammenhang mit vorz. Wehenbeginn, Zervixinsuffizienz, Mehrlingsschwangerschaft, antepartaler Hämorrhagie	1. vermindertes intrauterines Wachstumspotential mit oder ohne kongenitale Fehlbildungen 2. intrauterine Mangelernährung durch Plazentainsuffizienz
Ursache der Probleme	Unreife	meist intrauterine Mangelernährung
Ikterus	+++	+
Hypoxia fetalis	+	+++
Atemstörungen:		
postnatale Hypoxie	+	+++
idiopath. Atemnotsyndr.	+++	0
Apnoe-Anfälle	+++	+
Fütterungsschwierigkeiten		
Saug/Schluckstörungen	+++	0
funkt. Verschluß od.		
Enterokolitis	++	++
Aspiration	++	+

Tabelle 9 (Fortsetzung)

Ursache der Probleme	Unreife	meist intrauterine Mangelernährung
Intrakran. Blutung:		
intraventrikulär	+++	0
subdural	+	+
Infektionsrisiko	+++	++
Temperaturregulationsstörung	+++	++
Hypoglykämie	+	+++

+++ sehr häufig; ++ häufig; + etwas vermehrt gegenüber Neugeborenen; 0 nicht häufiger als bei Neugeborenen

1.8. Stadieneinteilung der Dysmaturität [13b]

Tabelle 10

| | Plazenta-Insuffizienz | | |
	Akut	Subakut	Chronisch
Mechanismus	vorwiegend Verschlechterung der resp. Funktion	vorwiegend Verschlechterung der nutritiven Funktion	
Ausfall	rasch	verhältnismäßig langsam	langsam
Intensität	unterschiedlich	mittelgradig	schwer
Gewichtszunahme	leicht retardiert	leicht bis mäßig retardiert	erheblich retardiert
Längenwachstum	normal	normal	erheblich retardiert
Zerebrales Wachstum	normal	normal	leicht retardiert
Aspekt des Neugeborenen	schmal, Hautdesquamation, Mekonium-Anfärbung	schmal, lang, mit großem Kopf	klein, kurz, mit relativ großem Kopf

Tabelle 10 (Fortsetzung)

	Plazenta-Insuffizienz		
	Akut	Subakut	Chronisch
Neonatale Komplikationen	Asphyxie; Atemstörungen, Postasphyxiesyndrom mit Mekonium-Aspiration	Hypoglykämie (je höher die Kopf-Geburtsgewichts-Relation, um so schwerer die Hypoglykämie). Hypothermie	

Die verschiedenen Formen der Plazenta-Insuffizienz können auch kombiniert vorliegen

1.9. Leitsymptome der ersten Lebenstage [9]

Atemstörungen
Zyanose oder Blässe
zu früher oder zu starker Ikterus
auffällige, nicht physiologische Hauteffloreszenzen
Temperaturen > 37,5° C rektal,
konstante Untertemperatur < 36,0° C rektal
Pyodermie, Nabel- oder andere Infektionen
Blutungen, Oedeme
Erbrechen
aufgetriebenes oder stark eingefallenes Abdomen
Entleerungsstörung von Darm oder Blase
Trinkschwäche
Apathie, Hyperexzitabilität, Krämpfe
Geburtsverletzungen
gespannte Fontanelle

Literatur

1. Swyer, R. P.: The organization of perinatal care with particular reference to the newborn. In: Neonatology. Avery, G. B. (ed.). p. 15 Philadelphia-Toronto: Lipincott 1975

2. Apgar, V.: A proposal for a new method of evaluation of the newborn infant. Curr. Res. Anesth. **32**, 4 (1953)
3. Berendes, H. W.: Cerebrale Spätschäden nach perinataler Asphyxie. Gynäkologie **1**, 89 (1968)
4. Drage, J. S., Berendes, H. W.: Apgar score and outcome of the newborn. Pediat. Clin. N. Amer. **13**, 635 (1966)
5. Drage, J. S., Kennedy, C., Berendes, H., Schwarz, B. K., Weiss, W.: The Apgar score as an index of infant mortality. Develop. Med. Child. Neurol. **8**, 141 (1966)
6. Bretscher, J., Saling, E.: pH values in the human fetus during labor. Amer. J. Obstet. Gynec. **97**, 906 (1967)
7. Stoll, W.: Die primäre Reanimation des Neugeborenen. Stuttgart: Enke, 1975
8. Wolfart, M., Loskant, G.: Primärversorgung des Neugeborenen. Dtsch. Ärztebl. **72**, 503 (1975)
9. Keuth, U.: Probleme der Erfassung und Versorgung von Risikokindern einschließlich Frühgeborener. pädiat. prax. **13**, 29 (1973/74)
10. Prod'hom, L. S.: Die Erkrankungen des Fetus und Neugeborenen. In: Lehrbuch der Pädiatrie. Fanconi, G. (Hrsg.). S. 343. Basel-Stuttgart: Schwabe 1972
11. Working party to discuss nomenclature based on gestational age and birth weight. Proc. 2nd Europ. Congr. Perinatal Medicine, London 1970. p. 172. Basel: Karger 1971.
12. v. Harnack, G.-A.: Kennzeichen mangelnder Reife. In: Handbuch der Kinderheilkunde. Opitz, H., Schmid, F. (ed.), Band I/2, S. 333. Berlin-Heidelberg-New-York: Springer 1971
13a. WHO: The prevention of perinatal mortality. Public health paper Nr. **42**, p. 47, Geneva 1972
13b. loc. cit., p. 46
14. Kemmer, A.: Bestimmung des Gestationsalters an reifen Neugeborenen nach der Methode von Finnström. Inaugural-Dissertation, Heidelberg, 1977
15. Jürs, G.: Die Zweckmäßigkeit der Gestationsalterbestimmung mittels Ultraschall in der Frühschwangerschaft. Inaugural-Dissertation, Heidelberg, 1977
16. Finnström, O.: Studies on maturity in newborn infants. II External characteristics. Acta Paediat. Scand. **61**, 24 (1972)
17. Schmöger, R.: Die Pupillarmembran als Zeichen der Unreife. Kinderärztl. Prx. **23**, 433 (1955)
18. Usher, R., McLean, F.: Intrauterine growth of live-born caucasian infants at sea level: Standards obtained from measurements in 7 dimensions of infants born between 25 and 44 weeks of gestational. J. Pediat. **74**, 901 (1969)
19. Robinson, R. R.: The pre-term body. Brit. med. J. **4**, 416 (1971)

2. Transport von Risiko-Neugeborenen
(L. Wille)

2.1. Indikation zur Verlegung

Risikoschwangerschaften und -geburten sollten rechtzeitig in eine Schwerpunktklinik überwiesen werden, um die Versorgung mit allen Mitteln der modernen Perinatologie zu gewährleisten und in Zusammenarbeit mit einem Zentrum für pädiatrische Intensivmedizin die Betreuung des Neugeborenen zu ermöglichen [1, 2]. In einigen Fällen können nicht vorhersehbare Risiken oder Komplikationen unmittelbar vor, während oder nach der Geburt eintreten und zu einer Gefährdung des Kindes führen. Der Zustand der Schwangeren oder Kreißenden und Zeitnot können einer Verlegung entgegenstehen. In diesen Fällen sollte die Möglichkeit eines risikoarmen Transportes für gefährdete Neugeborene als zuverlässiges, jederzeit verfügbares Bindeglied zwischen geburtshilflicher Abteilung und Intensivpflegestation gewährleistet sein [3]. Der sichere Transport von Neugeborenen mit manifesten oder erwarteten Störungen der Vitalfunktionen bedarf spezieller Vorbereitungen. Die fachliche Kompetenz hierfür liegt bei der pädiatrischen Intensivmedizin [1]. Ziel des Transportes von Risiko-Neugeborenen ist die Vorverlegung der pädiatrischen Intensivmedizin bis in die Entbindungsklinik.

Für den Transport von Risikoneugeborenen gelten folgende Empfehlungen [3]:

- Neugeborene nach primärer Reanimation und Intubation (Apgar 1' < 7, Apgar 5' < 6)
- Früh- und Neugeborene mit kardiorespiratorischen Problemen (z. B. Atemstörung, Zyanose, Herzinsuffizienz)

- Sehr unreife Frühgeborene (< 35. SSW, < 2000 g)
- Früh- und Neugeborene mit Anämie bzw. Schocksymptomen
- Früh- und Neugeborene mit zerebraler Alteration (z. B. Konvulsionen, Apnoen, Meningitis, Blutung)
- Fetopathia diabetica, Gestosekinder, schwerer Morbus hämolyticus neonatorum
- Früh- und Neugeborene mit Fehlbildungen (z. B. Zwerchfellhernie, Myelomeningocele, gastrointestinale Atresien)
- Hypotrophe Neugeborene < 2000 g

2.2. Informationen vor Transportbeginn

Der Transport von Risikoneugeborenen sollte grundsätzlich nur zwischen den verantwortlichen Ärzten der entsprechenden Kliniken vereinbart werden. Die Telefonnummern der pädiatrischen Intensivpflegestation müssen in den Kreißsälen der Entbindungskliniken des lokalen Einzugsgebietes bekannt sein. Entscheidend bei der telefonischen Kontaktaufnahme ist die gezielte Befragung, um einen Überblick über die vorliegende Situation zu erhalten:

- Einzelkind oder Zwillinge
- Apgarindex nach 1- und 5-min
- Geburtsgewicht, Gestationsalter
- Belastende Risikofaktoren (Schwangerschaft, Geburt)
- Derzeitiger Befund
- Beatmungssituation
- Verdachtsdiagnose des Geburtsmediziners

Aufgrund dieser Angaben kann rasch und sicher über die Dringlichkeit des Transportes, die Zweckmäßigkeit des Einsatzes von Personal und Mitteln und die notwendigen Vorbereitungen auf der Intensivpflegestation entschieden werden [4]. Erste therapeutische Maßnahmen können bereits telefonisch besprochen werden. Im Zweifelsfall ist für einen Transport zu entscheiden! Bis zum Eintreffen des Transportpersonals verbleibt das Kind in der Betreuung des Geburtsmediziners. Keinesfalls darf ein Transportsystem für gefährdete Neugeborene als Ersatz für die Verantwortung der Entbindungsklinik (Personal, Geräte) für die primäre Reanimation betrachtet werden [2]!

2.3. Organisation und Durchführung des Transportes
[1, 3, 4]

Die Durchführung eines Intensivpflege-Transportes hängt von der Möglichkeit der Zusammenarbeit mit den lokalen Rettungsdiensten ab (DRK, Feuerwehr etc.). Entscheidend ist die rasche Verfügbarkeit des Einsatzfahrzeuges. In der Regel kommt ein Notarztwagen, nur in Ausnahmefällen ein Hubschrauber (weite Distanzen, Gebirge) zum Einsatz. Die Anfahrzeit sollte 30–45 Minuten nicht überschreiten [1]. Eine reibungslose Kommunikation zwischen der Intensivpflegestation und dem Rettungsdienst ist unabdingbar. Für die Durchführung des Transportes sollte ein Arzt und eine Schwester der Intensivpflegestation verfügbar sein. Beherrschung der Primärreanimation, ausreichende Sicherheit in der klinischen Beurteilung, Überwachung und Behandlung von Risiko-Neugeborenen und Erfahrung in der Transportbegleitung sind Voraussetzungen für den Einsatz des Personals.

Nach Eintreffen in der Entbindungsklinik übernimmt das Begleitpersonal die Verantwortung für das Neugeborene und für die Transportvorbereitung. Ein Orientierungsgespräch mit dem Kreißsaal-Arzt über Ablauf von Schwangerschaft und Geburt, die Krankheitssituation des Neugeborenen und über eingeleitete therapeutische Maßnahmen ist notwendig. Aufgrund der Befunde einer eingehenden Untersuchung wird die Therapie ausgerichtet. Rektaltemperatur und Blutzuckerkonzentration (Dextrostix) werden kontrolliert, nach Möglichkeit eine Blutgasanalyse und ggf. ein Blutbild mit Hämatokrit angefertigt. Eine Infusion mit Glukose 10% wird angelegt (periphere Vene, Nabelvene). Im Zweifelsfalle sollten Intubation und Beatmung vor Transportbeginn erfolgen, da Zwischenfälle während der Fahrt erhebliche Schwierigkeiten bereiten können. Aus Gründen einer sicheren Fixierung ist die nasotracheale Intubation von Vorteil. Zur Entlüftung und Drainage des Magens wird eine Sonde gelegt. Ziel aller Maßnahmen ist es, die kardiorespiratorische Situation des Kindes vor Transportbeginn zu stabilisieren oder durch gezielte Behandlung soweit zu verbessern, daß die Verlegung mit geringstem Risiko erfolgen kann.

Vor Transportbeginn sollte ein Gespräch mit den Eltern über die Erkrankung ihres Kindes und die Notwendigkeit der Verlegung in eine Spezialabteilung geführt werden. Eine telefonische Verständigung mit der Intensivpflegestation über die vorliegende klinische Situation ist von Vorteil.

Während des Transportes wird der Zustand des Kindes durch klinische Beobachtung (Hautkolorit, periphere Zirkulation, Blässe, Marmorierung, kalte Extremitäten, Schweißausbruch, Atemfrequenz) laufend kontrolliert. Die Möglichkeit zur akkustischen und optischen Registrierung der Herzfrequenz, Respiratorbeatmung und kontinuierlichen Kontrolle der Körpertemperatur müssen gegeben sein. Durch die Begleitung mit geschultem Personal kann der Transport langsam und schonend erfolgen.

Für die eingehende Beurteilung des Neugeborenen auf der Intensivpflegestation ist die schriftliche Übermittlung der Daten des Schwangerschaftsverlaufes und der Geburt unabdingbar! Zur blutgruppen-serologischen Abklärung der Konstellation Mutter-Kind sind dem Begleitpersonal 10 ml mütterliches und kindliches Nabelschnurblut, ordnungsgemäß beschriftet, mitzugeben.

Ein Transportbericht, beginnend mit Datum und Uhrzeit des Telefonanrufes der Entbindungsklinik und endend mit der Einlieferung, welcher lückenlos Auskunft über alle vorgenommenen diagnostischen und therapeutischen Maßnahmen vor und während des Transportes gibt, sollte geführt werden [1, 3]. Er gehört in die Krankenakte des Kindes.

2.4. Ausrüstung einer mobilen Intensivpflegeeinheit

Alle Verlegungen von Risiko-Neugeborenen erfordern die Möglichkeit einer eingehenden klinischen Beobachtung, der konstanten elektronischen Überwachung und die Durchführung intensivtherapeutischer Maßnahmen. Entsprechend müssen das Transportfahrzeug, der Transportinkubator und die Zusatzausrüstung eine funktionelle Einheit bilden und den Verkehrsverhältnissen angepaßt sein [1].

Unter Berücksichtigung der Empfehlungen der Arbeitsgruppe Notfallwagen und Neugeborenen-Reanimation [5] muß das Fahrzeug (Notarztwagen DIN 75080) entsprechend den Transportbedürfnissen gefährdeter Neugeborener ausgerüstet sein:

Tabelle 11. Technische Ausrüstung des Rettungswagens (DIN 75080)

Zwei 12 V-Autobatterien in Parallelschaltung
Ausreichende Innenausleuchtung
Elektrische Be- und Entlüftung
Motorunabhängige Innenheizung
Sauerstoff/Atemluft: Je eine 10-l-Stahlflasche mit Reduzierventil, in Halterung
Regulierbares Absauggerät
Halterung für Transportinkubator (DIN 13025)
Batterieanschluß für Transportinkubator
Arbeitsmöglichkeit für zwei Personen
Arbeitsplatz mit Wärmestrahler
Genormte Einbauschränke für Zusatzmaterial
Handwaschanlage
Desinfektionsspender
Handtuchhalter
Abfallbehälter
Sicherheitsgurte für Begleitpersonal

Die Einrichtung eines speziellen pädiatrischen Notarztwagens ist aus ökonomischen Gründen nicht vertretbar. Es hat sich bewährt, den Intensivpflege-Transportinkubator und sein Zubehör so zu konzipieren, daß er unabhängig vom Fahrzeug operieren kann. Im Folgenden wird die von uns verwendete mobile Intensivpflegeeinheit beschrieben [6]:

Tabelle 12. Technische Ausrüstung der mobilen Intensivpflege-Einheit

---

1. Transportinkubator
Fabrikat Ohio mit Batterie auf Normtrage fest montiert.
Betrieb: 220 V − 50 Hz; 12 V/24 V; 12 V-Ausgang für Überwachungsgerät.
Versorgungseinheit: Thermostatisch kontrollierte Heizung, Überhitzungsschutz, Ventilator und Kontrolleinheit. Das Gasgemisch wird in der Heizungseinheit aufgeheizt, gefiltert, angefeuchtet (40–60 rel. %) und in den Inkubator ventiliert.
Sauerstoffzufuhr: 2 Einlässe für höchstens 40% und bis zu 100%; Einschubhalterung für O_2-Flasche.
Zugang: hochklappbare Plexiglashaube mit 2 Springblenden und inneren Irismanschetten, große Kopftür.

Tabelle 12 (Fortsetzung)

Infusionsflaschenhalter
Respiratorhalterung
Transportsicherung: Anschnallgurte, Sicherung der Plexiglashaube, Schnappverschluß am Fahrgestell.
Geräteschienensystem: Umlaufend.

2. Überwachung
Netz-unabhängiger EKG-Monitor Visicard 8 mit Anschlußkabel für 12 V-Stromnetz und modifiziertem Patientenkabel, ausgestattet mit optischem und akustischem Signal; auf Versorgungseinheit des Transportinkubators montiert.

3. Respirator
Bird Mark 8 mit Oxygen-Blender, Vernebler und modifiziertem Beatmungssystem nach Schachinger u. Frank [7] zur IPPV- und PEEP-Beatmung; mittels Überkopfanschluß am Inkubator befestigt. Penlon-Beutel mit Rendell-Baker-Masken 0/1 zur Handbeatmung im Inkubator.

4. Infusionsbehandlung
Holter-Präzisionsrollerpumpe Typ 908 mit Batterie und Ladegerät für 220 V-Stromnetz, ausgerüstet mit Infusionsbesteck Typ 025 A (Infusionsgeschwindigkeit 2,5–10 ml/Std); mittels Pumpenhaltung am Infusionsständer des Transportinkubators befestigt.
Weitere Zubehörgeräte:
1 4l Sauerstoff-Stahlflasche.
1 5l Atemluft-Stahlflasche auf Normtrage fixiert.
1 Sauerstoff-Reduzierventil: 1 Hochdruckmanometer, 1 Durchflußmengenmesser, 2 Abgänge mit Regulierventil (Weimann).
1 Absauggerät: Draeger-Laerdal-Jet Absaugeinheit.
1 Sauerstoff-Meßgerät: Draeger-Bio-Marine.
Die mobile Intensivpflegeeinheit ist auch unter extremen Bedingungen für 90 min von jeglicher Stromquellen- und zentralen Sauerstoff-Druckluftversorgung unabhängig.

Die Einsatzbereitschaft der mobilen Intensivpflegeeinheit ist täglich zu kontrollieren (Check-Liste).

2.5. Inhalt des Notfallkoffers

Voraussetzung für die erfolgreiche Durchführung eines Intensivpflege-Transportes ist die Mitführung einer den medizinischen Bedürfnissen von Neugeborenen entsprechenden vollständigen Zusatzausrüstung. Hierfür haben wir zwei Notfallkoffer gewählt, welche alles Notwendige für Intubation, Beatmung, Infusionsbehandlung, Nabelgefäßkatheterung und die wichtigsten Medikamente enthalten [1, 2, 3]. Damit ist das Begleitpersonal unabhängig von den unterschiedlichen Möglichkeiten verschiedener Entbindungskliniken und kann auch während des Transportes intensivtherapeutisch tätig werden.

Tabelle 13. Transportausrüstung (Notfallkoffer)

I. Medikamente:
Glukose 5%, 20%
Natriumbikarbonat 8,4%
Alupent
Kalziumglukonat 10%
Lasix
Novodigal
Valium
Luminal
Konakion
Benadon
Decortin
Liquemin
Lorfan
Alloferin
Chloralhydrat-Rektiole
Atropin
Isoptin
Hydergin
Dolantin Spezial

II. Infusionen:
Glukose 5%, 10%
Rheomacrodex 10%, Na-frei G
Macrodex 6%
NaCl 0,9%
Aqua bidest.
Humanalbumin 20%, salzarm

III. Reanimation/Intubation:
Laryngoskop Negus $\varnothing$ 18 mm
Spatel Negus 75 mm
Spatel Negus 105 mm
Ersatzbatterien
Ersatzbirnen
Säuglings-Magillzange

Rüsch-Tubi Ch. 2,5/3,0/3,5
Fixationsstück nach Dangel
Bird-Adapter Nr. 3,5/4,0/4,5
Standard-Adapter Nr. 2,0/2,5/3,0
Absaugkatheter m. Schleimfalle
Absaugkatheter Fr. 5/8
Magensonden Ch. 5/8
Stethoskop
Schere
Zentimetermaß (Metall)
Guedel-Tubi 0/00/000
Xylocain-Gel 2%
Silikon-Spray

IV. Nabelgefäßkatheter-Besteck:
Nabelgefäßkatheter Fr. 3,5/5
steriler Op.-satz

V. Ascitespunktions-Besteck:
Trocar-Katheter Fr. 12 (Argyle)
steriler Op.-satz

VI. Pneumothorax-Besteck:
Straußkanülen Nr. 1,2 m. Fingerling
Trocar-Katheter Fr. 10 (Argyle)
Doppel-Absaugventil (Typ Heimlich)
steriler Op.-satz

VII. Sonstige Materialien:
Händedesinfektionsmittel
Hautdesinfektionsmittel
Silver swaddler
Injektionsnadel Nr. 1/17
Perfusionsbesteck 25/23
Spritzen: Tuberkulin/2/5/20 ml
Luer-Rekord-Adapter

Tabelle 13 (Fortsetzung)

Bakterienfilter	Markierungsband 1 cm (rot/blau)
Infusionsbesteck (Holterpume) 025	Klemmen f. Arterienkatheter
Leukoflex 1,25/2,5 cm	Polybactrin-Puder
Leukoplast 1,25,5 cm	Dextrostix
Hansaplast 4 cm	Austauschtransfusions-Besteck
Elastoplast 6 cm	Urinsammel-System
schmale Armschiene	Blutkultur-Medium
Gipsbinde	Tab. f. Nabelkatheter/Tubuslänge
Ampullenfeilen	Thermometer (Metallhülse)
Lanzetten	Stoppuhr
Op.-Handschuhe Gr. 7/8	Taschenlampe
Steri-Drape 40 × 40 cm	Taschendiktiergerät

2.6. Maßnahmen nach Transportende

Nach Eintreffen auf der Intensivpflegestation wird die Temperatur des Transportinkubators festgestellt, die Körpertemperatur des Kindes gemessen, eine Blutgasanalyse angefertigt und die Blutzuckerkonzentration bestimmt. Die Qualität eines Transportes kann an diesen Parametern abgelesen werden.

Literatur

1. Lemburg, P.: Der Transport von Neugeborenen. Z. Geburtsh. und Perinat. **180**, 375 (1976)
2. Dangel, P.: Der Transport von Risiko-Neugeborenen. Pädiat. Fortbk. Praxis **41**, 59 (1975)
3. Wille, L., Weisser, J.: Zum Transport von Risikoneugeborenen. Z. Geburtsh. und Perinat. **180**, 388 (1976)
4. Bossi, E.: Notfalltransporte von Neugeborenen. Schweiz. med. Wschr. **105**, 1210 (1975)
5. Ahnefeld, F. W., Ewerbeck, H., Saling, E.: Neugeborenen-Notfallwagen. Zusatzausrüstungen für Notarztwagen zur Versorgung von Neugeborenen. In: Perinatale Medizin Bd. IV, S. 413. Dudenhausen, J. W., Saling, E. (Hrsg.) Stuttgart: Thieme 1973
6. Wille, L., Obladen, M., Schlunk, P., Weisser, J.: Mobile Intensivpflegeeinheit für den Transport gefährdeter Früh- und Neugeborener. 1. Technische Mitteilung. Mschr. Kinderheil. **123**, 49 (1975)
7. Schachinger, H., Frank, H.-J.: Eine einfache Methode der endexspiratorischen Druckerhöhung beim Bird Mark 8 mit Säuglingsventil. Z. prakt. Anästh. **9**, 55 (1974)

3. Patientenüberwachung (M. Obladen)

Der beste „Monitor" ist die intelligente, engagierte und erfahrene Schwester, die sich ständig am Bett des schwerkranken Kindes aufhält. Sie sollte über Diagnose, Befund, Verlauf und Therapieplan des von ihr betreuten Neugeborenen völlig informiert sein [8]. Zu ihren Aufgaben gehört außer der Pflege und Durchführung der angeordneten Therapie auch die Beobachtung des Kindes sowie die Dokumentation von Veränderungen seines Zustandes. Nur in ihrer Hand werden die im folgenden aufgeführten elektronischen Geräte zu wertvollen Hilfsmitteln der Behandlung des schwerkranken Kindes. Zahl und Qualität des Pflegepersonals sind die limitierenden Faktoren für alle Anstrengungen der Intensivpflege [2]. Kein Monitor tut irgend etwas aus eigenem Antrieb: er verfügt weder über Kritikvermögen noch über Engagement. Und kein Monitor spart Arbeitskräfte ein.

Eine zentrale Überwachungsanlage erscheint uns in der pädiatrischen Intensivpflege nicht sinnvoll: Monitoralarm und Patientenzustand sind nicht identisch.

- Mindestens die Hälfte der vom Monitor ausgelösten Alarme sind technischer Natur (Schreien oder Bewegungen des Kindes, mangelhafter Elektrodenkontakt, ungenügende Eichung des Gerätes usw.), so daß bei ihrem Auslösen die Schwester ohnehin am Bett klären muß, ob es sich um eine patienten- oder apparatebedingte Störung handelt.
- Erst recht muß die Reaktion auf den „echten" Alarm am Bett des Kindes erfolgen. Die einzige in der Pädiatrie benötigte Überwachungsmethode ist deshalb das bettseitige „monitoring."

3.1. Puls und Herzfrequenz

Variationsbereich: 70–170/min, je nach Ruhezustand. *Jedoch:* Eine Herzfrequenz unter 100 ist fast immer pathologisch. Unabhängig vom absoluten Frequenzniveau ist jeder rasche Abfall oder Anstieg der Herzfrequenz ein Warnzeichen.

Methode der Registrierung: R-Zacken-Analyse aus dem EKG [14]. Die gleichzeitige kontinuierliche Darstellung des EKG auf einem Bildschirm stellt eine große Erleichterung dar, um apparative Artefakte, schlechten Elektrodenkontakt oder Verfälschungen des Meßwertes durch Mitzählen einer hohen T-Zacke zu erkennen. Außerdem erleichtert sie das Erkennen von Elektrolytentgleisungen und Herzrhythmusstörungen.

Beste Elektrodenlage: Hohe positive R-Zacke, flache T-Zacke, also im allgemeinen links-präkordial. Nur bei speziellen kardiologischen Fragestellungen müssen Extremitätenableitungen zur kontinuierlichen Überwachung gewählt werden. Zeigerinstrumente erlauben der Schwester das rasche Erfassen der Meßwerthöhe meist besser als Geräte mit digitaler Anzeige. Akustische Signale haben sich bei uns sehr bewährt. Auch ohne Blick auf den Monitor bemerkt die Schwester sofort jede sich anbahnende Bradykardie, lange bevor die Alarmgrenze des Monitors erreicht ist. Der Monitor sollte einen Ausgang für einen Einkanalschreiber haben. Die regelmäßige Registrierung des EKG-Streifens mit Ausmessung der PQ-Zeit erleichtert die Digitalisierung erheblich und ermöglicht zudem die Dokumentation von Elektrolytentgleisungen und Rhythmusstörungen. Eine ähnliche Erleichterung stellen auch Speicheroszilloskope dar.

3.2. Herzfrequenz-Varianz

Im Rahmen der **Kardiorespirographie** ist die Schlag-zu-Schlag-Varianz der Herzfrequenz eine neue Methode der Überwachung mit sehr vielseitiger Aussagekraft [18]. Die gleichzeitige Registrierung der Atemkurve erlaubt es, Zusammenhänge zwischen Herz- und Atemtätigkeit zu erkennen [17]. In Kombination mit der transkutanen PO_2-Messung (Sauerstoffkardiorespirogramm) erlaubt sie, fast jede Veränderung im Zustand des Kindes frühzeitig zu erfassen [12]. Eine eingeschränkte Variabilität der Herzfrequenz findet sich häufig bei schwerkranken Neugeborenen mit Azidose oder Kreislaufzentralisation. Silente oder sinusoide Kurven beinhalten eine schlechte Prognose [4, 5], man findet sie bei Hirnblutungen oder kardialer Dekompensation (s. S. 40).

Kardiorespirographie (Technik)

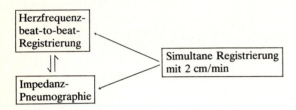

Aussagemöglichkeiten

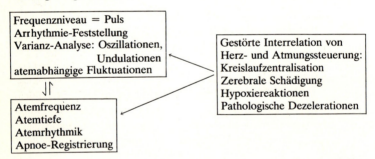

Abb. 7. Schematisierte Darstellung von Ableitungstechnik und Aussagemöglichkeiten der Kardiorespirographie

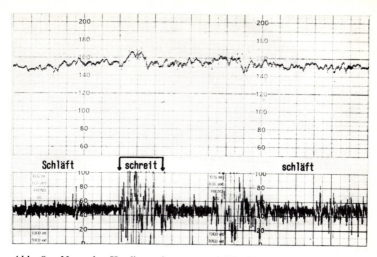

Abb. 8 a. Normales Kardiorespirogramm: 1400 g/31. SSW, 10. Lebenstag. Keine Atemstörungen, ausgeprägte Kurzzeit-Schwankungen (Oszillationen) und Langzeit-Schwankungen (Undulationen) der Herzfrequenz-Variabilität. Beim Schreien steigt die Herzfrequenz

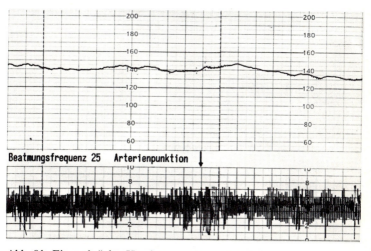

Abb. 8 b. Eingeschränkte Herzfrequenz-Variabilität beim Atemnotsyndrom-Frühstadium: 920 g/28. SSW, 1. Lebenstag. Kontrollierte Beatmung mit F_IO_2 0,6 und einer Frequenz von 25/min

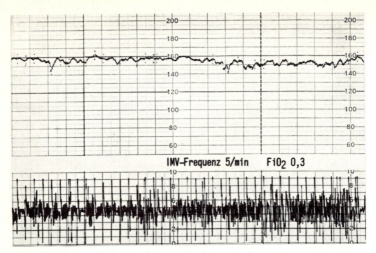

Abb. 8c. Fast normale Variabilität bei IMV-Atemkurve: Atemnotsyndrom-Heilungsstadium. Gleiches Kind wie bei Abb. 8 b, 5. Lebenstag nach klinischer Stabilisierung, F_IO_2 0,3 und IMV-Beatmung mit einer Frequenz von 5/min

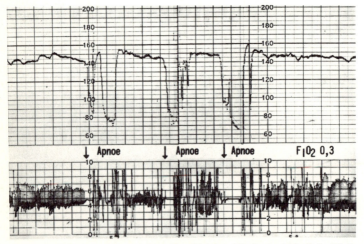

Abb. 8d. Apnoe-Anfälle bei Unreife: Gleiches Kind wie Abb. 8 b, 10. Lebenstag, guter Allgemeinzustand, Spontanatmung, Registrierung 1 Std nachdem CPAP entfernt wurde. Die Apnoen sistieren nach manueller Stimulierung des Kindes

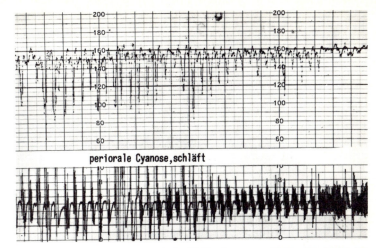

Abb. 8e. Periodische Atmung beim Frühgeborenen: 1300 g/31. SSW, 28. Lebenstag. Zustand nach Atemnotsyndrom und rezidivierendem Pneumothorax. Regelmäßig auftretende kurze Apnoen mit Herzfrequenz-Dezeleration, die jedoch spontan sistieren

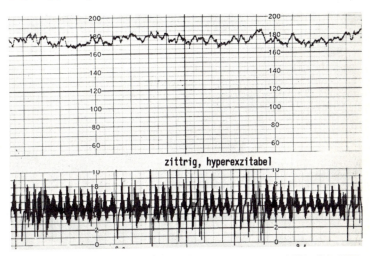

Abb. 8f. Pathologische Periodik: Cheyne-Stokes-Atmung. 3500 g/39. SSW, 7. Lebenstag. Meningitis durch B-Streptokokken. Krämpfe, allgemeine Hyperexzitabilität. Die Herzfrequenz-Variabilität ist normal

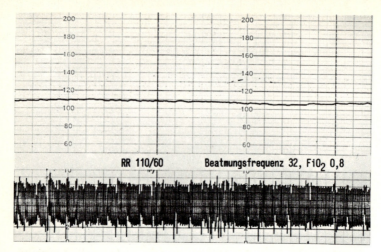

Abb. 8 g. Silente Herzfrequenz (keinerlei Kurzzeit- oder Langzeit-Variabilität): 2890 g/40. SSW, 4 Wochen alt. Aortenisthmusstenose, 5. postoperativer Tag, Zustand 20 Std nach elektrischer Defibrillation, Schockniere, Oligurie

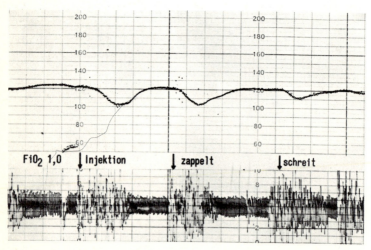

Abb. 8 h. Silenz mit sinusoider Dezeleration bei Aktivität: 3850 g/39. SSW, 3. Lebenstag: Hypoplastisches Linksherz-Syndrom, kontrollierte Beatmung mit F_IO_2 1,0. Tod 1 Tag später

3.3. Atmung

Es gibt zwei grundsätzliche Möglichkeiten der Atmungsüberwachung [14]

1. Registrierung von Atemgasbewegungen
- Differentialthermistor an der Nase (ungeeignet bei Frühgeborenen in Inkubatoren)
- Vorgeheizter Fühler an der Nase (reagiert auf Kühlung, Verbrennungsgefahr)

2. Registrierung von Atembewegungen
- Gekammerte Matratze mit Druckaufnehmer
- Magnetfeldinduktion (Stromerzeugung)
- Impedanz-Pneumographie (Widerstandsänderung)

Zur Überwachung der Atemtätigkeit des Neugeborenen verwenden wir ausschließlich die Impedanz-Pneumographie, als günstigste Elektrodenposition hat sich beim Frühgeborenen die vordere Axillarlinie in Höhe der Mamillen bewährt. Die Empfindlichkeit des Monitors sollte so gewählt werden, daß ein flacher Atemzug gerade noch registriert wird. Bei zu empfindlicher Einstellung: Gefahr der Mitregistrierung von herztätigkeitsbedingten Thoraxbewegungen. Der Apnoeteil des Monitors sollte in seiner Empfindlichkeit so eingestellt werden, daß ein Alarm ausgelöst wird, wenn ein Atemstillstand von über 20 Sekunden Dauer eintritt. Normale Atemfrequenz des Neugeborenen: 40–60/min, erhebliche Schwankungen in Abhängigkeit vom Ruhezustand. Wie bei der Herzfrequenz ist weniger die Absoluthöhe der Atemfrequenz, als vielmehr deren rasche Veränderung, insbesondere ihr Anstieg, ein Alarmzeichen.
- **Merke: Ausschalten des Monitoralarms ist kein Ersatz für richtiges Eichen des Gerätes!**

3.4. Temperatur

3.4.1. Servokontrollsteuerung

Kontinuierliche Messung über Hautelektrode, die über einen Regelschalter mit der Inkubatorheizung oder dem Wärmestrahler verbunden ist. Es ist ein Alarm erforderlich, Gefahr der Überhitzung, wenn das Thermoelement sich von der Haut löst. Nachteil: Übersehen von Fieber bei septischer Infektion!

3.4.2. Temperatur-Monitor

Kontinuierliche Messung über Haut- oder Rektalsonde. Eine kontinuierliche Temperaturüberwachung benötigen:
- Frühgeborene unter 1500 g, bei denen jedes Öffnen des Inkubators zu einem Abfall der Körpertemperatur führen kann
- Neugeborene mit schwerer Hypothermie unter 34° C [10]
- Postoperative und septische Zustände
- Protrahierte Schockzustände

3.4.3. Intermittierende manuelle Messung

Als sehr zeitsparend hat sich die Verwendung eines elektronischen Fieberthermometers (IVAC 820, 821) bewährt, dessen Nachteil jedoch seine untere Temperaturbegrenzung von 33 bzw. 34° C ist: bei hypothermen Frühgeborenen ist nach wie vor die Verwendung eines speziellen Frühgeborenenthermometers mit nach unten ausgedehntem Meßbereich erforderlich.

3.4.4. Inkubatortemperatur

Die Inkubatortemperatur sollte bei schwerkranken Kindern möglichst der Neutraltemperatur entsprechen, d.h. derjenigen Temperatur, bei der das Neugeborene den geringsten Sauerstoffverbrauch und die niedrigste CO_2-Produktion hat [10, 11]. Der niedrigste Grundumsatz findet sich bei einer Umgebungstemperatur von 34–36° C [16, 19]. Die günstigsten Inkubatortemperaturen für kranke Neu- und Frühgeborene gehen aus Tabelle 14 hervor. Bei Frühgeborenen 1500 g kann zusätzlich im Inkubator eine Plastikhaube Wärmeverluste durch Abstrahlung vermeiden.

Tabelle 14. Äußere Temperatur für die Pflege unbekleideter Risikokinder in Inkubatoren. (Modifiziert nach [21])

Geburtsgewicht	0–24 Std	2.–3. Tag	4.–7. Tag	8 Tage und mehr
< 1500 g	34–36° C	33–35° C	33–34° C	32–33° C
1501–2000 g	33–34° C	33° C	33–32° C	32° C
2001–2500 g	33° C	32–33° C	32° C	32° C
> 2500 g	32–33° C	32° C	31–32° C	31–30° C
Feuchtigkeit	60–80%	50–60%	50%	50%
Temperaturmessung des Kindes	alle Std bis zur Stabilisierung zw. 36,5 u. 37° C	8mal in 24 Std	6mal in 24 Std	4mal in 24 Std

3.5. Blutdruck

Blutdruckmessung in der Neugeborenen-Intensivpflege sollte routinemäßig durchgeführt werden:
- bei jeder Aufnahme
- bei Schockzuständen
- bei ungewöhnlicher parenteraler Flüssigkeitszufuhr
- bei Herzinsuffizienz (= allgemein schwache Pulse)
- in der postoperativen Überwachung

Der systolische Blutdruck des Neugeborenen ist dem Gestationsalter und dem Lebensalter direkt proportional, Kinder mit Atemnotsyndrom und Asphyxie haben häufig eine Hypotension [1]. Möglichkeiten der Messung:

3.5.1. Flush-Methode [9]

Nach manueller Kompression des Armes wird eine geeignete Manschette am Oberarm rasch auf 100 mm Hg aufgeblasen. Die Extremität ist weiß. Nun wird der Druck langsam abgelassen; derjenige Druck, bei dem sich der Arm plötzlich rot färbt (Flush) wird als systolischer Blutdruck registriert.

3.5.2. Erfassen von Pulswellen oder Gefäßbewegungen mit Ultraschall (Arteriosonde, Infrasonde), gemessen mit einer aufblasbaren Manschette

Der Meßkopf liegt an der Oberarminnenseite oder in der Kniekehle. Der mit der Dopplermethode gemessene Wert korreliert gut mit dem direkt gemessenen arteriellen Druck [3]. Korrekte Manschettenbreite für Neugeborene: 2,5–4 cm, je nach Größe des Kindes. Differenz des Blutdrucks zwischen Arm und Bein bei schwachem Femoralispuls wichtig zur Diagnostik der Aortenisthmusstenose.

3.5.3. Blutige Messung

Mit elektronischem Druckwandler (Statham-Element), insbesondere wenn ein Nabelarterienkatheter liegt. In der Routine ist beim Neugeborenen die blutige Überwachung des arteriellen Druckes nicht erforderlich.

3.6. Zentralvenendruck

Der Normbereich des Zentralvenendrucks ist 0–8 cm H_2O, er kann je nach kardiopulmonaler Situation erheblich schwanken, eine Erhöhung des Zentralvenendrucks findet sich beim Atemnotsyndrom [6]. In der Neugeborenen-Intensivpflege besteht eine Indikation zur Überwachung des Zentralvenendruckes bei:
- Hydrops universalis
- Dekompensiertem Herzvitium und kardiogenem Schock
- Postoperativer Überwachung

Möglichkeiten der Messung des Zentralvenendrucks beim Neugeborenen:

3.6.1. Nabelvenenkatheter

Position im rechten Vorhof. Der Katheter wird offen mit der Hand hochgehalten. Es wird gemessen, bis zu welchem Niveau der Flüssigkeitsspiegel im Katheter steigt oder fällt.

Tabelle 15. Arterielle Blutdrucknormalwerte bei Neugeborenen (Doppler-Methode). (Modifiziert nach [7] und [13])

Lebenstag	1	2	3	4	5	6	7	14	21
Frühgeborene < 2000 g Arteria brachialis	53/29	56/30	59/31	62/33	61/30	60/30	65/32	70/36	72/36
Frühgeborene 2000–2500 g Arteria brachialis	57/28	61/31	64/32	68/37	68/36	69/34	71/37	70/34	72/31
Neugeborene Arteria brachialis	60/	65/	67/	69/	67/	74/	79/		
Neugeborene Arteria poplitea	74/	78/	80/	80/	80/	88/	91/		

3.6.2. Kontinuierliche Messung mit elektronischem Druckwandler

(Statham-Element, Hewlett-Packard 1280c): eingesetzt insbesondere postoperativ. Wichtig ist die regelmäßige Kontrolle des Nullwertes, bei der Eichung soll der Druckwandler in der Höhe des Prozessus xiphoideus liegen. Eichung stündlich nachkontrollieren.

Literatur

1. Bucci, G., Scalamandré, A., Savignoni, P. G., Mendicini, M., Picece-Bucci, S., Piccinato, L.: The systemic systolic blood pressure of newborns with low weight. A multiple regression analysis. Acta paed. scand. Suppl. **229**, 1–26 (1972)
2. Dangel, P., Nüssli, R., Duc, G.: Intensivbehandlung für das Neugeborene. Therapeut. Umschau **31**, 527 (1974)
3. Dweck, H. S., Reynolds, D. W., Cassady, G.: Indirect blood pressure measurements in newborns. Am. J. Dis. Child. **127**, 492 (1974)
4. Ekert, W. D., Schenck, H. W.: Die Kardiorespirographie: Eine Methode zur Überwachung und Zustandsdiagnostik bei gefährdeten Kindern. In: Pädiatrische Intensivmedizin. Band 3, S. 97. Emmrich P. (Hrsg.). Stuttgart: Thieme 1977
5. Elgner, W., Simon, B., Schöber, J. G.: Beat-te-Beat Analyse nach Herzoperationen. In: Pädiatrische Intensivmedizin, Band 3, S. 138. Emmrich, P. (Ed.). Stuttgart: Thieme 1977
6. Fenner, A., v. Stockhausen, H. B.: Die Bedeutung des zentralen Venendruckes für die Überwachung von Frühgeborenen. In: Pädiatrische Intensivpflege. 1. Symposion (Köttgen, U., Jüngst, B. K., Toussaint, W., Emmrich, P. (ed.). Stuttgart: Enke 1971
7. Fuchshofen, M., Metze, H.: Der Blutdruck von Frühgeborenen in den ersten drei Lebenswochen. Mschr. Kinderheilk. **124**, 596 (1976)
8. Gluck, L.: Design of a perinatal center. Pediat. Clin. North Amer. **17**, 777 (1970)
9. Goldring, D., Wohltmann, H.: Flush method for blood pressure determinations in newborn infants. J. Pediat. **40**, 285 (1952)
10. Grausz, J. P.: The effects of environmental temperature on the metabolic rate of newborn babies. Acta Paediatr. Scand. **57**, 98 (1968)
11. Hey, E.: The care of babies in incubators. In: Recent advances in pediatrics. Hull, D., Gairdner, D., (Eds.). p. 171. London: Churchill, 1971
12. Huch, R., Huch, A.: Zustandsdiagnostik beim Neugeborenen unmittelbar post partum durch das Sauerstoff-Kardiorespirogramm (SCR). In: Pädiatrische Intensivmedizin, Band 3, S. 65. Emmrich, P. (Ed.). Stuttgart: Thieme 1977

13. Kirkland, R. T., Kirkland, J. L.: Systolic blood pressure measurement in the newborn infant with the transcutaneous Doppler method. J. Pediat. **80**, 52 (1972)
14. v. Loewenich, V.: Apparative Patientenüberwachung in der Pädiatrie. Msch. Kinderheilk. **119**, 474 (1971)
15. McLaughlin, G. W., Kirby, R. R., Kemmerer, W. T., de Lemos, R. A.: Indirect measurement of blood pressure in infants utilizing Doppler ultrasound. J. Pediat. **79**, 300 (1971)
16. Ryser, G., Jéquier, E.: Study by direct calorimetry of thermal balance on the first day of life. Europ. J. clin. Invest. **2**, 176 (1972)
17. Stein, J. M., Shannon, D. C.: The pediatric pneumogram: A new method for detecting and quantitating apnea in infants. Pediatrics **55**, 595 (1975)
18. Stemmann, E. A., Kosche, F., Icks, U., Albrecht, H., Lemburg, P., Schmidt, E.: Registrierung der momentanen Herzfrequenz, eine neue Methode zur Überwachung gefährdeter Kinder. Mschr. Kinderheilk. **122**, 596 (1974)
19. Stern, L.: Environmental temperature, oxygen consumption and catecholamine excretion in newborn infants. Pediatrics **36**, 367 (1965)
20. Tafari, N., Gentz, J.: Aspects on rewarming newborn infants with severe accidental hypothermia. Acta Paediatr. Scand. **63**, 595 (1974)
21. Prod'hom, L. S.: Die Erkrankungen des Foetus und des Neugeborenen. In: Lehrbuch der Pädiatrie. Fanconi, G., Wallgren, A. 1972. Basel/Stuttgart: Schwabe

4. Ernährung in den ersten Lebenstagen
(L. Wille)

4.1. Allgemeines

Mit der Geburt endet die kontinuierliche nutritive Versorgung durch die Mutter über die Plazenta. Wird der postnatale metabolische Bedarf nicht gedeckt, kommt es rasch zur Erschöpfung der begrenzten kalorischen Reserven (Glykogen, Fett). Der Katabolismus manifestiert sich als Hypoglykämie, Hyperkaliämie, Hyperbilirubinämie und Azetonämie. Eine postnatale Malnutrition kann zu einer Störung des zerebralen Stoffwechsels mit bleibenden Schäden führen. Die frühzeitige und adäquate Zufuhr von Flüssigkeit und Kalorien ist eine wichtige Voraussetzung für eine optimale postnatale Entwicklung [1].

Tabelle 16. Energiebedarf

Während der ersten 7 bis 10 Lebenstage [1]	
Basalmetabolismus	50 Kal./kg/Tag
+30% für körperliche Aktivität	15 Kal./kg/Tag
+20% für Kalorienverlust durch Stuhl	10 Kal./kg/Tag
+12% für spezifisch dynamische Wirkung	8 Kal./kg/Tag
+Wachstumsbedarf	25 Kal./kg/Tag
Gesamt	100 Kal./kg/Tag
Während des 10. bis 20. Lebenstages	
Reife Neugeborene	100–120 Kal./kg/Tag
Frühgeborene	120–150 Kal./kg/Tag
Hypotrophe Neugeborene	120–175 Kal./kg/Tag

4.2. Orale Ernährung

Über den frühen Ernährungsbeginn (3.–6. h post partum) besteht allgemeine Übereinstimmung. Bei der Wahl einer adäquaten Fütterungstechnik, guter Beobachtung und richtiger Lagerung ist die Gefahr der Aspiration gering.

4.2.1. Gesunde Neugeborene

Bevorzugt wird Frauenmilch. Die Stickstoffbilanz wird bei gestillten Kindern ab 3. Lebenstag positiv. Steht Frauenmilch nicht zur Verfügung, wird eine voll adaptierte Milch gewählt [4]. Der orale Nahrungsaufbau ist aus Tabelle 17 zu entnehmen.

4.2.2. Frühgeborene

a) Während der ersten Lebenswoche kann der tägliche Bedarf an Flüssigkeit und Kalorien durch ein orales Nahrungsregime allein nicht gedeckt werden. Unmittelbar nach der Aufnahme wird daher mit einer ergänzenden intravenösen Ernährung begonnen (s. S. 53).
b) Überprüfung des Fütterungsverhaltens durch Sondierung der Hälfte des vorgesehenen Einzelvolumens als Glukose 5% in der 4. Lebensstunde (Aspirationsgefahr durch pharyngeale Dysregulation).
c) In der 6. Lebensstunde Fütterungsbeginn mit Glukose 5% (Einzelvolumina Tabelle 17). Schwere Atemstörungen oder gastrointestinale Symptome bzw. Krankheitsbilder können den Beginn eines regelrechten oralen Nahrungsaufbaues verzögern, nur mit Teilmengen erlauben oder völlig verbieten. In diesen Fällen ist wie bei der ergänzenden (s. S. 53) bzw. kompletten parenteralen Ernährung (s. S. 55) zu verfahren.
d) Nach komplikationsloser Aufnahme von zwei Fütterungen mit Glukose 5% Wechsel auf voll adaptierte Frühgeborenennahrung (Tabelle 17). Bei Frühgeborenen < 1500 g sollte unmittelbar vor den Sondierungen durch Aspiration des Mageninhaltes überprüft werden, ob die verfütterten Milchmengen nicht im Magen retiniert werden.
e) Steigerung des oralen Nahrungsaufbaues bis zu $^1\!/_6$ des Körpergewichtes.

f) Sondenernährung: Eine Trinkmenge von 130–150 ml/kg KG soll nur überschritten werden, wenn dies für das Gedeihen eines Kindes erforderlich ist (hypotrophe Früh- und Neugeborene).
Flaschenernährung: Ab der 35. SSW. ist gewöhnlich Flaschenfütterung möglich. Die Kinder wählen ihre Einzelportionen selbst, ggf. wird eine Nachsondierung notwendig.

g) Reduktion oder Unterbrechung des oralen Nahrungsaufbaues bei Regurgitation, geblähtem Abdomen, Dyspepsie und ggf. Vervollständigung durch ergänzende oder komplette parenterale Ernährung.

h) Entsprechend der Steigerung des oralen Nahrungsaufbaues Reduktion der ergänzenden intravenösen Ernährung (Summe oral + parenteral = 150 ml/kg KG). Letztere wird beendet sobald das orale Nahrungsregime 100 ml/kg KG/die erreicht hat.

i) Vitaminbedarf: Vitamin D: 1000 Einheiten/die ab Ende der ersten Lebenswoche unter Berücksichtigung der Zufuhr durch die adaptierte Frühgeborenennahrung.
Vitamin C: 50 mg/die ab 3. Lebenstag unter Berücksichtigung der Eiweißzufuhr und der Vitamin-C-Konzentration in der Frühgeborenen-Nahrung (Vermeidung einer Tyrosinämie durch Steigerung der Tyrosin-Oxidase-Aktivität).

4.2.3. Hypotrophe Neugeborene

Der Nahrungsaufbau entspricht dem bei Frühgeborenen beschriebenen Vorgehen mit folgenden Änderungen:
zu b) Unmittelbar nach postnataler Adaptation Ernährungsbeginn mit Glukose 5% in 2-stündigen Intervallen
zu c) Nach komplikationsloser Aufnahme der dritten Glukosefütterung Wechsel auf voll adaptierte Neugeborenennahrung. Die Anzahl der Fütterungen beträgt 12/die.
außerdem: Hypoglykämie-Screening (Dextrostix).

4.2.4. Kranke Neugeborene

Der Nahrungsaufbau ist sinngemäß dem Vorgehen bei gesunden Kindern vorzunehmen. In der Regel ist eine parenterale Ernährung nicht notwendig. Ausnahmen bilden akute pulmonale, kardiale oder gastrointestinale Krankheitsbilder, welche den regelrechten Beginn eines oralen Nahrungsregimes nicht sinnvoll erscheinen lassen oder besondere Risikofaktoren (vermutete angeborene Aminoazidopathie). In diesen Fällen ist eine ergänzende oder komplette parenterale Ernährung zur Vermeidung einer katabolen Stoffwechselsituation notwendig (ggf. ohne Aminosäuren). Intubation und kontrollierte Beatmung stellen nach unserer Meinung keine Kontraindikation für einen oralen Nahrungsaufbau dar. Dieser wird lediglich nach der Extubation für sechs bis zwölf Stunden unterbrochen.

Tabelle 17. Oraler Nahrungsaufbau Früh- und Neugeborener

Gewichtsklasse (g)	Tägl. Steigerungsmenge (g)	Anzahl der Fütterungen	Tägl. Steigerungsmenge/Fütterung (ml)	$^1/_6$ kg erreicht mit ml
≥ 3500	70	5	14	600
3499–3000	70 g	5–6	14–12	585–500
2999–2500	(60)–70 g	5–6	14–12	500–420
2499–2000	50 g	8	6–(7)	420–330
1999–1800	40 g	8	5	330–300
1799–1500	35 g	8	4,5	300–250
1499–1300	30 g	10	3	250–215
1299–1000	(15)–25 g	12	(1)–2	215–165
≤1000	(10)–20 g	24	(0,5)–1	165–135

4.3. Nasojejunale Ernährung

Zweck
Enterale Ernährung unter Vermeidung der Schwierigkeiten und Komplikationen der parenteralen Ernährung und der Risiken gastrischer Sonden (Reflux, Aspiration).

Vorteil
Rasche Flüssigkeits- und Kalorienzufuhr;
Bessere Gewichtszunahme [7];
Möglichkeit der enteralen Ernährung schwerkranker Kinder

Indikation
Frühgeborene/hypotrophe Neugeborene < 1300 g
Frühgeborene/hypotrophe Neugeborene   1300–1500 g
mit extremer Lebensschwäche
Neugeborene mit schweren Atemstörungen, eingeschränkter Bewußtseinslage, rezidivierenden Konvulsionen oder schwerer Herzinsuffizienz.

Gerät
Reguläre Magensonde. Eine Beschwerung durch einen speziellen Sondenkopf [5, 6] ist nicht erforderlich.

Vorgehen
Sonde in gewohnter Weise nasal in den Magen vorführen. Längenmessung: Ohrläppchen-Nase, Nase-Epigastrium.
Positionskontrolle der Sonde durch Luftinsufflation unter Auskultation.
Patienten in aufrechte Position von ca. 60° auf rechte Seite lagern.
Nach 30 min Sonde nachführen. Bei einem gegebenen Gewicht eines Kindes von x g sollte bei einer Gesamteinführlänge der Sonde von y cm das Jejunum erreicht werden.

x	y
<1000 g	13–21 cm
1000–1500 g	21–26 cm
1500–3500 g	23–34 cm

Rechtsseitige Lagerung für 2–4 Std beibehalten.

Lagekontrolle
Aspiration von gastrointestinalem Sekret. Bei galligem Aussehen oder schwach saurer bis alkalischer Reaktion (pH 5,0–7,0; Lackmuspapier) befindet sich die Sonde jenseits des Pylorus.
Einmalige Röntgenkontrolle der Sondenposition.

Nahrungszufuhr
Ab 6. Lebensstunde

Nahrungszusammensetzung
Für 12 Std Glukose 5%, für weitere 12 Std Glukose 5%: Adaptierte Milchnahrung 1:1 (cave: Hyperosmolare Überladung des Jejunums). Anschließend voll adaptiertes Milchregime.

Nahrungsmenge
a) Während der ersten 24 Lebensstunden 60 ml/kg KG.
b) Ab 2. Lebenstag werden folgende Steigerungsmengen gewählt:
Geburtsgewicht < 1500 g 30 ml/kg KG/die
Geburtsgewicht < 2200 g 45 ml/kg KG/die
Geburtsgewicht > 2200 g 60 ml/kg KG/die
Steigerung bis 150 ml/kg KG/die

Applikation
Kontinuierliche Infusion mittels Pumpe.
Infektionsprophylaxe: Flaschen- und Systemwechsel alle 8 Std. Das Umsetzen auf ein regelrechtes gastrisches Nahrungsregime erfolgt schrittweise entsprechend Alter und Toleranz des Einzelkindes.

Komplikationen sind selten [8, 9]
Perforation
Nekrotisierende Enterokolitis
Fokale Nekrose des Jejunums
Milchileus

4.4. Ergänzende intravenöse Ernährung

Ziel ist die Komplettierung des oralen Nahrungsregimes Frühgeborener und hypotropher Neugeborener zur Vermeidung einer katabolen Stoffwechselsituation. Die Zufuhr von Kohlenhydraten, Elektrolyten, L-Aminosäuren und Vitaminen orientiert sich am Tagesbedarf.

Tabelle 18. Oraler Tagesbedarf Neugeborener [1, 10]

Eiweiß	3 g/kg KG
Kalorien	100–110 kg/KG
Glukose	25,5% der Kalorienzufuhr
Flüssigkeitsmenge	150 ml/kg KG
Natrium	3 mval/kg KG
Kalium	2 mval./kg KG
Kalzium	15 mval.

Tabelle 18 (Fortsetzung)

Phosphor	5 mval.
Magnesium	1 mg/kg KG
Vitamin D	400 IE
Vitamin A	1400 IE
Vitamin K	5 mg
Vitamin E	0,5 mg/kg
Vitamin C	35–50 mg
Thiamin	0,3 mg
Riboflavin	0,4 mg
Niacin	5 mg
Pyridoxin	200–400 µg
Pantothensäure	405 mg
Folsäure	50 µg
Vitamin B 12	0,3 µg
Biotin	150–300 µg

Unter Berücksichtigung dieser Bedürfnisse sieht unser ergänzendes Infusionsprogramm (pro kg KG) wie folgt aus:

Tabelle 19. Ergänzende parenterale Ernährung

Aminofusin, KH-frei, 5%	50 ml/die
Zusammensetzung (100 ml)	
L-Aminosäuren	5,0 g (0,35 g N)
Natrium	3,05 mval/l
Kalium	2,5 mval/l
Kalzium	2,0 mval/l
Magnesium	1,0 mval/l
Chlor	0,45 mval/l
Azetat	1,4 mval/l
Glukose 20%	50 ml/die
Multibionta	0,5–1,0 ml/die
Gesamtkalorien	58 kcal/die
Gesamtflüssigkeitsmenge	100 ml/die

Eigene Untersuchungen haben ergeben, daß die verwendete L-Aminosäuren-Lösung den Tagesbedarf an Protein und der wichtigsten Elektrolyte deckt [11]. Da es sich um eine ergänzende intravenöse Ernährung handelt, ist die Zufuhr von Phosphat und Fett nicht notwendig. Die tägliche Reduktion erfolgt entsprechend der Steigerung des oralen Nahrungsregimes (oral + parenteral = 150 ml/kg KG/die).

4.5. Komplette parenterale Ernährung

Indikation
- Kongenitale Fehlbildungen des Gastrointestinaltraktes
- Ausgedehnte Darmresektionen (Kurzdarm-Syndrom)
- Wiederholte abdominelle Operationen
- Schwere Dyspepsie mit sekundärer Malabsorption
- Schwerkranke Früh- und Neugeborene mit komplexen Krankheitsproblemen und gestörten gastrointestinalen Funktionen [12]

Technische Durchführung
Periphere Vene
Eingang mittels Perfusionsbesteck an Kopf oder Extremitäten.

Zentraler Venenkatheter
- Chirurgische Einführung eines zentralen Venenkatheters über die Vena jugularis externa oder interna mittels Tunnelung zum Kopf hin (Position hinter dem Ohr).
- Perkutane Venenpunktion (V. cephalica, basilica) und Vorschieben eines Verweilkatheters über die V. cava superior bis unmittelbar vor die Einmündung in das re. Atrium.
- Kopfvenenpunktion und Vorschieben eines dünnen Silastic-Katheters bis in zentrale Position.
- Punktion der Vena subclavia und Plazierung eines zentralen Katheters.

Venae sectio
- Verschiedene Zugänge für einen zentralen Venenkatheter.

Tabelle 20a. Tagesbedarf bei parenteraler Ernährung [14, 17]

Flüssigkeitsmenge	130–150 ml/kg KG/die
Kalorien	90–140 kcal/kg KG/die
Kohlenhydrate	
Glukose	5–18 g/kg KG/die
Fett (Intralipid)	3–4 g/kg KG/die
Eiweiß (L-Aminosäuren)	2,5 g/kg KG/die
Elektrolyte	
Na	2–4 mval/kg KG/die
K	2–3 mval/kg KG/die
Cl	2–3 mval/kg KG/die
Ca	1,5–2 mval/kg KG/die
P	0,4–0,8 mval/kg KG/die
Mg	0,45 mval/kg KG/die

Tabelle 20b. Täglicher Bedarf an Vitaminen und Spurenelementen bei kompletter parenteraler Ernährung [15, 16, 21, 22]

Vitamine täglich total		Spurenelemente[a] pro kg und Tag	
A (IE)	600	Eisen µmol	2,0
D (IE)	400	Mangan µmol	1,0
E (mg)	1,5	Zink µmol	0,6
K (mg)	0,1	Kupfer µmol	0,3
B_1 (mg)	0,3	Fluor µmol	3,0
B_2 (mg)	0,4	Jod µmol	0,04
Niazin (mg)	5,0		
B_6 (mg)	0,3		
C (mg)	35		
B_{12} (µg)	0,3		
Folsäure (µg)	50		
Biotin (mg)	0,6		
Pantothensäure (mg)	10,0		

[a] Am günstigsten zuzuführen durch wöchentliche Infusion von 20 ml Biseko/kg KG.

Zur Infusion empfehlen wir eine parenterale Nährlösung, welche 70–120 kcal/100 ml enthält, 40–45% der Kalorien durch Kohlenhydrate, 45–50% der Kalorien durch Fett (Intralipid 10%, 20%) und 10–15% der Kalorien durch ein synthetisches L-Aminosäuren-Gemisch mit allen für Früh- und Neugeborene essentiellen Aminosäuren deckt.

Tabelle 21. Steigerung des Infusionsprogramms zur kompletten parenteralen Ernährung bei Früh- und Neugeborenen in der ersten Lebenswoche (ml/kg KG/die)

	1. Tag	2.–3. Tag	4.–5. Tag	6.–7. Tag
Aminofusin Päd 5%, KH-frei	50	50	50	50
Intralipid 20%	5	10	15	20
Glukose 20%	25*–50** ᵒᵒᵒ	62,5	75	90
NaCl 10%	–	0,5	0,5	0,5
K-phosphat	–	1,0	1,0	1,0
Ca-chlorid	–	1,0	1,0	1,0
Total	105	125	142,5	162,5
Kcal	60,5	80	99,7	121

Vitamine		*Spurenelemente*
Multibionta	0,5–(1,0) ml/die	Biseko 10 ml/kg KG/2×wö.
Vitamin-B-Komplex	0,5–(1,0) ml/die	(PED-Elektrolytlösung)
Konakion	3 mg/2×wö.	
Folsan	3 mg/2×wö.	
Vigantol forte	(1,0)–2,5 g / 4-wö., je nach Alter	

* Frühgeborene < 1500 g während der ersten 12 Stunden
** Frühgeborene < 1500 g während der zweiten 12 Stunden
ᵒᵒᵒ Frühgeborene > 1500 g am ersten Lebenstag

Bemerkungen

Wie bei der oralen Ernährung empfiehlt sich eine allmähliche Steigerung einzelner Nährstoffe (Glukose, Intralipid) um die Zufuhr der Adaptation von Insulinsekretion und Lipolyse anzupassen. Bei sofortiger voller Zufuhr sind Hyperglykämie, osmotische Diurese und Hyperlipämie zu erwarten.

Strengste Asepsis bei der Herstellung der Infusionslösungen (möglichst Laminar air flow-Einheit), beim Wechseln der Infusionslösung und des Infusionssystems (12-stündlich) sowie des Verbandes.
Zusatz von Elektrolyten, Vitaminen und Spurenelementen soweit nicht in der fertigen Infusionslösung enthalten entsprechend dem täglichen Bedarf.
Steigerung der Infusionsmenge entsprechend der Gewichtszunahme.
Allmähliche Reduktion der parenteralen Ernährung entsprechend den Möglichkeiten des oralen Nahrungsaufbaus.
Steigerung einzelner Nährstoffe:

a) Glukose: Frühgeborene und hypotrophe Neugeborene haben eine eingeschränkte Glukosetoleranz aufgrund einer ungenügenden Insulinsekretion. Bei schwerer zerebraler Schädigung (Postasphyxiesyndrom, zerebrale Blutung) kann der glukostatische Regulationsmechanismus entgleisen. Hyperglykämie, Glukosurie und osmotische Diurese können auftreten.

b) Zuckeralkohole (Sorbit/Xylit): Entbehrlich, nur die ersten Stoffwechselschritte verlaufen insulinunabhängig. Eine bestehende Azidose kann gefördert werden. Cave: Fruktoseintoleranz, Fruktose-1-6-Diphosphatasemangel!

c) Fett: Es wird eine Infusionsmenge von 2–4 g Intralipid pro kg KG empfohlen [14]. Der Zusatz von Fett erlaubt die Einsparung von Glukose und eine niedrige Osmolalität der Infusionslösung. Eingeschränkte Eliminationskapazität: hypotrophe und schwerkranke Neugeborene, Frühgeborene < 32. Schwangerschaftswochen. Heparin 50–100 I.E./kg KG/die steigert die Aktivität der Serum-Lipoproteinlipase. Erfahrungen bei Sepsis und Atemstörungen sind noch gering: eine gesicherte Aussage über den Einsatz einer Fettemulsion in diesen Fällen kann nicht gemacht werden. Intralipid darf nicht der Infusion zugemischt werden (Aufrahmung), sondern ist mittels eines bypass zu applizieren. Infusionsmenge gleichmäßig über 24 Stunden verteilen.

d) L-Aminosäuren: Das quantitative und qualitative Verhältnis der einzelnen Aminosäuren zueinander ist dem Tagesbedarf Früh- und Neugeborener anzupassen. Das Aminosäureninfusat sollte alle für diese pädiatrische Altersgruppe essentiellen Aminosäuren enthalten. Idealerweise sollte eine komplette physiologische Mischung nach den Empfehlungen von Ghadimi [15] bis zu 70% essentielle

Aminosäuren enthalten. Eigene Untersuchungen ergaben, daß unter der Infusion von Aminofusin päd. 300 keine Aminosäure-Imbalanzen auftraten [12].

Überwachung

Tabelle 22. Überwachung der kompletten parenteralen Ernährung [17, 18]

	1. Woche	danach
I. Wachstumsparameter		
Gewicht	täglich	täglich
Länge	wöchentlich	wöchentlich
Kopfumfang	wöchentlich	wöchentlich
II. Bilanzierung		
Einfuhr	täglich	täglich
Ausfuhr	täglich	täglich
III. Hämatologie		
Hb, Hämatokrit, Leukozyten, Thrombozyten, Differentialblutbild	3× wöchentlich	1× wöchentlich
IV. Serumchemie		
Elektrolyte (Na, K, Cl)	täglich	3× wöchentlich
Ca, P, Mg, Gesamteiweiß	2× wöchentlich	1× wöchentlich
Harnstoff, SGOT, SGPT	3× wöchentlich	2× wöchentlich
Elektrophorese, Ammoniak	1× wöchentlich	1× wöchentlich
Glukose	täglich	3× wöchentlich
Blutgasanalyse	täglich	2× wöchentlich
V. Urin		
Glukose, Azeton, pH spez. Gewicht oder Osmolalität	2–4× täglich	1× täglich
VI. Bakteriologie		
Blutkultur, Katheterspitze, Urin	nach Bedarf	nach Bedarf

Komplikationen

Tabelle 23. Komplikationen bei kompletter parenteraler Ernährung [17, 18]

Katheterbedingt	Metabolische Entgleisungen
Extravasation Dekonnektion oder Verlegung Fehlposition Lokale Hautinfektion Thrombophlebitis Thrombose größerer Gefäße Bakteriämie Sepsis Osteomyelitis Meningitis	Hyperglykämie Glukosurie, osmotische Diurese, Dehydration Postinfusionelle Hypoglykämie Aminosäuren-Imbalanz, metabolische Azidose, Hyperammonämie Essentieller Fettsäuremangel Elektrolytimbalanz mit Oedembildung (Na, Cl) Hypokalzämie, -phosphatämie, -kaliämie Ossifikationsstörungen Negative Stickstoffbilanz Leberschädigung Exanthem Mangel an Spurenelementen Anämie Vitaminmangel

Literatur

1. Sinclair, J. C., Driscoll, J. M., Heird, W. C., Winters, R. W.: Supportive management of the sick neonate. Pediat. Clin. N. Amer. **17**, 863 (1970)
2. Swyer, R. P.: The intensive care of the newly born. Basel-München-Paris-London-New York-Sydney: Karger 1975
3. Hanson, L. A.: Zur immunologischen Bedeutung der Frauenmilch. Pädiat. FortbildK. Praxis **37**, 1 (1973)
4. Bremer, H. J., Droese, W., Grüttner, R., Kübler, W., Schmidt, E.: Einteilung der Säuglingsmilchnahrung auf Kuhmilchbasis. Mschr. Kinderheilk. **122**, 761 (1974)
5. Rhea, J. W., Ghazzwi, O., Weidman, W.: Nasojejunal feeding: An improved device and intubation technique. J. Pediat. **82**, 951 (1973)
6. Cheek, J. A., Staub, G. F.: Nasojejunal alimentation for premature and full-term newborn infants. J. Pediat. **82**, 955 (1973)
7. Wells, D. H., Zachmann, R. D.: Nasojejunal feeding in low-birth-weight infants. J. Pediat. **87**, 276 (1975)
8. Boros, St. J., Reynolds, W.: Duodenal perforation: A complication of nasojejunal feeding. J. Pediat. **85**, 107 (1974)

9. Chen, J. W., Wong, P. W. K.: Intestinal complications of nasojejunal feeding in low-birth-weight infants. J. Pediat. **85**, 109 (1974)
10. Avery, G. B., Fletcher, A. B.: Nutrition. In: Neonatology, Avery, G. B. (Ed.). p. 839. Philadelphia-Toronto: Lippincott 1975
11. Wille, L.: Untersuchungen zur parenteralen Ernährung Frühgeborener in der ersten Lebenswoche. Habilitationsschrift. Heidelberg 1976
12. Wille, L., Lutz, P., Jürgens, P.: A comparison of oral feeding and total parenteral nutrition in premature infants. Pediat. Res. **10**, 877 (1976)
13. Shaw, J. C. L.: Parenteral nutrition in the management of sick low birthweight infants. Pediat. Clin. N. Amer. **20**, 333 (1973)
14. Bryan, H., Shennan, A., Griffin, E., Angel, A.: Intralipid: its rational use in parenteral nutrition of the newborn. Pediatrics **58**, 787 (1976)
15. Ghadimi, H.: Total parenteral nutrition p. 393. New York-London-Sidney-Toronto: Wiley & Sons 1975
16. Harries, J. T.: Intravenous feeding in infants. Arch. Dis Child. **46**, 855 (1971)
17. Berger, H., Frisch, H., Kofler, J., Resch, R.: Komplette parenterale Ernährung im Kindesalter. Infusionstherapie **4**, 1 (1977)
18. Heird, W. C., Driscoll, J. M., Schullinger, J. N., Grebin, B., Winters, R. W.: Intravenous alimentation in pediatric patients. J. Pediat. **80**, 351 (1972)
19. Heird, W. C., Winters, R. W.: Total parenteral nutrition. J. Pediat. **86**, 2 (1975)
20. Herschkowitz, N.: Effekt der Unterernährung auf die Gehirnentwicklung. Mschr. Kinderheilk. **122**, 240 (1974)
21. WHO: Handbook on human nutritional requirements, WHO Monograph. Series No. **61**: Geneva, WHO
22. Wretlind, A.: Ernährungsphysiologische und pharmakologische Gesichtspunkte in der kompletten parenteralen Ernährung, In: Parenterale Ernährung, Berger, H. (ed.). S. 9. Bern-Stuttgart-Wien: Huber 1972

# Teil II
Diagnostik und Behandlung von Atemstörungen

5. Blutgasanalyse (M. Obladen)

5.1. Methodik und Meßtechnik

5.1.1. Direkte Messung mit sensiblen Elektroden (z. B. Corning, AVL)

pH-Messung mittels Glaselektrode, Messung von PCO_2 unabhängig davon mit einer direkt-sensiblen Elektrode von Severinghaus-Typ. Abb. 9 zeigt die Berechnung des Standardbicarbonats mittels eines modifizierten Severinghaus-Nomogrammes [16].

5.1.2. Indirekte Messung

Methode nach Astrup [13]. pH-Messung mit Glaselektrode, Berechnung des PCO_2 durch pH-Messung des Blutes, welches mit 2 verschiedenen CO_2-Konzentrationen äquilibriert wurde: Zwischen beiden Meßpunkten wird eine Gerade gezogen (s. Abb. 10), der Schnittpunkt des pH-Wertes der nativen Blutprobe mit dieser Linie ergibt den PCO_2.

Für PO_2 ist in jedem Fall eine zusätzliche Elektrode vom Clark-Typ erforderlich. Standardbikarbonat wird bei beiden Techniken mit einem Severinghaus-Nomogramm aus pH und PCO_2 errechnet. Basendefizit oder Basenüberschuß ist eine dem Standardbikarbonat direkt proportionale Rechengröße, die zur Erleichterung der Puffertherapie dient.

5.1.3. Entscheidungskriterien für die Wahl eines Blutgasanalysengerätes

- Das Blutgasanalysengerät ist eines der Herzstücke der Intensivpflegestation und muß seine Lokalisation hier haben: Weder Beatmung noch Puffertherapie können ohne seine Hilfe durchgeführt werden. Ein Ausfall oder gar eine Serie von Fehlbestimmungen führt unmittelbar zu gravierenden Konsequenzen für die Kinder.

Entscheidungskriterien
Kleines Blutvolumen
einfache Bedienung
kurze Zeitdauer der Bestimmung
gute Präzision
leichte Reinigung und Eichung
einfacher Gerätepflegeaufwand
geringe Störanfälligkeit
rascher Service
Das Personal der Intensivpflegestation sollte mit dem Gerät soweit vertraut sein, daß kleinere Reparaturen und Eicharbeiten jederzeit selbst und rasch durchgeführt werden können. Es ist erforderlich, daß auf der Intensivpflegestation ein genügender Vorrat an Ersatzteilen gelagert wird.

5.2. Transkutane Sauerstoffmessung

Diese Methode erlaubt die Beurteilung des Sauerstoffpartialdrukkes, ohne daß die Entnahme einer Blutprobe erforderlich ist. Eine auf 43° C beheizte Elektrode vom Clark-Typ mißt den durch die Haut diffundierenden Sauerstoff, sein Partialdruck wird graphisch registriert, gleichzeitig wird die Heizleistung als Maß für die Durchblutung mitregistriert. Die Methode ergibt akzeptable Meßwerte außer bei Zuständen von extremer Vasokonstriktion und ist detailliert auf S. 80 dargestellt.

5.3. Probengewinnung

- Allgemeine Vorbemerkung

Heparinisierte Kapillaren nicht bis ans Ende füllen, Glaskontakt aktiviert die Gerinnung. Keine Blasen in der Kapillare! Kein Knetverschluß! Messung innerhalb von 5 min. Wenn dies nicht möglich ist, Lagerung der verschlossenen Kapillare in Eiswasser.

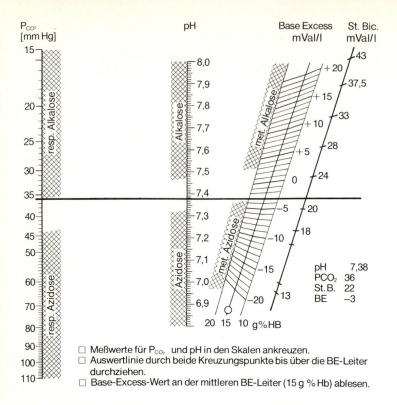

Abb. 9. Blutgasanalyse, direkte Messung (AVL): Die durch die Meßwerte für PCO_2 und pH gelegte Auswertlinie ergibt die errechneten Werte für Standard-Bikarbonat und BE

5.3.1. Kapillär [3, 7, 15]

Ferse, Daumenballen. Lanzett-Einstich, das Blut frei in die heparinisierte Kapillare fließen lassen.
- Die Bestimmung des PO_2 in einfachen kapillären Proben ist sinnlos!

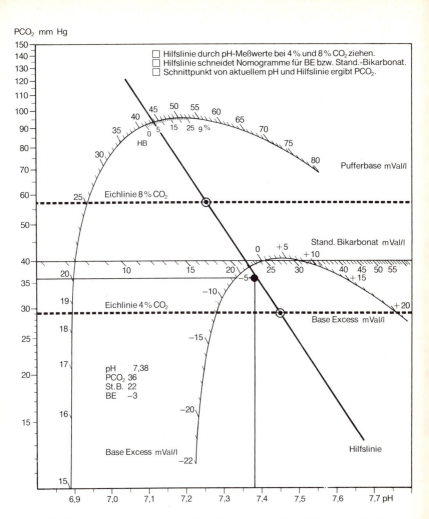

Abb. 10. Blutgasanalyse, indirekte Messung (Radiometer): Umkreist sind die pH-Meßwerte der Probe nach Äquilibrieren mit 4% und 8% CO_2. Auf die Hilfslinie durch diese beiden Punkte wird der aktuelle pH eingetragen. Die Waagerechte durch diesen Punkt errechnet den PCO_2

5.3.2. Kapillär-hyperämisiert [2]

Ferse 5 min lang auf 40–50° C wärmen, Entnahmetechnik wie unter 5.3.1. Diese Methode ergibt in gewissen Grenzen bei Neu- und Frühgeborenen und bei stabiler Kreislaufsituation eine klinisch verwertbare Korrelation mit dem arteriellen PO_2: diese Korrelation ist allenfalls bei einem PO_2 unter 60 mm Hg verwertbar: ein kapillär-hyperämisierter PO_2 unter 35 entspricht etwa einem arteriellen PO_2 unter 50 mm Hg, eine kapillär-hyperämisierter PO_2 über 50 mm Hg entspricht etwa einem arteriellen PO_2 über 90 mm Hg. Diese Möglichkeit der PO_2-Messung sollte wegen ihrer **fragwürdigen Zuverlässigkeit** nur ausnahmsweise durchgeführt und kritisch bewertet werden.

5.3.3. Arterienpunktion (s. Kap. 19)

Geeignete Arterien: Arteria radialis, Arteria brachialis (möglichst rechtsseitig = präduktales Blut), Arteria temporalis; (möglichst keine Punktion der Arteria femoralis: Gefahr von Arterienspasmus und Nekrose). Die Messung einer Blutgasanalyse aus Arterienpunktion ist nur verwertbar bei einer Punktionsdauer unter 30 Sekunden, da sonst durch die Schmerzreaktion bzw. das Schreien und Pressen des Kindes der PO_2 sehr schnell absinkt (Technik s. S. 275).

5.3.4. Nabelarterienkatheter (s. S. 271)

Verläßlichster postduktaler PO_2-Wert [6], keine Belästigung des Kindes durch die Entnahme, jedoch Gefahr von Infektion, Thrombose und Nekrose.

5.3.5. Verweilkatheter in Arteria radialis oder Arteria temporalis

Präzise und einfache Methode, die auch nach einer Katheterverweildauer von mehreren Tagen nur eine geringe Komplikationsrate hat [1]. Sicherheitshalber sollte vor einer Dauerkanülierung der Arteria radialis durch deren Kompression geprüft werden (Allen-Test), ob die Arteria ulnaris in der Lage ist, die Hand genügend zu durchbluten [17] (Technik s. S. 276).

5.4. Interpretation

- Eine Blutgasanalyse während künstlicher Beatmung kann nur dann sinnvoll interpretiert werden, wenn alle Beatmungsparameter dokumentiert sind! [12]

pH
negativer Logarithmus der Wasserstoff-Ionen-Konzentration. Maß für die Gesamt-Säureverhältnisse des Blutes.
pH 6,8 = H^+ 125 nÄq/l
pH 7,4 = H^+ 40 nÄq/l
Azidose = pH < 7,35 = Überschuß an H^+
Alkalose = pH > 7,45 = Verminderung der H^+

PCO_2
Kohlendioxydpartialdruck in mm Hg.
Maß für die pulmonale Ventilation (Atemfrequenz, Atemtiefe, Atemminutenvolumen), teilweise auch für die Diffusionskapazität.

PO_2
Sauerstoffpartialdruck in mm Hg.
Maß für die Diffusionsfähigkeit der Lunge (globale Atemfunktion), teilweise auch für die Ventilation. Wichtigste Größe zur Beurteilung von intra- und extrapulmonalen Shunts.

HCO_3^-
Standard-Bicarbonat in mVal/l.
Maß für die metabolische Komponente des Säure-Basen-Gleichgewichtes. Wichtig zur Beurteilung der Puffer-Kapazität und der renalen Kompensationsleistung bei der chronischen Azidose. Man berechnet das Bikarbonat, welches bei 37° C, voller O_2-Sättigung und einem PCO_2 von 40 mm Hg im Plasma enthalten ist. Die eigentlichen, nicht auf Standardbedingungen umgerechneten Meßgrößen aktuelles Bikarbonat und Pufferbase (= Summe aller Puffer des Blutes) haben für die klinische Beurteilung im individuellen Fall ihre Berechtigung [8, 11].

BE = Base-excess
Basenkonzentration im Blut, die der Titrationsmenge bis zu einem pH-Wert von 7,40 entspricht, angegeben in mVal/l. Rechengröße, die aus dem Standardbikarbonat abgeleitet ist und die Puffertherapie erleichtert.

Tabelle 24. Kompensationsmechanismen der Säure-Basen-Regulation

Kompensationsmechanismus	Reaktionszeit
Verdünnung (lokaler Effekt)	Sekunden
Pufferung (HCO_3^-, Hb, Protein, $H_2PO_4^-$)	Minunten
Atmung (Hypo-, Hyperventilation)	Stunden
Niere (HCO_3^-, HPO_4^-, Karboanhydrase, NH_3-Bildung)	mindestens 1 Tag

5.5. Blutgasanalyse: Normalwerte beim Neugeborenen
(modifiziert nach Koch und Wendel [9])

Tabelle 25

	Bei Geburt		Arterielles Blut, Alter			
	Nabel-vene	Nabel-arterie	10 min	1 Std	24 Std	5 Tg
pH	7,32	7,24	7,21	7,33	7,37	7,37
PCO_2	38	49	46	36	33	35
St. Bic.	20	19	17	19	20	21
BE	−4	−7	−10	−7	−5	−4
PO_2	27	16	50	63	73	72

5.6. Störungen des Säure-Basen-Haushaltes (schematisiert)

Tabelle 26

Störung	Dissoziation	Klinisches Beispiel	Blutgase bei akutem Auftreten	physiologischer Kompensationsmechanismus	Blutgase bei chronischem Auftreten (kompensiert)
1. Respiratorische Azidose	$\dfrac{(HCO_3-)}{(CO_2)} \uparrow$	Atelektase	pH 7,21 ↓ PCO_2 74 ↑ StB 22,5 BE −2 PO_2 44 ↓	Alkali-Rückresorption, Hypochlorämie	pH 7,36 PCO_2 71 ↑ StB 33 ↑ BE +10 ↑ PO_2 46 ↓
2. Respiratorische Alkalose	$\dfrac{(HCO_3-)}{(CO_2)} \downarrow$	iatrogene Hyperventilation	pH 7,62 ↑ PCO_2 19 ↓ StB 24,5 ↑ BE +1 PO_2 92 ↑	Chlor-Retention, Renale Basenausscheidung	pH 7,41 ↑ PCO_2 23 ↓ StB 18 ↓ BE −8 ↓ PO_2 98 ↑
3. Metabolische Azidose	$\dfrac{(HCO_3-)}{(CO_2)} \downarrow$	Transposition (Laktatazidose durch Hypoxie)	pH 7,03 ↓ PCO_2 46 ↑ StB 11 ↓ BE −20 PO_2 21 ↓	Hyperventilation	pH 7,35 PCO_2 24 ↓ StB 17 BE −10 PO_2 20 ↓
4. Metabolische Alkalose	$\dfrac{(HCO_3-)}{(CO_2)} \uparrow$	Pylorus-Stenose	pH 7,51 ↑ PCO_2 40 StB 31 ↑ BE +8 ↑ PO_2 78 ↑	Hypoventilation	pH 7,42 ↑ PCO_2 58 ↑ StB 33 ↑ BE +10 ↑ PO_2 81 ↑

5.7. Medikamentöse Therapie der Störungen des Säure-Basen-Haushaltes

5.7.1. Indikation

- Metabolische Azidose mit einem pH unter 7,25 [5]
- Respiratorische oder gemischte Azidose (= Zufuhr von Basenüberschuß) nur, wenn eine Beatmung nicht indiziert ist.
- Metabolische Alkalose: Bei einem pH über 7,50: Zufuhr von Lysin-Hydrochlorid (eine starke Alkalose ist für die zerebrale Durchblutung und Sauerstoffversorgung ebenso gefährlich wie eine Azidose).

5.7.2. Dosierung

a) Natriumbikarbonat 8,4%ig: Basendefizit × kg KG × 0,3 (= Korrekturfaktor für extrazelluläres Volumen) = mVal Substitution. In der Regel 1:1 Verdünnung mit 5% Glukose.

Nebenwirkungen: Hypernatriämie, Hyperosmolarität, Hirnschädigung s. u.

b) Tris-Puffer 0,3 molar: wirkt stärker intrazellulär als extrazellulär [10], ist indiziert bei Hypernatriämie, wenn Natriumbikarbonat kontraindiziert ist.
Applikation nur mit 10%iger Glukoselösung! (1 ml Tris: 2 ml 10% Glucose)
Dosierung: Basendefizit × kg KG.
Nebenwirkungen: Apnoe, lokale Reizung, Hypoglykämie, Hypokaliämie.

c) Tris-Puffer-Konzentrat 3 molar: nur bei Herzinsuffizienz, wenn Volumen eingespart werden muß. Applikation nur im Dauertropf, nicht infundieren in eine periphere Vene: Nekrosegefahr.
Nebenwirkungen wie Tris 0,3 molar: Hyponatriämie, Hypokaliämie, Hypoglykämie.

d) Lysinhydrochlorid 18,2%ig oder Argininhydrochlorid 21,06%
Dosierung: Basenüberschuß × kg KG × 0,3 (= Korrekturfaktor für extrazelluläres Volumen).
jedoch: Wegen der Gefahr einer iatrogenen Azidose sollte mit Lysinhydrochlorid vor allem bei ateminsuffizienten Kindern sehr sparsam und vorsichtig umgegangen werden; wir gleichen zunächst stets nur $1/4$ bis $1/3$ des errechneten Basenüberschusses aus.

5.7.3. Applikation

Pufferlösungen müssen langsam appliziert werden, Gefahr von Hirnblutung durch die Hyperosmolarität (8,4%iges Natriumbikarbonat hat eine Osmolarität von 2000 mosmol) [10]. Keine Bolusinjektion. Am besten Infusion mit Infusionspumpe über einen Zeitraum von 15–20 min [14]. Bei hoher *Dosierung:* Aufteilung der Dosis in 3–4 Einzeldosen, die alle 15 min langsam infundiert werden. Maximale Zufuhrgeschwindigkeit für Natriumbikarbonat: 0,1 mval/kg/min. Wenn 10 mval/kg/4 Std überschritten werden, ist eine Natriumkontrolle erforderlich.
- Bei Kreislaufzentralisation und Schock erübrigt die adäquate Volumen-Substitution häufig eine Puffertherapie.

Literatur

1. Adams, J. M., Rudolph, A. J.: The use of indwelling radial artery catheters in neonates. Pediatrics, **55**, 261 (1975)
2. Avery, M. E., Fletcher, B. D.: The lung and its disorders in the newborn infant. Philadelphia, London, Toronto: Saunders 1974
3. Banister, A.: Comparison of arterial and arterialized capillary blood in infants with respiratory distress. Arch Dis Child **44**, 726 (1969)
4. Bartels, H., Riegel, K., Wenner, J., Wulf, H.: Perinatale Atmung. Berlin-Heidelberg-New York: Springer 1972
5. Baum, J. D., Robertson, N. R. C.: Immediate effects of alkaline infusion in infants with respiratory distress syndrome. J. Pediatrics **87**, 255 (1975)
6. Brown, D. R., Fenton, L. J., Tsang, R. C.: Blood sampling through umbilical catheters. Pediatrics **55**, 257 (1975)
7. Corbet, A. J. S.: Oxygen tension measurements on digital blood in the newborn. Pediatrics **46**, 780 (1970)

8. Kildeberg, P., Engel, K.: A rational approach to acid-base therapy in the newborn: A commentary. Pediatrics **43**, 827 (1969)
9. Koch, G., Wendel, H.: Adjustment of arterial blood gases and acid base balance in the normal newborn infant during the first week of life. Biol. Neonat. **12**, 136 (1968)
10. Manzke, H.: Therapie Frühgeborener mit Atemnotsyndrom. Verhalten von Serumelektrolyten, Osmolarität und Blutzucker vor und nach Alkali-Glukose-Infusionen. Fortschr. Med. **88**, 519 (1970)
11. Nelson, N. M., Riegel, K. P.: A schematic approach to acid−base therapy in the newborn. Pediatrics **43**, 821 (1969)
12. Shapiro, B. A.: Clinical Application of Blood Gases, Year Book Medical Publishers, Chicago: 1973
13. Siggaard-Andersen, O: Blood acid-base alignment nomogram. Scand. J. Clin. Lab. Invest. **15**, 211 (1963)
14. Simmons, M. A., Adcock, E. W., Bard, H., Battaglia, F. C.: Hypernatremia, intracranial hemorrhage and $NaHCO_3$ administration in neonates. N. Engl. J. Med. **291**, 6 (1974)
15. Stamm, S. J.: Reliability of capillary blood for the measurement of PO_2 and O_2 saturation, Dis. Chest **52**, 191 (1967)
16. Thews, G.: Nomogramme zum Säure-Basen-Status des Blutes und zum Atemgastransport: In: Anaesthesiologie und Wiederbelebung. Vol. 53, Frey, R., Kern, F., Mayrhofer, O. (Hrsg.). Berlin-Heidelberg-New York: Springer 1971
17. Todres, D., Rogers, M. C., Shannon, D. C., Moylan, F. M. B., Ryan, J. F.: Percutaneous catheterization of the radial artery in the critically ill neonate. J. Pediat. **87**, 273 (1975)

6. Sauerstofftherapie (M. Obladen)

6.1. Indikation

- nur eine gesicherte Hypoxämie = $PaO_2 < 50$ mm Hg ist eine Indikation zur Sauerstoffzufuhr
- künstliche Beatmung ist nicht gleichbedeutend mit Sauerstofftherapie [5]
- Sauerstoff ist ein Medikament mit gefährlichen Nebenwirkungen, welches wie alle Medikamente einer Verordnung und einer Dosierung bedarf [12].

Tabelle 27 gibt die Sauerstoffdiffusionsverhältnisse bei gesunder Lunge wieder. Es geht daraus hervor, daß auch eine Sauerstoffkonzentration von 30–40% bei guten Diffusionsverhältnissen den PO_2 in einen Bereich bringen kann, in dem beim Frühgeborenen eine retrolentale Fibroplasie auftritt [1]. Bei erkrankter Lunge läßt sich keine sichere Korrelation zwischen FiO_2 und PaO_2 herstellen. Ist diese Schätzung schon bei Spontanatmung unsicher, so wird sie bei künstlicher Beatmung vollkommen unmöglich, insbesondere wenn CPAP, PEEP oder prolongierte Inspiration verwendet werden, die den PaO_2 stark erhöhen können [7].

6.2. Hypoxiediagnostik-Hyperoxietest

Der Hyperoxietest wird bei uns verwendet in zwei klinischen Situationen:

6.2.1. Zur Beatmungsindikation

10 min lang F_IO_2 0,6, darunter ist der PaO_2 normalerweise 200–300 mm Hg. Die Abb. 11 zeigt den Hyperoxietest modifiziert

Tabelle 27. Sauerstoff-Diffusion bei gesunder Lunge und Spontanatmung (Erwachsene [17])

F_IO_2	PaO_2
= Fraction of inspired oxygen concentration	= Arterieller Sauerstoff-Partialdruck
= Relativer O_2-Anteil im Inspirationsgas	= Torr = mm Hg
0,21	100
0,30	150
0,40	200
0,50	250
0,60	300
0,70	350
0,80	400
0,90	450
1,00	500

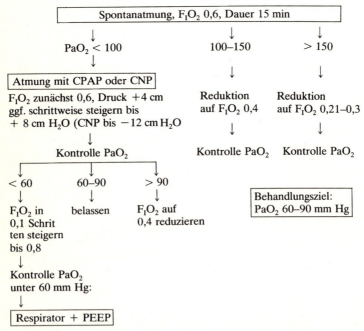

Abb. 11. Hyperoxietest als Behandlungs-Richtlinie beim Atemnotsyndrom

nach Davies [3] in seiner Anwendung zur Beatmungsindikation beim Atemnotsyndrom.

6.2.2. Zur Differentialdiagnose angeborener Herzvitien

15 min lang F_IO_2 1,0, darunter ist der PaO_2 normalerweise 400–600 mm Hg. Die Abb. 12 zeigt das Diagramm zur Berechnung des Rechts-Links-Shuntes nach dem Hyperoxietest, modifiziert nach Klaus [11].

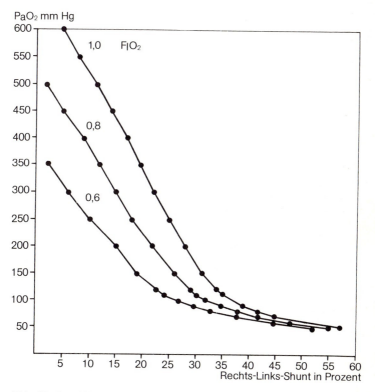

Abb. 12. Graphik zur Berechnung des Rechts-Links-Shunts bei unterschiedlicher F_IO_2. Bezogen auf Hb 16 g% und PCO_2 40 mm Hg. (Modifiziert nach Klaus, 1966 [11])

6.3. Sauerstoffdissoziation

Abb. 13 stellt die Sauerstoff-Dissoziationskurve dar und erklärt diejenigen Mechanismen, welche beim Neugeborenen zu ihrer Verschiebung nach links bzw. nach rechts führen. Aufgrund des steilen

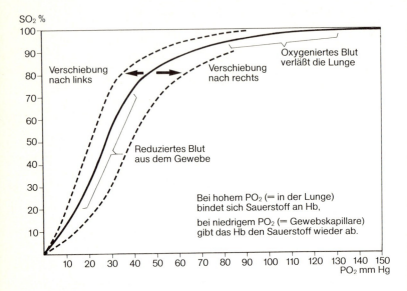

Sauerstoff-Dissoziations-Kurve

	Verschiebung nach LINKS	Verschiebung nach RECHTS
Ursachen	Starke Unreife (Vermehrung von HbF) Alkalose Hypokapnie Hypothermie Erniedrigung von 2,3 DPG (4)	Blutaustausch (Vermehrung von HbA) Azidose Hyperkapnie Fieber Erhöhung von 2,3 DPG
Folge	Stärkere O_2-Bindung an das Hb: O_2 wird schlechter (also erst bei höheren Drucken) an das Gewebe abgegeben	Erniedrigung der O_2-Affinität: Günstigere O_2-Abgabe an das Gewebe, da das Druckgefälle größer ist

Abb. 13. Sauerstoff-Dissoziationskurve. Bedeutung ihrer Links- und Rechtsverschiebung beim Neugeborenen

Anstiegs im mittleren Bereich der Sauerstoff-Dissoziationskurve kann die Hautfarbe eines Neugeborenen nicht als Maß für eine ausreichende Oxygenierung betrachtet werden. Hypoxie bereits möglich!

6.4. Ursachen von Oxygenierungsstörungen

6.4.1. Gestörte Ventilation

Zentrale Atemstörung: Meningitis, Sepsis, Hirnblutung, Konvulsionen. Unreifes Atemzentrum, Apnoeanfälle.
Verteilungsstörung: Aspiration (Mekonium), Atelektase.

6.4.2. Gestörte Diffusion

Atemnotsyndrom, bronchopulmonale Dysplasie, Lungenoedem, transitorische Tachypnoe [2].

6.4.3. Gestörte Perfusion

Atemnotsyndrom, intrapulmonaler Rechts-Links-Shunt bei Atelektase, zyanotisches Vitium mit extrapulmonalem Rechts-Links-Shunt, persistierende fetale Zirkulation nach Asphyxie, Hypovolämie mit Hypotension und Rechts-Links-Shunt durch den Ductus Botalli.

6.4.4. Störungen von Sauerstoffbindung und Sauerstofftransport

1 g Hb bindet 1,3 ml O_2. Das Blut hat seine optimale Sauerstofftransportfähigkeit bei einem Hämatokrit von 45. Bei Hb 15 g%: O_2-Transportfähigkeit 21 Volumenprozent. Bei Hb 8 g%: O_2 Transportfähigkeit 11 Volumenprozent. Für Störungen der Sauerstoffbindung s. a. Abb. 13.
- Anämie (schwere Erythroblastose)
- Polyzytämie (maternofetale Transfusion)
- Met-Hämoglobinämie
- Kreislaufzentralisation und Schock
- metabolische Azidose.

6.5. Sauerstoffdosierung im Atemgas

Sauerstoffmeßgeräte arbeiten auf der Basis der Wärmeleitfähigkeit, der paramagnetischen Empfindlichkeit oder mit einer direkt sauerstoffempfindlichen Elektrode vom Clark-Typ. Wenn das Gerät keine kontinuierliche Messung erlaubt, so ist mindestens stündliche Messung im Atemgas nötig. Jedes Sauerstoffmeßgerät muß täglich mit 21% und 100% Sauerstoff geeicht werden! Wir verwenden zwei Sauerstoffmeßgeräte:

1. Das Biomarine 202 R arbeitet mit einer Gold-Blei-Elektrode als Brennzelle. *Vorteile:* Benötigt keine Batterie, ist sehr klein und handlich. *Nachteil:* Brennzelle ist in etwa $^1/_2$ Jahr verbraucht und sehr teuer.

2. Das Vickers 404 arbeitet mit einer elektrolytgefüllten sauerstoffempfindlichen Elektrode. *Vorteil:* Möglichkeit kostensparender Elektrodenerneuerung, Alarmgebung. *Nachteil:* Batterieabhängig.

6.5.1. PaO$_2$-Messung

Außer der genauen Dosierung im Atemgas ist bei jeder O$_2$-Therapie die ständige Kontrolle des PaO$_2$ im Blut erforderlich (s. Kap. 5.3. u. 5.4.). Sie kann mit entsprechenden Elektroden auch kontinuierlich erfolgen [8]. Darüber hinaus bietet die Messung des transkutanen PO$_2$ (P$_{tc}$O$_2$) mit einer auf 43°C vorgeheizten Hautelektrode nach Huch in vielen Fällen eine ebenso exakte, nichtinvasive Methode der Kontrolle [9, 10]. Auch bei schwerkranken Kindern scheint die Korrelation des P$_{tc}$O$_2$ zum PaO$_2$ gut zu sein [18], jedoch nicht im Schock und bei Zentralisation.

6.6. Applikationsformen

Sauerstoff muß stets angewärmt und angefeuchtet sein.

6.6.1. Inkubator

Beim Intensivpflege-Inkubator Dräger 6500 kann Sauerstoff bis zu einer F_IO_2 von 0,8 verabreicht werden, die Konzentration sinkt jedoch sofort ab, wenn der Inkubator geöffnet wird.

6.6.2. Plastik-Kopfbox

Hat sich als günstig erwiesen für alle Sauerstoffkonzentrationen oberhalb F_IO_2 0,6, insbesondere für die Durchführung des Hyperoxietestes.

6.6.3. Beatmung

a) Maske (Rendell-Baker Größe 0–2) mit Penlonbeutel (Sicherheitsventil, auf freies Spiel achten!) oder Kuhnsystem.
b) CPAP-System (Einstellung mit Oxygenblender).
c) Respirator (Einstellung mit Oxygenblender).

6.7. Sauerstoffnebenwirkungen

6.7.1. Retrolentale Fibroplasie

Risikofaktoren sind Unreife, PaO_2 über 102–120 mm Hg und eine Einwirkungsdauer über 6 Stunden. Auch zahlreiche kurze, unkontrollierte Hyperoxiespitzen (wie Sauerstoff-Maskenbeatmung bei Apnoeanfällen) können eine retrolentale Fibroplasie verursachen [1]! Der klinische Verlauf kann sehr variabel sein [14]. Die folgende Übersicht gibt die Schweregrad-Klassifikation nach Patz [15] wieder:
- Aktive Phase
  - Gefäßkonstriktion und Schlängelung
  - Neovaskularisation
  - Proliferation, beginnende Netzhautablösung in der Peripherie
  - Gesteigerte Proliferation und Netzhautablösung
  - Vollständige Netzhautablösung
- Vernarbungsphase
  - Geringe Veränderungen, getrübtes Gewebe in der Fundusperipherie
  - Verschiebung der Sehscheibe
  - Retinafalten, Trübung des Glaskörpers
  - Ausgedehnte Trübung, welche Teile der Pupille bedeckt
  - Vollständige retrolentale Eintrübung

6.7.2. Bronchopulmonale Dysplasie

Risikofaktoren

Unreife, Kombination von mechanischer Schädigung und Sauerstofftoxizität am Pneumonozyten, besonders bei Langzeitbeatmung mit F_IO_2 über 0,8 und über 44 Std.

Pathogenese

Surfactant-Inaktivierung führt zur Schädigung der Pneumozyten, Entfaltungsstörung, Dystelektase, interstitielle Proliferation und Fibrose. Durch Sauerstoff wird die pulmonale DNS-Synthese gehemmt [13]. Eventuell ist auch der Mangel an Superoxid-Dismutase die Ursache des erhöhten Risikos einer hyperoxischen Gewebeschädigung beim Frühgeborenen [6]. Stadien der bronchopulmonalen Dysplasie s. S. 125.

6.7.3. Atemdepression

Bei plötzlicher Gabe von hochkonzentriertem Sauerstoff kann eine minutenlange Atemhemmung resultieren [16]. Insbesondere bei Hyperkapnie (PCO_2 über 80 mm Hg) wird die Atmung wesentlich über die Sauerstoffmangelrezeptoren gesteuert; werden diese durch plötzliche Sauerstoffzufuhr gehemmt, so resultiert eine Apnoe.

Literatur

1. Aranda, J. V., Saheb, N., Stern, L., Avery, M. E.: Arterial Oxygen Tension and Retinal Vasoconstriction in Newborn Infants. Amer. J. Dis. Child **122**, 189 (1971)
2. Avery, M. E., Fletcher, B. D.: The lung and its disorders in the newborn infant. Philadelphia-London-Toronto: Saunders, 1974
3. Davies, P. A., Robinson, R. J., Scopes, J. W., Tizard, J. P. M., Wigglesworth, J. S.: Medical Care of Newborn Babies. London-Philadelphia: Heinemann-Lippincott 1972
4. Delivoria-Papadopoulos, M., Roncevic, N. P., Oski, F. A.: Postnatal changes in oxygen transport of term, premature, and sick infants: The role of red cell 2,3-diphosphoglycerate and adult hemoglobin. Pediat. Res. **5**, 235 (1971)
5. Dick, W., Ahnefeld, F. W.: Primäre Neugeborenen-Reanimation. Berlin-Heidelberg-New York: Springer 1975

6. Frank, L., Antor, A.P., Roberts, R.J.: Oxygen therapy and hyaline membrane disease: the effect of hyperoxia on pulmonary superoxide dismutase activity and the mediating role of plasma or serum. J. Pediatrics **90**, 105 (1977)
7. Herman, S., Reynolds, E.O.R.: Methods for improving arterial oxygen tension in infants mechanically ventilated for severe hyaline membrane disease. Arch. Dis. Child. **48**, 612 (1973)
8. Huch, A., Huch, R., Neumayer, E., Rooth, G.: Continuous intra-arterial PO_2 measurements in infants. Acta Paediat Scand **61**, 722 (1972)
9. Huch, A., Lübbers, D.W., Huch, R.: Patientenüberwachung durch transkutane PO_2-Messung bei gleichzeitiger Kontrolle der relativen lokalen Perfusion. Anaesthesist **22**, 379 (1973)
10. Huch, A., Huch, R.: Physiologische und methodische Grundlagen der transkutanen PO_2- und PCO_2-Messungen. In: Pädiatrische Intensivmedizin, Band 3, S. 58. Emmrich P. (Hrsg.) Stuttgart: Thieme 1977
11. Klaus, M., Meyer, B.: Oxygen therapy for the newborn. Pediat. Clin. North. Am. **13**, 731 (1966)
12. Metze, H.: Über den therapeutischen Einsatz von Sauerstoff beim Atemnotsyndrom Früh- und Neugeborener. Klin. Pädiat. **186**, 19 (1974)
13. Northway, W.H., Rezenau, L., Petriceks, R., Bensch, K.G.: Oxygen toxicity in the newborn lung. Pediatrics **57**, 41 (1976)
14. O'Grady, G.E., Flynn, J.T., Herrera, J.A.: Clinical course of retrolental fibroplasia in premature infants. South. med. J. **65**, 655 (1972)
15. Patz, A.: Retrolental fibroplasia. Survey Ophthal. **14**, 1 (1969)
16. Rigatto, R., Brady, J.P., de la Torre Verduzco, R.: Chemoreceptor reflexes in preterm infants. In: The effect of gestational and postnatal age on the ventilatory response to inhalation of 100% and 15% oxygen. Pediatrics **55**, 604 (1975)
17. Shapiro, B.A., et al.: Clinical Application of Respiratory Care. Chicago: Year Book Medical Publishers 1975
18. Swanström, S., Elisaga, I.V., Cardona, L., Cardenes, A., Mendez-Bauer, C., Rooth, G.: Transcutaneous PO_2 measurement in seriously ill newborn infants. Arch. Dis. Child. **50**, 913 (1975)

7. Künstliche Beatmung (M. Obladen)

7.1. Beatmungssituation beim Neugeborenen

Tabelle 28. Ateminsuffizienz beim Neugeborenen

Definition
P_aO_2 unter 50 mm Hg in F_IO_2 0,6 **oder**
PCO_2 über 80 mm Hg **oder**
Apnoe über 20 sec Dauer

Symptome
Tachypnoe
Tachykardie
Inspiratorische Einziehungen
Exspiratorisches Stöhnen
Nasenflügeln
Zyanose
Apnoe

Ursachen nach Häufigkeit
1. Idiopathisches Atemnotsyndrom
2. Angeborene Herzfehler
3. Aspirationssyndrom
4. Zentrale Atemstörung (Hirnblutung, Meningitis, Sepsis)
5. Mütterliche Sedierung (Dolantin, Narkose)
6. Pneumonie
7. Pneumothorax
8. Fehlbildung der oberen Luftwege
   (Choanalatresie, Pierre Robin-Syndrom, Laryngomalazie, Stenosen etc.)
9. Andere Fehlbildungen
   (Lobäremphysem, Lungenhypoplasie, Zwerchfellhernie etc.)

Tabelle 29. Vergleich der Lungenphysiologie von Erwachsenen und Neugeborenen. (Modifiziert nach Nelson [25] und Doershuk [6])

Meßgröße	Dimension	Erwachsene total	pro kg	Neugeborene total	pro kg
Lungengewicht	g	800	11	50	17
Alveolenzahl		$300 \cdot 10^6$	$4,3 \cdot 10^6$	$24 \cdot 10^6$	$8 \cdot 10^6$
Alveolendurchmesser	µ	200–300		50	
Alveolenoberfläche	m²	70	1,0	2,8	1,0
Atemfrequenz	pro min	20		40	
O_2-Verbrauch	ml/min	250	3,5	18	6,0–6,7
Lungendehnbarkeit (Gesamtcompliance)	ml/cm H_2O	100	1,4	4,9	1,3
Strömungswiderstand (Resistance)	cmH_2O/l/sec	5,5		68	
Alveoläre Ventilation (Atemminutenvolumen)	ml/min	4200	60	400	100–150
Atemzugvolumen	ml	450	7	20	6
Totraum, anatomisch	ml	150	2,2	7,0	2,2
Funktionelle Residualkapazität	ml	2400	34	90	30
Residualvolumen	ml	1190	17	60	20

7.2. Indikation zur künstlichen Beatmung

Über die verbesserte Belüftung der Lunge hinaus steigert künstliche Beatmung die Oxygenierung des Blutes auch durch Veränderung der Diffusion. Ihr Beginn ist bei allen grundsätzlich heilbaren ateminsuffizienten Kindern indiziert, und sollte erfolgen, bevor Organschädigungen durch Hypoxie oder Azidose entstanden sind. Die in den letzten Jahren beobachtete Tendenz zur immer früheren Intervention beim Atemnotsyndrom [11, 27, 24] scheint jetzt mit dem Respiratoreinsatz bei Ateminsuffizienz in F_IO_2 0,6 zum Stillstand gekommen zu sein [20].

7.2.1. Geburtsasphyxie oder Notfall

Sofortige Beatmung bei Bradykardie unter 80 oder bei einem 1-Minuten-Apgarwert von ≤ 4. Nach 1 min: Bei persistierender Apnoe.

7.2.2. Zentrale Atemstörung und Unreife

Frühgeborene mit rezidivierenden oder lang anhaltenden Apnoen, die nach 5 min Maskenbeatmung nicht reversibel sind; persistierende respiratorische Azidose, kein Ansprechen auf Euphyllin [37] und Behandlung mit Nasen-CPAP [17].

7.2.3. Atemnotsyndrom

PaO_2 unter 60 mm Hg im Hyperoxietest [5] (s. S. 76).

7.2.4. Aspirationssyndrome

PaO_2 unter 60 mm Hg wie im Hyperoxietest angegeben (s. S. 76). PCO_2 über 80 mm Hg mit unkompensierter respiratorischer Azidose < pH 7,30.

7.2.5. Herzinsuffizienz

Respiratorische Azidose mit PCO_2 über 80 mm Hg und pH unter 7,25 bei ausgeglichenem Basendefizit.

7.3. Technische Voraussetzungen

Bei künstlicher Beatmung wird der gesamte technische Aufwand der Intensivpflegestation zur Grundbedingung [4]: 3 m Wand pro Bett, 25 m² pro Patient inklusive Nebenräume (Arbeitsraum, Garderobe, Labors, Aufenthaltsräume etc.), wandseitige Installation von Sauerstoff, gereinigter Druckluft und Vakuum, ständige Möglichkeit zur sofortigen Blutgasanalyse, Nähe und Dienstbereitschaft von Laboratorien, Röntgen- und Operationsabteilung.
- Für jedes Kind, das auf der Intensivpflegestation liegt, sollte zu jeder Zeit ein nach Größe und Länge abgemessener Tubus nebst allem Zubehör (s. S. 282) bereitliegen!

7.3.1. Geräte- und Schlauchdesinfektion

a) Instrumentenreinigung
(z. B. Edisonite-Lösung 1%, Einwirkungszeit 30–60 min) verwendet für chirurgische Instrumente, stark verschmutzte Schläuche und Konnektoren.

b) Oberflächen-Sprühdesinfektion
(z. B. Buraton-Liquid, unverdünnt = Isopropanol-Aldehydgemisch) verwendet für Transportinkubator, Telefonhörer, Räder des Röntgengerätes etc.

c) Oberflächen-Wischdesinfektion (z. B. Lysoformin 3% = Aldehydderivat) verwendet für Respirator-Bedienungselemente, Monitoren, Abstellplatten, Waschbecken, etc.

d) Einlagerungsdesinfektion
(z. B. Korsolin 3% = Aldehydderivat): Einlagerungszeit mindestens 30 min, im Anschluß daran wässern 30 min, abtrocknen mit sterilem Tuch oder mit dem Siccator. Verwendet für Sauerstoffschläuche, Beatmungsschlauchsysteme, Verdunstertöpfe.

e) Automatische Gasdesinfektion
(z. B. Dräger-Aseptor (5400, 8800 = Formaldehyd-Ammoniak). *Nach dem Reinigen:* Alle Hohlräume und Klappen öffnen; 70 min Formaldehyddämpfe, anschließend Neutralisation mit Ammoniak, Lüften. Gesamtdauer $2^1/_2$ Std. Während der Lagerungszeit Ultraviolettlampe in den Inkubator hängen. *Verwendet für:* Inkubatoren, Wärmebettchen, Respiratoren, Beatmungsbeutel.

f) Gassterilisation
(z. B. Äthylenoxid) Verwendet für alle Beatmungsteile, unbedenklich auch für elektronische Geräte. *Vorteil:* Hierbei können die zu sterilisierenden Teile vorher in Folien versiegelt werden.

- *Für alle Methoden gilt:* Die Instrumente sollen nach der Desinfektion steril verpackt und gelagert, am besten in Klarsichtfolien eingeschweißt werden.

7.3.2. Beatmungsschlauch-Montage

Von jedem auf der Intensivpflegestation verwendeten Schlauchsystem müssen jederzeit mindestens 2 Exemplare sauber und desinfiziert gelagert sein:

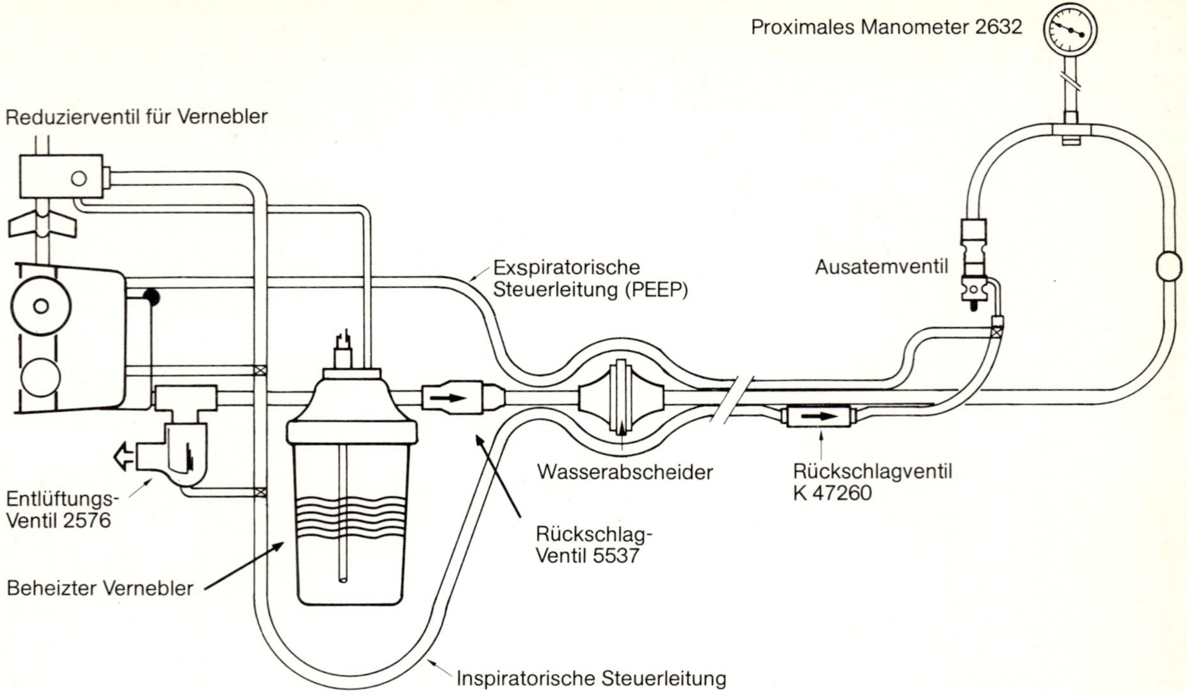

Abb. 14. Modifiziertes Neugeborenen-Schlauchsystem für den Bird Mark 8. Die exspiratorische Steuerleitung wird zur Erzeugung von PEEP verwendet. Inspiratorische Steuerleitung und Patientenleitung müssen mit Rückschlagventilen ausgestattet werden

a) Bird-Schlauchsystem mit PEEP-Modifikation und beheiztem Vernebler [32], (s. Abb. 14).
b) Universell einzusetzendes CPAP-System mit Verneblertopf und Manometer (s. Abb. 20).
c) IMV-System mit Verneblertopf und Reservoirbeutel (s. Abb. 18).

7.4. Respiratoren und ihre Bedienung

7.4.1. Klassifikation einiger für Neugeborene geeigneter Respiratoren

Tabelle 30

Arbeitsprinzip, d. h.: was wird durch das Gerät erzeugt?	**Respirator**	**Steuerungsprinzip,** d. h. wodurch wird die Inspirationsphase beendet?
1. Konstanter Flow	Bourns LS 104–150	Volumen
	Bennett MA 1 B-päd.	Zeit
	Baby-Bird	Zeit
	Spiromat K	Zeit
	Loosco AIV	Zeit
2. Sinusförmiger Flow	Engström ER 314/322	Volumen
3. Konstanter Flow oder konstanter Druck	Servo-Ventilator 900	Volumen
4. Konstanter Druck	Bennett PR2	Flow
	Bird Mark 8	Druck
	Assistor 644	Druck
	Bourns BP 200	Zeit

Beatmungsgeräte sind etwas verbesserte Luftpumpen. Um sie zu wertvollen Werkzeugen der Therapie zu machen, müssen Ärzte und Schwestern ihre technischen Eigenschaften kennen und ihre Bedienung perfekt beherrschen. Es kommt dabei nicht so sehr auf den Typ des Respirators als auf den **Übungsstand des Personals** an. Vor diesem Hintergrund ist auch die lange und heftig ausgetragene Diskussion Volumensteuerung/Drucksteuerung [18, 21] bzw. assistierte/kontrollierte Beatmung [15] hinfällig. Mit 2 oder 3 verschiedenen Gerätetypen lassen sich, bei entsprechender Modifizierung, alle Beatmungssituationen der Neonatologie beherrschen. Wir arbeiten in der Neugeborenen-Intensivpflege mit dem Bourns BP 200, dem Bourns LS 104/150 und dem Bird Mark 8. Tabelle 30 gibt eine Übersicht über einige für Neugeborene besonders geeignete Beatmungsgeräte und ihre Arbeitsweise.

7.4.2. Bird Mark 8

Robuster, universell einsetzbarer, druckgesteuerter Respirator. Bei Erreichen des Inspirationsdruckes wird die Anziehung eines Magneten auf eine Eisenplatte überwunden, ein gleitendes Keramikventil verschließt den Gasstrom. Die Strömungsgeschwindigkeit ist die zentrale Regelgröße. Der exspiratorische Gasstrom eines Negativ-Druckgenerators wurde zur PEEP-Erzeugung umfunktioniert [32] und das Venturi außer Kraft gesetzt. Mit dieser PEEP-Modifikation und einem beheizten Anfeuchter [22] ist das Gerät auch zur Dauerbeatmung verwendbar. Es kann ggf. sehr hohe Beatmungsdrucke mit schnellem Flow aufbauen. Assistierte Beatmung ist bei Neugeborenen wegen des hohen Trigger-Volumens von 1,5 ml und der langsamen Ansprechzeit von 157 msec nicht sinnvoll [8]. Vorteile: Netzunabhängigkeit, dadurch idealer Transportrespirator. Verwendung für alle Altersklassen möglich. Nachteile: Komplizierte Schlauchmontage; keine Alarme, Vernebler nur modifiziert zu verwenden. Wir gebrauchen diesen Respirator bevorzugt bei Mekoniumaspiration und bei großen Kindern mit schwerem idiopathischem Atemnotsyndrom in der Anfangsphase, außerdem routinemäßig auf allen Beatmungstransporten. Das zur Beatmung mit PEEP modifizierte Bird-Schlauchsystem ist in Abbildung 14 dargestellt.

7.4.3. Bourns LS 104/150

Volumengesteuerter Respirator speziell für Neugeborene und Säuglinge. Das Gerät erzeugt ein konstantes Volumen mit einer elektronisch gesteuerten Kolbenpumpe. Ein sehr empfindlicher

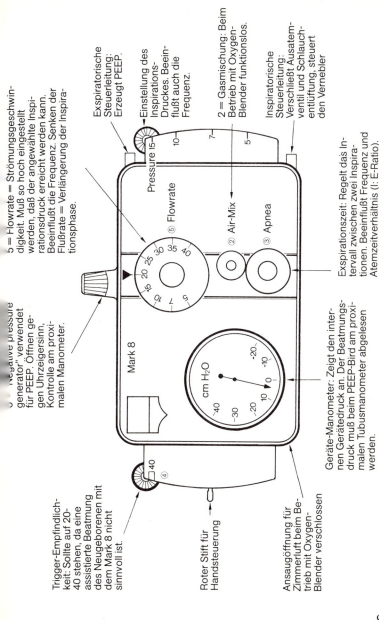

Abb. 15. Schematisierte Bedienungsanleitung für den Bird Mark 8

elektronischer Sensor erlaubt assistierte Beatmung auch bei Neugeborenen, das Trigger-Volumen beträgt 0,05 ml, die Ansprechzeit 35 msec [8]. Druckbegrenzter Betrieb ist möglich. Vorteile: Einfache Bedienung und Montage, Leckalarm ist eingebaut. Nachteil: Bei volumengesteuertem Betrieb ist die Inspirationsphase kurz, der Spitzendruck hoch, so daß kein inspiratorisches Druckplateau möglich ist. Wir verwenden das Gerät meist modifiziert-druckbegrenzt mit prolongierter Inspirationsphase: das Atemzugvolumen wird sehr hoch (100–120 ml) eingestellt und der Inspirationsdruck mit der rückseitigen Rändelschraube auf 20–25 cm H_2O begrenzt; die Fluß-

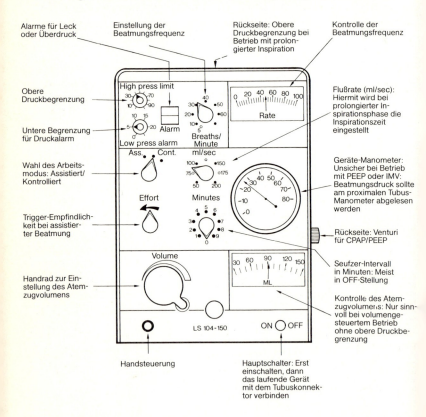

Abb. 16. Schematisierte Bedienungsanleitung für den Bourns LS 104/150

rate reguliert dann die Inspirationsdauer. In volumengesteuerter Arbeitsweise setzen wir diesen Respirator ein bei zentraler Atemstörung und bei postoperativen Zuständen, z. B. nach Herzoperationen.

7.4.4. Bourns BP 200

Zeitgesteuerter, druckbegrenzter Respirator speziell für Neugeborene und Säuglinge. Das Gerät erzeugt über ein System von Ventilen einen konstanten Flow, eine elektronische Regelung erlaubt weitgehend unabhängige Steuerung aller Beatmungsparameter. Sehr vielseitiges Gerät, welches außer CPAP und PEEP auch die Möglich-

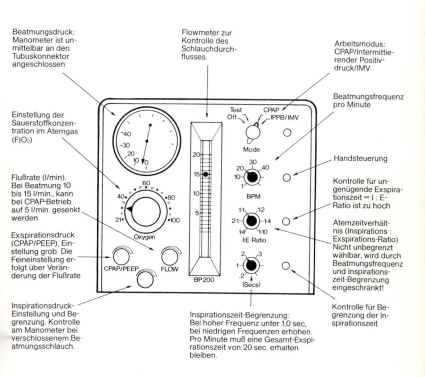

Abb. 17. Schematisierte Bedienungsanleitung für den Bourns BP 200

keit zur intermittierend-mandatorischen Beatmung (IMV) eingebaut hat [7]. Besonders gut läßt sich die Beatmung mit prolongierter Inspirationsphase steuern, da außer einem sehr weiten Bereich des Atemzeitverhältnisses die Inspirationszeit direkt begrenzt und damit eingestellt werden kann [9]. Vorteile: Eingebauter Sauerstoffmischer, IMV ohne Zusatzvorrichtung möglich. Nachteil: Hat keinen Leckalarm, muß stets mit Respirator-Monitor betrieben werden. Wir verwenden diesen Respirator bevorzugt zur Beatmung beim idiopathischen Atemnotsyndrom.

7.4.5. Respiratorprobelauf

wann
mindestens 1 mal wöchentlich
bei jeder Montage
vor jeder Inbetriebnahme

wie
am besten mit Modellunge, Volumen 10–20 ml (tupfergefüllter Gummifingerling). Zu überprüfen ist:
- Wandanschluß
- Schlauchsystem vollständig?
  wann desinfiziert?
- Zusatzventile korrekt?
  PEEP- oder IMV-System richtig montiert? Probelauf des Respirators über einen Zeitraum von 5 min
- Kontroll- und Alarmfunktion: Respiratormonitor? Oxygen-blender arbeitet präzise? Kontrollmanometer geeicht?

7.4.6. Grundeinstellung eines einsatzbereiten Neugeborenen-Respirators

- Frequenz 30/min
- Druck 22/5 cm H_2O
- Inspirationszeit 1,0 sec
- IE-Verhältnis 1:1
- F_IO_2 0,6

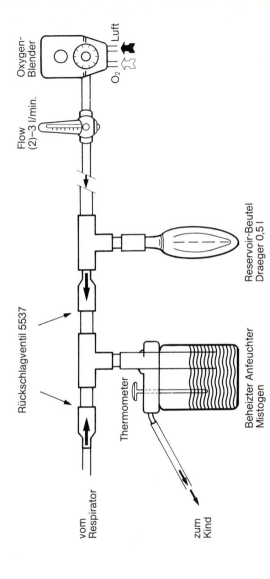

Abb. 18. Respirator-Zusatzsystem für intermittierend-mandatorische Ventilation (IMV). Kann prinzipiell an jeden Respirator montiert werden

7.4.7. IMV = Intermittierend-mandatorische Beatmung

Eine dem Neugeborenen besonders angepaßte Ventilationsform: Beatmung mit niedriger Frequenz, wobei das Kind zwischen den einzelnen Respiratorzyklen spontan atmen kann. Die Technik kann mit CPAP bzw. PEEP kombiniert werden. Der Spontanatmungsanteil läßt sich allmählich steigern, so daß eine schonende Entwöhnung vom Beatmungsgerät möglich ist [7]. Abb. 18 zeigt ein universelles Ventilsystem mit Reservoirbeutel, welches an jeden beliebigen Respirator zur Beatmung mit IMV angeschaltet werden kann.

7.5. Kontinuierlich positiver Atemwegsdruck

7.5.1. Definitionen (s. Abb. 19)

7.5.2. Prinzip

Erhöhung der funktionellen Residualkapazität und Eröffnen bzw. Offenhalten atelektatischer Lungenabschnitte [13]. Nur in belüfteten Alveolen kann es zur Ausschüttung von Surfactant kommen [39]. Durch Eröffnen kollabierter Lungenteile wird die Diffusion verbessert und der PaO_2 erhöht.

7.5.3. CPAP-System

Indikation beim **Atemnotsyndrom:** s. Hyperoxietest [5], s. S. 76, verwendet wird der Nasen-CPAP mit Tubuslänge von 3–4 cm [33].

Apnoeanfälle: Nasen-CPAP mit Tubuslänge 2 cm und einer Höhe von 2–5 cm H_2O (stimuliert die Atemrezeptoren in der Nase): Durch Nasen-CPAP wird die Apnoehäufigkeit um 69% reduziert [17].

Entwöhnung: Nach schwerem Atemnotsyndrom oder sonstiger Langzeitbeatmung.

Durchführung: Minimalflow = 3 × Atemminutenvolumen.
Atemminutenvolumen = 6–8 ml/kg × Atemfrequenz
Praktisches Vorgehen: CPAP-Flow 3–5 l pro min.

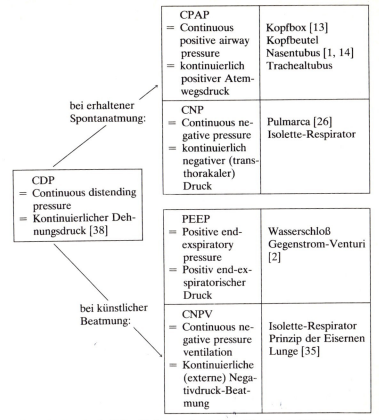

Abb. 19. Kontinuierlicher Dehnungsdruck. Klassifikation und Definition der verschiedenen Formen

Anfängliche CPAP-Höhe 4–5 cm H_2O, steigern in Stufen zu 2 cm H_2O bis maximal 10 cm H_2O [36]. Der maximale PO_2-Anstieg findet sich bei einem Exspirationsdruck von 4–7 cm H_2O [10]. Bei jeder Druckveränderung müssen die Blutgase kontrolliert werden. Die Fixierung des Nasaltubus [14] erfolgt ähnlich wie die des Nasotrachealtubus [3] mit einer vor der Nase liegenden Silikonplatte, die mit einem lockeren Band um den Kopf befestigt ist. Ein einfaches CPAP-System besteht aus Oxygen-blender, beheiztem Anfeuchter, Manometer und Wasserschloß und ist in Abb. 20 dargestellt.

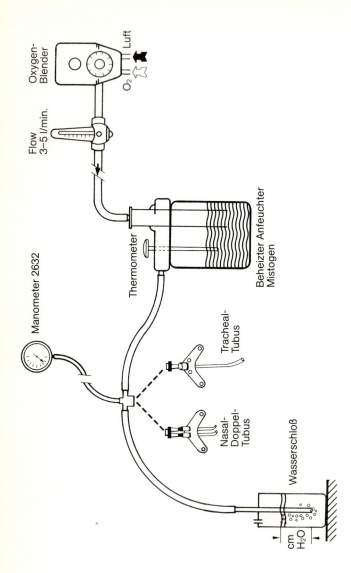

Abb. 20. Schlauchsystem für kontinuierlich-positiven Atemwegsdruck (CPAP). Das System kann mit Adaptern für Nasal- oder Trachealtubus versehen werden

7.5.4. CNP-System (Pulmarca)

Prinzip
Umgekehrter CPAP: der Thorax wird in eine Unterdruckkammer gebracht; durch den kontinuierlichen negativen transthorakalen Druck werden Alveolen offen gehalten.

Indikation
ANS, nur relativ große Kinder (über 1500–2000 g) mit guter Spontanatmungsaktivität, deren Ateminsuffizienz nur durch die Diffusionsstörung bedingt ist. Nur bei Kindern mit Nabelarterienkatheter oder Transoxode möglich [26].

Durchführung
A) Kammer in den Inkubator einsetzen, zu- und abführende Leitungen aus dem Inkubator führen (sonst Unterkühlungsgefahr), anschließen.
B) Kammer schließen, endexspiratorischen Druck am oberen Handrad auf -6 cm H_2O einstellen.
C) Jetzt erst Kind einlegen. Monitorkabel und Nabelarterienkatheter durch die Manschette herausführen, Kopf durch Kissen unterstützen, Halsmanschette nicht dichtdrehen, ein Leck am Hals ist erwünscht und wird durch den Flow ausgeglichen, so daß der gewünschte Negativdruck gerade erreicht wird.
D) Inkubator schließen, gewünschte Sauerstoffkonzentration in der Inkubatorluft einstellen.
E) Überwachung: Blutgasanalyse, Röntgen-Kontrolle etc. wie bei künstlicher Beatmung.
F) Weiteres Vorgehen: Falls erforderlich, Steigerung des Negativdrucks bis 10 [12] cm H_2O. Wenn PaO_2 über 90 mm Hg schrittweises Reduzieren der F_IO_2 im Atemgas. Sobald eine F_IO_2 von 0,4 erreicht ist: graduelle Reduzierung des Negativdruckes um je 2 cm H_2O.

Gefahren: Pneumothorax, (wie bei CPAP) Nekrosen am Hals. Auskühlung (besonders wenn die Kammer nicht vorgewärmt war) Schockgefahr durch Senkung des zentralen Venendruckes.

7.5.5. Methodenvergleich (CNP/CPAP)

Tabelle 31

CNP Pulmarca	CPAP Doppelnasal-Tubus
Kein Trachealtubus nötig	Kein Trachealtubus nötig
Mund frei	Mund frei
Kind schwer zugänglich	Kind leicht zugänglich
Venöser Rückstrom ↑	Venöser Rückstrom ↓
Arterienpunktion unmöglich, Nabelarterienkatheter oder Transoxode obligat,	Überwachung durch Arterienpunktion möglich
Ernährung möglich	Ernährung problematisch, u. U. überblähter Magen und Aspirationsgefahr
Vorheizen obligat, eventuell Zeitverlust	Kein Vorheizen nötig Vorbereitetes System sofort einsatzbereit
Keine Montage nötig	Schlauchsystem muß desinfiziert und mit Oxygenblender und Anfeuchter montiert werden
Druckkonstanz sicher	Unbeabsichtigte Druckspitzen oder -abfälle bei Schlauchabknickung möglich
Gefahr von Nekrosen am Hals	Gefahr von Nekrosen der Nase

7.5.6. CPAP-Komplikationen und Nebenwirkungen

- CPAP-Toxizität = CO_2-Akkumulation durch Verminderung der Expiration, besonders bei CPAP über 8–10 oder PEEP über 6 cm H_2O. Respiratorische Azidose, vermindertes Atemminutenvolumen, Verminderung des venösen Rückstromes, Herzinsuffizienz.
- Extraalveoläre Gasansammlung (Pneumomediastinum, Pneumothorax, Pneumoperikard, s. S. 137).
- Bei Verwendung von Kopfbox oder Pulmarca: Nekrosen am Hals [19].

7.6. Steuerung der Beatmung

7.6.1. Steuerungsschema

Tabelle 32. Zur Vereinfachung **ohne** Berücksichtigung von Störungen im Säure-Basen-Haushalt, die in der Praxis meist parallel zu den respiratorischen Veränderungen stattfinden

Blutgas-Veränderung	Möglichkeit der Korrektur
1. Hyperkapnie: PCO_2 zu hoch	Flowrate ↑ Frequenz ↑ Atemzugvolumen oder AMV ↑ ggf. Totraum ↓
2. Hypokapnie: PCO_2 zu niedrig	Flowrate ↓ Frequenz ↓ Inspirationsdruck ↓ Atemzugvolumen oder AMV ↓ Totraum zuschalten
3. Hyperoxämie: P_aO_2 zu hoch	F_IO_2 ↓ PEEP ↓
4. Hypoxämie: P_aO_2 zu niedrig	F_IO_2 ↑ PEEP ↑ Inspirationsdruck ↑
5. Resp. Globalinsuffizienz: PCO_2 zu hoch und P_aO_2 zu niedrig	Inspirationsdruck ↑ Inspirationszeit ↑ Atemzugvolumen oder AMV ↑
6. ‚CPAP'-Toxizität': PCO_2 zu hoch und P_aO_2 normal oder hoch	PEEP ↓

7.6.2. Änderungen der Respiratoreinstellung

- *Prinzip:* Jede Veränderung dokumentieren und durch Blutgasanalyse kontrollieren. Stets nur **einen** Parameter ändern.

a) Druckgesteuerte Respiratoren: Inspirationsdruck jeweils um 2–5 cm H_2O heben oder senken, PEEP anfangs gewöhnlich 3–5 cm H_2O, Änderungen um 1–2 cm, Frequenz anfangs in Stufen zu 5/min, bei IMV und einer Frequenz unter 15 um 2/min senken oder steigern.

b) Bei volumengesteuerten Respiratoren gehen wir vor nach der Faustregel: Atemzugvolumen einschließlich Tubusleck = 10–15 ml/kg KG. Das Atemzugvolumen wird jeweils um 5 ml gesteigert oder gesenkt, Frequenz und PEEP-Änderung wie unter a).

c) I:E-Ratio: Während man früher bei Neugeborenen mit langen Exspirationszeiten und niedriger I:E-Ratio arbeitete [28], ist seit der PEEP-Ära und insbesondere seit den Untersuchungen von Reynolds [16, 30, 31] die Inspirationsphase immer länger und der inspiratorische Flow niedriger geworden (Plateauatmung). Dabei ist es erforderlich, die Regelgröße Inspirationsdauer zu messen, was mit dem Respiratormonitor Bourns LS 160 präzise möglich ist, aber auch mit einer Stoppuhr durchgeführt werden kann. Normaler Bereich der Inspirationsdauer 1,0–2,0 sec, sie muß so gewählt werden, daß pro min eine Gesamtexspirationszeit von 20 sec Minimum übrigbleibt. Bei Frühgeborenen <1500 Inspirationszeit nicht über 1,5 sec.

7.7. Beatmungsbeispiele

Im folgenden Abschnitt sind einige typische Beatmungsbeispiele mit Blutgasanalysen und Respiratoreneinstellungen wiedergegeben. Die Pfeile bezeichnen die nach der jeweiligen Blutgasanalyse erfolgte Veränderung der Respiratoreinstellung.

Arterielle PO_2-Werte sind unterstrichen, **kapillär-hyperämisierte** PO_2-Werte eingeklammert dargestellt.

7.7.1. Unreifes Frühgeborenes mit Apnoen und zentraler Atemstörung

Tabelle 33. **Beatmung:** Volumengesteuert-druckbegrenzt, kurzer Spontanatmungsversuch. Respirator Bourns LS 104–150; Körpergewicht 990 g, Gestationsalter 29. SSW, Lebensalter 2 Tage

Zeit:	3.00	4.00	5.00	6.00	8.00
pH	7,53	7,57	7,28	7,48	7,44
PCO_2	26	20	56	24	45
StB	24,5	23	22,5	21,5	28
BE	+1	−1	−2	−3	+5
PO_2	<u>53</u>	<u>62</u>	<u>48</u>	<u>60</u>	<u>56</u>
O_2-Konz.	30%			→ 35%	→ 30%
Frequenz	25	→ 20	→ spontan	→ 15	→ 10
Druck	15/3		nach	15/3	
Vol.	20		20 min	20	
Insp.-Zeit	1,0			1,0	

7.7.2. Frühgeborenes, Atemnotsyndrom Stadium II, Stabilisierung durch prolongierte Inspiration

Tabelle 34. **Beatmung:** Zeitgesteuert-druckbegrenzt mit IMV. Respirator Bourns BP 200. Körpergewicht 2170 g, Gestationsalter 34. SSW, Lebensalter 2 Tage

Zeit:	15.00	16.00	17.00	18.00	20.00	21.00	22.00	23.00
pH	7,30	7,40	7,47	7,42	7,55	7,48	7,49	7,44
PCO_2	95	47	40	49	31	33	44	42
StB	35	26,5	28	29	29	25,5	31	27
BE	+12	+3	+5	+6	+6	+2	+8	+4
PO_2	(36)	(63)	<u>50</u>	<u>42</u>	<u>70</u>	<u>94</u>	<u>73</u>	<u>80</u>
O_2-Konz.	100%	100% →	60%	65% →	70%		65% →	60%
Frequenz	30	→	25		25 →	20 →	18 →	12
Druck Vol.	20/3		→	20/5		20/5		20/5
Insp.-Zeit	1,0	→	1,2	→	1,5	→	2,0	2,0

7.7.3. Frühgeborenes, Atemnotsyndrom Stadium III, Entwöhnung über IMV

Tabelle 35. **Beatmung:** Zeitgesteuert-druckbegrenzt, IMV mit sinkender Frequenz. Respirator Bourns BP 200. Körpergewicht 1980 g, Gestationsalter 33. SSW, Lebensalter 4 Tage

Zeit:	1.00	4.00	7.00	9.00	13.00	18.00	21.00	0.00
pH	7,30	7,30	7,31	7,36	7,40	7,46	7,38	7,36
PCO_2	68	65	57	51	44	37	49	52
StB	26,5	25,2	24	25,5	25,5	17	26,5	25,5
BE	+3	+2	±0	+2	+2	+4	+3	+2
PO_2	75	72	96	80	76	91	84	72
O_2-Konz.	70%	→65%	→60%	55%	→45%		→40%	40%
Frequenz	28	→25		→20	→12	→8	→2	→CPAP
Druck Vol.	20/4	→18/3		18/3			18/3	+4
Insp.-Zeit	1,3			→1,6	→2,0	2,0		

7.7.4. Kind diabetischer Mutter, Atemnotsyndrom Stadium IV, Stabilisierung durch hohen Inspirationsdruck

Tabelle 36. **Beatmung:** Druckgesteuert, hohe Frequenz und hoher Druck. Respirator Bird Mark 8. Körpergewicht 3710 g, Gestationsalter 36. SSW, Lebensalter 2 Tage

Zeit:	3.00	5.00	6.00	10.00	16.00	16.30	17.00	17.30	18.00
pH	7,27	7,29	7,36	7,31	7,40	7,42	7,45	7,47	7,43
PCO_2	110	95	74	89	64	63	49	61,7	68
StB	38,5	35,5	35	34	34	34	31	39,5	39
BE	+16	+13	+12	+11	+11	+11	+8	+17	+15
PO_2	63	61	107	80	121	96	99	103	79
O_2-Konz.	75%				75%	→	60	→	50
Frequenz	40			→ 44	44	44	40	→	34
Druck	28/5	→ 30/7			→ 32/4	32/4	→	30/5	
Insp.-Zeit	1,0				→ 0,8	1,0	→ 1,2	→	1,5

7.7.5. Vitium cordis mit iatrogener Hyperventilation

Tabelle 37. **Beatmung:** Volumengesteuert, langsames Senken der Frequenz zur Vermeidung einer Hypoxie. Respirator Bourns LS 104–150. Körpergewicht 3470 g, Gestationsalter 40. SSW, Lebensalter 7 Tage

Zeit:	3.00	4.00	5.00	6.00	8.00	11.00
pH	7,53	7,58	7,54	7,60	7,51	7,48
PCO_2	24	21	26	30	46	48
StB	23	23	24	32	35	33
BE	±0	±0	±2	+8	+12	+10
PO_2	(40)	(41)	(44)	<u>58</u>	(47)	(45)
O_2-Konz.	60%				60%	
Frequenz	40	→ 35	→ 30	→ 25	→ 20	
Druck	25/5				→ 20/5	→ 20/3
Vol.	(110)					
Insp.-Zeit	0,8		→ 1,0			
Alloferin	0,5 ml				0,5 ml	

7.7.6. Mekoniumaspiration mit schwerer Ateminsuffizienz

Tabelle 38. **Beatmung:** Druckgesteuert, höchste Frequenz und hoher Druck nach Relaxierung. Respirator Bird Mark 8. Körpergewicht: 4050 g, Gestationsalter: 40. SSW, Lebensalter 1. Tag

Zeit:	9.00	11.00	15.00	16.00	18.00	19.00	20.00
pH	7,12	7,17	7,36	7,38	7,50	7,56	7,46
PCO_2	> 200	162	112	115	70	62	54
StB			> 43	> 43	> 43	35	34
BE			> +20	> +20	> +20	+12	+11
PO_2	<u>61</u>	68	<u>91</u>	<u>71</u>	<u>69</u>	<u>59</u>	<u>59</u>
O_2-Konz.	100%		100% → 90%	→ 85%			
Frequenz	50		50		→ 40		→ 30
Druck	28/8	→ 30/8		30/8		30/8	
Vol.							
Insp.-Zeit	0,6				→ 0,9		→ 1,0
Na-Bikarb.	10 ml						
Lysin-HCl					10 ml		
Alloferin	1 ml			1 ml			0,5 ml

7.8. Erkennung technischer Fehler

7.8.1. Prinzip

Bei technischen Problemen niemals versuchen, einen defekten oder ungenügend arbeitenden Respirator zu reparieren, während ein Kind damit beatmet wird! Neues Gerät einsetzen, Kind stabilisieren, dann defektes Gerät überprüfen.

7.8.2. Bei Drucksteuerung

Verlängerte Inspirationsphase oder Nichterreichen des angewählten Inspirationsdruckes trotz genügendem Flow = Leck. Dieses befindet sich häufig im Bereich des Anfeuchters, der Dichtungsringe oder der Wasserabscheider. Leises Atemgeräusch und niederer Flow: Keramikventil verschmutzt. Plötzlich auftretender hoher Druck, der exspiratorisch nicht abfällt: Ausatemventil verschmutzt oder verklemmt.

7.8.3. Bei Volumensteuerung mit prolongierter Inspiration, hohem Volumen und Druckbegrenzung

Frequenzabfall = kritischer Grenzflow ist unterschritten. Inspirationsdruck wird nicht erreicht oder Frequenz sinkt: Gaszufuhr zum Respirator ist zu gering.

7.8.4. Bei CPAP und PEEP

Der am Manometer abgelesene Exspirationsdruck weicht grob von der Höhe der Wassersäule am Wasserschloß ab: Flow ist zu niedrig oder zu hoch.

Literatur

1. Boros, S.J., Reynolds, J.W.: Hyaline membrane disease treated with early nasal endexpiratory pressure: one year's experience. Pediatrics **56**, 218 (1975)
2. Chernick, V., Vidyasagar, D.: Continuous negative chest wall pressure in hyaline membrane disease: one year experience. Pediatrics **49**, 753 (1972)

3. Cumarasamy, N., Nüssli, R., Vischer, D., Dangel, P. H., Duc, P. V.: Artifical ventilation in hyaline membrane disease. The use of positive end-expiratory pressure and continuous positive airway pressure. Pediatrics **51**, 629 (1973)
4. Dangel, P.: Organisation und Taktik der Intensivbehandlung von pädiatrischen und kinderchirurgischen Patienten. Klin. Päd. **186**, 120 (1974)
5. Davies, P. A., Robinson, R. J., Scopes, J. W., Tizard, J. P. M., Wigglesworth, J. S.: Medical care of newborn babies. Clinics in Developmental Medicine **44**, 55 (1972)
6. Doershuk, C. F., Fisher, B. J., Matthews, L. W.: Pulmonary physiology of the young child. In: Pulmonary Physiology of the Fetus, Newborn, and Child. Scarpelli, E. M. (ed.). Philadelphia: Lea & Febiger 1975
7. Downs, J. B., et al.: Intermittent mandatory ventilation: a new approach to weaning patients from mechanical ventilators. Chest **64**, 331 (1973)
8. Epstein, R. A.: The sensitivities and response times of ventilatory assistors. Anaesthesiology **34**, 321 (1971)
9. Feldman, B. H., Mannino, F., Heldt, G., DeLue, N., Lozano, C., Fletcher, M. A., Gluck, L.: Early mechanical ventilation in RDS. New Eng. J. Med., im Druck
10. Fox, W. W., Berman, L. S., Downes, J. J., Peckham, G. J.: The therapeutic application of end-expiratory pressure in the meconium aspiration syndrome. Pediatrics **56**, 214 (1975)
11. Gerard, P., Fox, W. W., Outerbridge, E. W., Beaudry, P. H., Stern, L.: Early versus late introduction of continuous negative pressure in the management of the idiopathic respiratory distress syndrome. J. of Pediatrics **87**, 591 (1975)
12. Gomez, P. C. W., Noakes, M., Barrie, H.: A prognostic score for use in the Respiratory-Distress Syndrome. The Lancet I, 808 (1969)
13. Gregory, G. A., Kitterman, J. A., Phibbs, R. H., Tooley, W. H., Hamilton, W. K.: Treatment of the idiopathic respiratory distress syndrome with continuous positive airway pressure. New Eng. J. Med. **284**, 1334 (1971)
14. Harris, H., Wilson, S., Brans, Y., Wirtschafter, D., Cassady, G.: Nasal continuous positive airway pressure. Improvement in hyaline membrane disease. Biol. Neonat. **29**, 231 (1976)
15. Heller, K.: Die Probleme der assistierten Beatmung bei Früh- und Neugeborenen. In: Pädiatrische Intensivmedizin (ed.) Emmrich, P. Band 3, S. 30 Stuttgart: Thieme 1977
16. Herman, S., Reynolds, E. O. R.: Methods for improving oxygenation in infants mechanically ventilated for severe hyaline membrane disease. Arch. Dis. Child **48**, 612 (1973)
17. Kattwinkel, J., Nearman, H. S., Fanaroff, A. A., Katona, P. G., Klaus, M. H.: Apnea of prematurity: Comparative stimulation and nasal CPAP. J. Pediat. **86**, 588 (1975)
18. Keuskamp, D. H. G.: Charakteristik verschiedener Beatmungsgeräte. In: Anästhesie im Kindesalter, Bd. 2. München: J. F. Lehmanns 1973

19. Krauss, D. R., Marshall, R. E.: Severe neck ulceration from CPAP head box. J. of Pediatrics **86**, 286 (1975)
20. Krouskop, R. W., Brown, E. G., Sweet, A. Y.: The early use of continuous positive airway pressure in the treatment of idiopathic respiratory distress syndrome. J. of Pediatrics **87**, 263 (1975)
21. Lemburg, P.: Erfahrungen mit neuen Respiratortypen für die Beatmung von Früh- und Neugeborenen. In: Pädiatrische Intensivmedizin. Emmrich P. (Ed.). Bd. 3, S. 16. Stuttgart: Thieme 1977
22. V. v. Loewenich: Positiver endexspiratorischer Druck beim Bird-Respirator. Diskussionsbemerkung. In: Pädiatrische Intensivpflege, 3. Symposion Stuttgart: Enke 1974
23. Llewellyn, M. A., Swyer, P. R.: Assisted and controlled ventilation in the newborn period: Effect on oxygenation. British J. of Anaestesia **43**, 926 (1971)
24. Mockvin, L. D., Bancalari, E. H.: Early versus delayed initiation of continuous negative pressure in infants with hyaline membrane disease. J. of Pediatrics **87**, 596 (1975)
25. Nelson, N. M.: Neonatal pulmonary function. Pediat. Clin. North Amer. **13**, 769 (1966)
26. Obladen, M., Wille, L.: Erfahrungen mit einer Unterdruckkammer zur Behandlung des Atemnotsyndroms. In: Perinatale Medizin. Dudenhausen, J. W., Saling, E., Schmidt, E. (Ed.). Band 6, S. 319. Stuttgart: Thieme 1975
27. O'Boyle, M. P., Fletcher, A. A., Avery, G. B.: Objective early criteria for ventilatory assistance in ventilation of hyaline membrane disease. Pediatrics **51**, 748 (1973)
28. Owen-Thomas, J. B., Ulan, O. A., Swyer, P. R.: The effect of varying inspiratory gas flow rate on arterial oxygenation during IPPV in the respiratory distress syndrome. Brit. J. Anaesth. **40**, 493 (1968)
29. Powers, W. F., Swyer, P. R.: The peripheral hemodynamic effects of continuous positive transpulmonary pressure breathing in neonates free from cardiorespiratory disease. Pediatrics **56**, 203 (1975)
30. Reynolds, E. O. R.: Effect of alteration in ventilation setting on pulmonary gas exchange in hyaline membrane disease. Arch. Dis. Child. **46**, 152 (1971)
31. Reynolds, E. O. R.: Pressure waveform and ventilator settings for mechanical ventilation in severe hyaline membrane disease. Intern. Anaesthesiol. Clin. **12**, 259 (1974)
32. Schachinger, H., Frank, H. D.: Eine einfache Methode der exspiratorischen Druckerhöhung beim Bird Mark 8 mit Säuglingsventil. Z. prakt. Anästh. Wiederbel. **9**, 55 (1974)
33. Schmid, F., Dangel, P. H., Duc, G. V.: Nasale Anwendung von CPAP. In: Pädiatrische Intensivmedizin, Emmrich, P. (Ed.). Bd. 3, S. 33. Stuttgart: Thieme 1977
34. Schöber, J. G.: Maschinelle Beatmung von Neugeborenen und Frühgeborenen. Münch. med. Wschr. **115**, 581 (1973)

35. Stahlman, M.T., Malan, A.F., Shepard, F.M., Blankenship, W.J., Young, W.C., Gray, J.: Negative pressure assisted ventilation in infants with hyaline membrane disease. J. Pediat. **76**, 174 (1970)
36. Suter, P.M., Fairley, H.B., Isenberg, M.D.: Optimum end-exspiratory airway pressure in patients with acute pulmonary failure. New Eng. J. Med. **292**, 284 (1975)
37. Uany, R., Shapiro, D.L., Smith, B., Warshaw, J.B.: Treatment of severe apnea in prematures with orally administered theophylline. Pediatrics **55**, 595 (1975)
38. Wung, J.T., Stark, R.I., Hegyi, T., Driscoll, J.M., James, L.S.: CDP: a major breakthrough. Pediatrics **58**, 783 (1976)
39. Wyszogrodski, I., Kyei-Aboagye, K., Taeusch, H.W., Avery, M.E.: Surfactant inactivation by hyperventilation; conservation by end-exspiratory pressure. J. Appl. Physiol. **38**, 461 (1975)

8. Langzeitbeatmung (M. Obladen)

8.1. Voraussetzungen

8.1.1. Infektionsverhütung

Peinlich steriles Absaugen! Nabelarterienkatheter nur mit sterilem Handschuh berühren. Händedesinfektion vor Öffnen des Inkubators. Regelmäßige Wischdesinfektion aller häufig benutzten Geräte, Schlauchdesinfektion, s. S. 87.
Täglicher Wechsel von Verdunstertopf, sterilem Wasser und Beatmungsschlauchsystemen [15].

Bakteriologisches Screening des Kindes bei Aufnahme: Überwachung der Bakterienflora durch regelmäßige Abstriche 2mal pro Woche.

Tubusbakteriologie: Das Wachstum von Trachealtubuskeimen allein ist keine Indikation zur antibiotischen Behandlung. Bei dauerbeatmeten Kindern wächst häufig Pseudomonas in der Trachea. Der Sinn der bakteriologischen Routineabstriche besteht darin, im Falle einer klinisch manifesten Infektion eine gezielte antibiotische Therapie einleiten zu können. Keine prophylaktische Allgemeinbehandlung mit Antibiotika, jedoch: Nabelpflege mit Polybactrin-Puder.
- Regelmäßige Physiotherapie und Lagerungsbehandlung ist die beste Infektionsprophylaxe.

Auffinden von Schwachstellen und erhöhte Motivierung des Personals durch gründliches, unangemeldetes bakteriologisches Durchuntersuchen der gesamten Station durch das Hygiene-Institut etwa 2 mal jährlich (besonders: Waschbecken, Ausgüsse, Befeuchter, Vernebler, Thermometer, Inkubatorwasser, Bedienungsknöpfe).

8.1.2. Technik des Absaugens

Stündliche Trachealtoilette: Aseptisches Vorgehen [1]:
- Hyperventilation: 5–10 Atemzüge mit Penlonbeutel (Grundregel: Daumen plus 1 Finger pro kg KG)
- Instillation von 0,5–1 ml 0,9%iger NaCl-Lösung oder Alpha-Chymotrase 1 ml = 0,2 mg in den Trachealtubus oder Absaugkatheter.
- Eine Minute lang an Beatmungssystem anschließen.
- Kopf auf eine Seite lagern (gegenseitiger Hauptbronchus wird gestreckt).
- Absaugkatheter mit sterilem Einmalhandschuh ohne Sog bis etwa 1 cm jenseits des Tubusendes einführen, Sog für 5 sec einschalten, zurückziehen unter drehender Bewegung (Tubus auswischen).

Tabelle 39. Größe des Absaugkatheters. Der Absaugkatheter darf das Lumen des Trachealtubus nicht verschließen: Atelektasengefahr

Trachealtubus ∅ mm Portex blue line oder Rüsch nasal	Absaugkatheter Charrière Pharma-Plast mit abgerundeter Spitze und 2 seitlichen Augen
2,5	3½–4
3	4–5
3,5	5–6
orales Absaugen	8

- Erneutes Hyperventilieren wie oben
- Respirator wieder anschließen, es folgt schonendes Absaugen von Nase und Rachen (Vorsicht beim Absaugen von Magen und Pharynx, insbesondere bei postasphyktischen Zuständen: Vagusreiz, Gefahr von Herzstillstand).
- Beim nächsten Absaugen Kopf auf die Gegenseite lagern.
- Bei sehr zähem Schleim statt Alpha-Chymotrase Instillation von Mucolyticum Lappe (N-Azetyl-Zystein) 1:1 verdünnt mit Natriumchlorid 0,9%.

8.1.3. Anfeuchtung und Vernebelung

Bei Langzeitbeatmung ist eine routinemäßige Vernebelung im Atemgas nicht erforderlich; sie steigert dagegen die Gefahr der pulmonalen Infektion. Ein Ultraschall-Vernebler versprüht nach wenigen Stunden Gebrauch 100000–200000 Pseudomonaskeime pro ml und damit pro min [17]. Lediglich die durch den Tubus ausgefallene Anfeuchtungsfunktion der Nase muß ersetzt werden, da sonst eine Lähmung der Ziliarepithelien im Bronchialbaum erfolgt. Das Atemgas wird am besten durch einen beheizten Verdunster angefeuchtet, die Luftfeuchtigkeit im Atemgas sollte mindestens 70% betragen (physiologisch bei Nasenatmung: 95%). Zu starke Befeuchtung oder Erwärmung führt insbesondere bei langem Schlauchsystem zu starker Wasserkondensation im Respiratorschlauch: regelmäßige Kontrollen sind erforderlich, Gefahr von Überwässerung, Aspiration oder Durcktrennung im Schlauchsystem. Einen Ultraschallvernebler verwenden wir bei intubierten Neugeborenen nicht, benutzen ihn jedoch kurzfristig nach der Extubation (s. Abschn. 8.4.2.).

8.1.4. Anwärmung

Atemgas sollte stets angewärmt sein: Dadurch erhöht sich die Wasserdampfsättigung und der Lähmung des Ziliarepithels der Bronchien wird vorgebeugt. Neugeborene und Säuglinge haben unter Langzeitbeatmung einen erheblichen Wasser- und Kalorienverlust.
- spezifischer respiratorischer Wasserverlust des Säuglings: 0,0286 g pro 1 Atemzeitvolumen
- spezifischer respiratorischer Kalorienverlust des Säuglings: 19,63 Kalorien pro 1 Atemzeitvolumen [3].

Die auftretenden Verluste werden voll kompensiert, wenn ein Inspirationsgas mit der Temperatur 32–33°C und der relativen Feuchtigkeit von 85% appliziert wird. Gastemperaturen, mit denen wir gute Erfahrungen haben, sind: Im Inkubator 34°C, im Verdunstertopf bei 1 m Schlauchlänge 50°C. Dann beträgt die Temperatur am Tubuskonnektor 30–32°C. Sie muß regelmäßig überprüft werden, es besteht die Gefahr der Überhitzung bei einem Defekt.

Bei nicht erwärmtem Verdunster ist die Wasserdampfsättigung gering, es besteht eine erhebliche Gefahr der Tubusobstruktion.

8.1.5. Physiotherapie

Eine Physiotherapie sollte stets durchgeführt werden bei
- Pneumonie
- Dystelektase und Atelektase
- Extubation nach Langzeitbeatmung

Durchführung
a) Inhalation: 10 min mit Ultraschallvernebler: 1 ml Mukolyticum Lappe plus 5 ml Aqua dest.
b) Vibration: 1 min lang mit Maspo-Massagegerät Lilliput, Schwammansatz mit Durchmesser 4 cm. Thorax beidseits vibrieren, rotierende Bewegungen von der Lungenperipherie hiluswärts unter Ausübung eines leichten Druckes während der Exspiration. Statt vibrieren eventuell Fingerperkussion [5], muß sehr vorsichtig durchgeführt werden, da Gefahr von Rippenfrakturen besteht [24].
c) Kompression des Thorax mit Handfläche unter sanftem Druck.
d) Oropharyngeales Absaugen nach Auslösen von Hustenreiz.

8.1.6. Lagerungsbehandlung

a) Während Langzeitbeatmung routinemäßiger Lagewechsel stündlich:
- Rückenlage mit kleiner Schulterrolle
- Seitlagerung rechts
- Bauchlage flach
- Seitlagerung links

b) Bei Atelektasen je nach Lokalisation (s. Tabelle 40)

Tabelle 40. Lagerungsbehandlung bei Atelektasen

Atelektasenlokalisation	Lagerung
Oberlappen	
apikale Segmente	steile Hochlagerung, fast Sitzen
anteriore Segmente	flache Rückenlage
posteriore Segmente rechts	Bauchlage, rechte Schulter hoch
posteriore Segmente links	Sitzen, linke Schulter hoch

Tabelle 40 (Fortsetzung)

Atelektasenlokalisation	Lagerung
Mittellappen rechts	Kopf tief, linke Seite
Lingula links	Kopf tief, rechte Seite
Unterlappen	
anteriore Segmente	Rückenlage, Kopf tief
laterale Segmente rechts	linke Seite, Kopf tief
laterale Segmente links	rechte Seite, Kopf tief
posteriore Segmente	Bauchlage, Kopf tief
superiore Segmente	flache Bauchlage

Versagt die Lagerungsbehandlung bei einer Atelektase, so sollte nach 48 Std gezielt intratracheal abgesaugt und eine Bronchus-Lavage versucht werden [7].

8.1.7. Ernährung

Dauerbeatmung des intubierten Neugeborenen ist **keine** Kontraindikation zur oralen Ernährung mit der normalen Nahrung und Menge. Wir verwenden entweder intermittierende Magensondierung oder nasojejunale Dauerinfusion (s. S. 51). Kontraindikationen zur Ernährung seitens der Beatmung sind lediglich:
- Relaxierung
- Nasen-CPAP
- Extubation (6 Std Pause)

8.2. Überwachung des künstlich beatmeten Neugeborenen

Der Beginn einer künstlichen Beatmung stellt fast nie die Lösung eines klinischen Problemes dar, bedeutet aber immer den Anfang einer ganzen Reihe von Problemen [25]. Jedes künstlich beatmete Neugeborene muß kontinuierlich überwacht werden und benötigt permanent
- eine Schwester, die nach Möglichkeit kein anderes Kind gleichzeitig zu betreuen hat

- einen Vitalfunktionsmonitor zumindest für die Herz- und Atemtätigkeit
- einen Respiratormonitor für die technischen Funktionen des Beatmungsgerätes
- einen Verordnungsbogen, auf dem alle ärztlichen Verordnungen vermerkt und nach Durchführung von der Schwester gegengezeichnet sind
- eine 24-Stundenkurve, auf der alle diagnostischen und therapeutischen Daten inklusive Veränderung der Respiratoreinstellung vermerkt sind
- einen Verlaufsbogen, in dem alle Veränderungen des klinischen Zustandes und alle Untersuchungsbefunde vermerkt sind.

8.2.1. Beobachtung und Untersuchung des beatmeten Neugeborenen [19]

Stündlich durch die Schwester
Hautfarbe
periphere Durchblutung
Körpertemperatur
Herzfrequenz (Bradykardie beim Absaugen?)
Atemfrequenz, Retraktionen
Lungenauskultation (Tubuslage, flowrate, PEEP-Effektivität, Pneumothorax)
Beobachtung der Thoraxexkursionen:
Synchron mit Respirator?

4-stündlich durch die Schwester
Blutdruck
Aktivität
Spontanmotorik
Stuhlabgang
Miktion

12-stündlich allgemeine Untersuchung durch den **Arzt,** enthaltend **mindestens**
Lungenauskultation
Herzauskultation (Beatmungsgerät oder CPAP kurz abhängen)

Magenauskultation
Lebergröße
Abdomenpalpation
Femoralispulse
Fontanelle

Nach klinischer Indikation
Röntgenthorax
EKG (besonders bei Digitalisierung)
Phonokardiogramm (besonders bei Duktusverdacht)
Echo-Enzephalogramm (bei Hydrozephalusverdacht)
EEG (bei Verdacht auf zerebrale Blutung)

8.2.2. Überwachung durch den Monitor (s. S. 34)

8.2.3. Überwachung der Einstellung des Beatmungsgerätes

Muß durchgeführt werden bei jeder Blutgasanalyse, außerdem **mindestens stündlich.** Kontrolliert werden: F_IO_2
Beatmungsfrequenz
Inspirationsdruck
Exspirationsdruck
Inspirationszeit (mit Stoppuhr messen)
Atemzugvolumen
Atemminutenvolumen (mit Wright-Respirometer messen)
Temperatur des Verdunsters
Besser ist die kontinuierliche Überwachung der Respiratorfunktion, etwa durch den Respiratormonitor Bourns LS 160, der außer der Überwachung von oberer und unterer Alarmgrenze für Inspirationsdruck, PEEP und Frequenz auch als Meßinstrument dient: Beatmungsfrequenz, Inspirationszeit, Exspirationszeit und IE-Ratio werden elektronisch gemessen und präzise angezeigt.

8.3. Relaxierung

Ziel: Koordinierung der Atmung des Kindes mit dem Respirator. Eine Muskelrelaxation soll nur durchgeführt werden, wenn das Kind sediert ist. Häufig reicht eine gute Sedierung aus, um ein Ankämpfen gegen den Respirator zu unterbrechen:
Dolantin 0,5–1 mg/kg in 6-stündlichem Wechsel mit
Valium 0,5–1 mg/kg oder
Luminal 2–5 mg/kg

8.3.1. Indikation zur Relaxierung

Situationen, in denen das Kind stark gegen den Respirator atmet:
- Schweres Atemnotsyndrom bei großen Neugeborenen (meistens Kinder diabetischer Mütter)
- Mekoniumaspiration, die Beatmung mit hohem Druck erfordert
- interstitielles Emphysem mit Pneumothoraxgefahr
- Hyperexzitabilität (nicht zu verwechseln mit Hyperventilationstetanie)
- Krämpfe [6].

Voraussetzungen für die Relaxierung sind:
Keine orale Ernährung,
Umlagerung,
Blase in regelmäßigen Abständen exprimieren.

8.3.2. Durchführung und Dosierung

Alloferin
Einzeldosis initial 0,3 mg/kg, später 0,1 mg/kg. Wirkungsdauer etwa 30 min, bei kleinen Frühgeborenen jedoch bis zu 12 Std.

Imbretil
Einzeldosis 0,4 mg/kg, individuelle Dosierung erforderlich, eventuell in 2-stündlichem Abstand wiederholen [6].

Methyl-Curarin
Einzeldosis initial 0,7 mg/kg, später 0,3 mg/kg. Wirkungsdauer etwa 30 min [16].

8.4. Beendigung der künstlichen Beatmung

8.4.1. Respiratorentwöhnung

Die Entwöhnung vom Beatmungsgerät sollte erwogen werden, wenn das Kind
- nur noch eine F_IO_2 von 0,4 benötigt
- bei guter Blutgasanalyse stark gegen das Beatmungsgerät ankämpft
- das stündliche Absaugen ohne jegliche Beeinträchtigung seines Allgemeinzustandes verträgt
- ein idiopathisches Atemnotsyndrom hat, über 3 Tage alt ist und mit einem PEEP von +5 cm H_2O auskommt.

8.4.2. Durchführung der Entwöhnung

Stufenweise, nur einen Beatmungsparameter zu einer Zeit verändern, Blutgasanalyse nach jeder Veränderung.
a) Über IMV (= intermittierend mandatorische Beatmung, s. S. 96): Stufenweises Senken der Beatmungsfrequenz und Verlängern der Inspirationszeit: Steigerung des Spontanatmungsanteiles [4].
b) Über CPAP (s. S. 96): bei genügender Spontanatmung schrittweises Senken des Exspirationsdruckes um je 2 cm H_2O. Abhängeversuch bei +2 cm H_2O. Blutgasanalyse nach 15 min [8].
c) Über intermittierendes Abhängen: Zunächst 5 min/Std, dann Zeitintervall verlängern.
Während der Entwöhnungsphase nach jedem trachealen Absaugen bei intubiertem Patienten kurz beatmen, da sonst die Erholungszeit zu lange ist.

8.4.3. Extubation

- normalerweise nach 2–3 Std genügender Spontanatmung durch den liegenden Tubus
- bei Frühgeborenen unter 1500 g, bei denen der Tubus einen erheblichen Totraum darstellen kann, schon nach 1 Std guter Spontanatmung
- günstigen Zeitpunkt für die Extubation wählen: möglichst nicht nachts, möglichst nicht kurz vor Schichtwechsel

8.4.4. Durchführung der Extubation

3–6 Std vor der geplanten Extubation: Decortin 2 mg/kg i. v., 15 min vor der geplanten Extubation Prämedikation Atropin 0,01 mg/kg. Magen mit Sonde entleeren, gründliche Trachealtoilette.

Unmittelbar vor Extubation: nochmals orales und nasopharyngeales Absaugen.
Vorsichtige Hyperventilation mit Penlonbeutel, die während des Zurückziehens des Tubus fortgesetzt wird: Am besten wird eine Atelektase vermieden, wenn der gelockerte Tubus durch einen Beatmungsstoß mit dem Penlonbeutel „herausgeblasen" wird. Unmittelbar nach Extubation: Bauchlagerung, Lungenauskultation.
Nach 15 min: Blutgasanalyse.
Decortin 2 mg/kg i. v. alle 6 Std für die nächsten 24 Std.
Nahrungspause 6 Std.
Stündliche Physiotherapie und Lagerungsbehandlung [10]. Nur in Ausnahmefällen: Tanderil $^1/_2$ Zäpfchen, Nasivin-Nasentropfen 0,05% oder Sedierung.

8.5. Komplikationen

8.5.1. Tubusverstopfung

Symptome
Akuter Verfall, Zyanose, Gegenatmung. Thoraxexkursionen nicht synchron mit dem Respirator. Starke jugulare und thorakale Einziehungen.
- Negative Spiegelprobe: Ein vor dem geöffneten Tubus gehaltener Spiegel beschlägt exspiratorisch nicht.
- Beim sofort durchzuführenden Versuch des Absaugens kann kein Sekret gewonnen werden.
- Absaugkatheter passiert den Tubus nicht.

Therapie
Tubus entfernen, Kind mit Maskenbeatmung und Sauerstoff sich erholen lassen, danach Reintubation.

Prophylaxe
Bei Beatmung mit richtig angewärmtem und angefeuchtetem Atemgas sowie regelmäßiger Trachealtoilette (s. S. 112) kommt es praktisch nicht zu Tubusverstopfungen!

8.5.2. Tubusdislokation

- Akute Verschlechterung
- Thoraxexkursionen nicht respiratorsynchron
- Atemgeräusch ist abgeschwächt (dieses Symptom ist bei sehr kleinen Frühgeborenen nicht verläßlich).

a) Dislokation in den Hypopharynx: Atemgas bläst inspiratorisch aus dem Mund. Auskultation: quietschend-grobblasiges Atemgeräusch, vor allem über dem Hals auskultierbar.

b) Dislokation in den Oesophagus: geblähtes Abdomen, Atemgeräusch über dem Magen auskultierbar, negative Spiegelprobe.

c) Dislokation in einen Hauptbronchus: Atemgeräusch einseitig abgeschwächt (nicht verläßlich).

Behandlung
Bei Verdacht sofort Spiegelprobe, wenn negativ, direkte Laryngoskopie; ggf. sofortige Reintubation.

Prophylaxe
gute Fixierung des Nasotrachealtubus (s. S. 286), Tubus muß vor der Intubation abgemessen sein, Röntgenkontrolle nach jeder Intubation.

8.5.3. Akzidentelle Dekonnektierung

Bei der von uns verwendeten Befestigungsplatte nach Dangel (s. Abb. 20) kommt es praktisch nie zu einer unbeabsichtigten Extubation. Bei sehr lebhaften, insbesondere größeren Kindern löst sich jedoch gelegentlich der Tubuskonnektor. Bei Respiratoren ohne Leckalarm sollte ein Respiratormonitor die Unterbrechung der Beatmung sofort anzeigen, bevor es zu irgendwelchen Verschlechterungen der Vitalfunktionen gekommen ist.

8.5.4. Infektion

Eine der ernstesten Komplikationen der Beatmung, insbesondere bei lang liegendem Tubus, Zustand nach Aspiration oder fehlender Sterilität beim Absaugen. Eine antibiotische Allgemeinbehandlung des beatmeten Kindes oder gar eine generelle Prophylaxe mit Antibiotika, erhöht die Gefahr einer pulmonalen Infektion mit Gram-negativen-Problemkeimen.

8.5.5. Extraalveoläre Gasansammlung

Ein „Air-Leak" kann grundsätzlich bei jeder Form von künstlicher Beatmung eintreten. Seine Wahrscheinlichkeit ist um so höher, je kleiner das Kind und je beeinträchtigter seine Lungen-Compliance ist. Pathogenese s. S. 137. Folgende Beatmungssituationen führen besonders leicht zu extraalveolären Gasansammlungen:
- Hohe Beatmungsfrequenz mit kurzer Inspirationszeit
- Hoher PEEP oder CPAP [9].
- Reanimation in akuter Situation mit forcierter Beutelbeatmung
- Ungenügende Sedierung eines Neugeborenen, das stark gegen den Respirator atmet.

a) Interstitielles Emphysem: Die Luft dringt vom Hilus aus entlang den Gefäßscheiden vor. Röntgenologisch feinblasig-schaumige Zeichnung.

Therapeutisches Ziel: Pneumothorax vermeiden, Inspirationsdruck senken, PEEP senken, F_IO_2 erhöhen, eventuell relaxieren.

b) Mediastinalemphysem: entwickelt sich meist aus dem interstitiellen Emphysem, hat keine über a) hinausgehenden Konsequenzen.

c) Pneumothorax: meist als Spannungspneumothorax mit klinisch wahrnehmbarer akuter Verschlechterung, häufiger rechts als links.

Häufigkeit
- Atemnotsyndrom ohne Beatmung 3,5%
- Atemnotsyndrom mit CPAP 11%
- Atemnotsyndrom mit PEEP 24–33% [20].

Auskultationsgeräusch auf der betroffenen Seite abgeschwächt (kein sicheres Symptom).
Diagnose
Thoraxtransillumination mit starker Diaphanieleuchte und engem Lichtkegel bei abgedunkeltem Raum [13]. *Bei Akutsituationen und Verdacht:* Probepunktion mit kochsalzgefüllter Spritze und aufgesetzter 17er-Nadel. Wenn mehr Zeit Röntgenthoraxaufnahme.
Therapie: Sofortige Drainage (s. S. 280).

- **Merke:** Instrumentarium zu Pleura- oder Pericarddrainage sollte bei jeder Beatmung bereitliegen, erhöhte Alarmbereitschaft, wenn ein interstitielles Emphysem diagnostiziert ist.

d) Pneumoperikard (s. S. 169, 281)
Symptome
Akuter Verfall mit Schock, Zyanose, Herztöne kaum auskultierbar. Auch hier eventuell Möglichkeit der Diagnostik durch Transillumination.

e) Pneumoperitoneum: Kann sich bei thorakaler, extraalveolärer Gasansammlung bilden, hat keine unmittelbaren therapeutischen Konsequenzen.

8.5.6. Störungen des venösen Rückstroms

Pathogenese
Besonders bei prolongierter Inspirationsphase und hohem PEEP: „CPAP-Toxicity": Anstieg des PCO_2.
Verminderung des Herzschlagvolumens
Herzinsuffizienz
Hepatomegalie
Metabolische Azidose
Therapie
Senken des PEEP, eventuell Ersetzen von CPAP durch CNP.

8.5.7. Ductus arteriosus Botalli

Als Beatmungskomplikation insbesondere bei sehr kleinen Frühgeborenen unter 1500 g mit idiopathischem Atemnotsyndrom [18, 26]. Verdacht bei erneuter Verschlechterung nach dem 3. Lebenstag, bei atypischem biphasischem Atemnotsyndromverlauf, bei dem eine Entwöhnung vom Respirator nicht nach 5 Tagen möglich ist. Kardiomegalie (nicht obligat), systolisches oder kontinuierliches Geräusch, passive Lungenüberdurchblutung, kardiale Dekompensation und Hepatomegalie. Zur Behandlung s. S. 168.

8.5.8. Inadäquat gesteigerte ADH-Sekretion

Hyponatriämie bei normalem Kalium, eventuell verursacht durch Verminderung des Herzschlagvolumens [21] oder als Hypoxiefolge [28]. Gewichtszunahme, Oedeme.

8.6. Spätschäden nach Dauerbeatmung

8.6.1. Druckschädigungen

Durch den Tubus oder dessen Fixierung kommt es zu Nekrosen vor allem an der Nase: Erweitertes Nasenloch, Septumdeviation, Vestibulumstenose, [12] gespaltene Nase. Am Larynx: Laryngomalazie, Stimmbandschädigung, heisere Sprache, subglottische Stenose [11]. Am Gaumen: Gaumengrube oder Gaumenspalte und am Hinterhaupt: okzipitale Deformierung, zerebellare Blutung [22]. Die Schwere der Läsionen ist der Dauer der Intubation direkt proportional [11]. Die Deformierungen haben im allgemeinen eine erstaunlich gute Rückbildungstendenz.

Prophylaxe
- Aufhängung des Schlauchsystems, so daß an der Nase keine Hebelwirkung durch dessen Gewicht entstehen kann.
- Bei jeder Reintubation: Wechsel ins andere Nasenloch.
- Bei einer Beatmung über 8 Tage sollte ein mehrphasischer Tubuswechsel oral/rechtes Nasenloch/linkes Nasenloch durchgeführt werden.

8.6.2. Bronchopulmonale Dysplasie

Jede Lunge macht bei Langzeitbeatmung erhebliche Veränderungen durch [29]. Die bronchopulmonale Dysplasie entsteht durch die Kombination von Sauerstofftoxizität, mechanischer Alteration durch die Beatmung [23] und besonderer Reagibilität einer sehr unreifen Lunge. Es ist umstritten, ob Sauerstoff und CPAP allein auch eine bronchopulmonale Dysplasie auslösen können [2]. Die Mindesteinwirkungszeit einer F_IO_2 von 0,6–0,8 für die Entstehung einer bronchopulmonalen Dysplasie beträgt bei Respiratorbeatmung 44 Std, bei CPAP 73 Std [23]. Zur Entstehung der bronchopulmonalen Dysplasie s. S. 82. Tabelle 41 stellt Röntgenzeichen und Histologie der vier Stadien der bronchopulmonalen Dysplasie einander gegenüber [14].

Tabelle 41. Stadien der Bronchopulmonalen Dysplasie [14]

Stadium	Röntgenzeichen	Histologie
I	Vermehrte Dichte Aerobronchogramm	Verlust der Zilien Metaplasie und Nekrose der Bronchialmukosa
II	Subtotale Verschattung Aerobronchogramm Kardiomegalie	Alveolarepithel-Nekrosen Verdickung der Basalmembran der Kapillaren
III	Diffuse wabige Lungenzeichnung	Ausgedehnte Bronchial-Metaplasie. Starke Schleimsekretion. Fokales alveol. Emphysem Interstitielles Ödem
IV	Streifige Zeichnung mit Aufhellungszonen	Hypertrophie der peribronchialen Muskulatur. Exsudation von Makrophagen, Histiozyten u. Schaumzellen. Mukosa-Metaplasie. Interstitielle Fibrose. Gefäßveränderungen durch pulmonalen Hochdruck.

Literatur

1. Ahnefeld, F. W., Halmágyi, M. (Hrsg.): Anaesthesie und Wiederbelebung bei Säuglingen und Kleinkindern. Anaesthesie und Wiederbelebung, Bd. 71. Berlin-Heidelberg-New York: Springer 1973

2. Berg, T. J., Pagtakhan, R. D., Reed, M. H., Langston, C., Chernick, V.: Bronchopulmonary dysplasia and lung rupture in HMD: Influence of continuous distending pressure. Pediatrics **55**, 51 (1975)
3. Dick, W.: Respiratorischer Flüssigkeits- und Wärmeverlust des Säuglings bei künstlicher Beatmung. In: Anaesthesilogie und Wiederbelebung, Bd. 62. Berlin-Heidelberg-New York: Springer 1972
4. Downs, J. B.: Intermittent mandatory ventilation: a new approach to weaning patients from mechanical ventilators. Chest **64**, 331–335 (1973)
5. Dunn, D., Lewis, A. T.: Some important aspects of neonatal nursing related to pulmonary disease and family involvement. Ped. Clin. North. Am. **20**, 481 (1973)
6. Emmrich, P.: Erweiterte Anwendungsmöglichkeiten der vollständigen Relaxierung bei Neugeborenen und jungen Säuglingen. Mschr. Kinderheilk. **118**, 453 (1970)
7. Galvis, A. G., White, J. J., OH, K. S.: A bedside washout technique for atelectasis in infants. Am J. Dis. Child **127**, 824 (1974)
8. Gregory, G. A., Kitterman, J. A., Phibbs, R. H., Tooley, W. H., Hamilton, W. K.: Treatment of the idiopathic respiratory distress syndrome with continuous positive airway pressure. New Eng. J. Med. **284**, 1333 (1971)
9. Hall, R. T., Rhodes, P. G.: Pneumothorax and pneumomediastinum in infants with idiopathic respiratory distress syndrome receiving continuous positive pressure. Pediatrics **55**, 493 (1975)
10. Jordan, W. S.: New therapy for postintubation laryngeal edema and tracheitis in children. J. Am. Med. Ass. **212**, 585 (1970)
11. Joshi, V. V., Mandavia, S. G., Stern, L., Wigglesworth, F. W.: Acute lesions induced by endotracheal intubation. Occurrence in the upper respiratory tract of newborn infants with respiratory distress syndrome. Am. J. Dis. Child. **124**, 646 (1972)
12. Jung, A. L., Thomas, G. K.: Stricture of the nasal vestibule: A complication of nasotracheal intubation in newborn infants. J. Pediat. **85**, 412 (1974)
13. Kuhns, L. R., Bednarek, F. J., Wyanan, M. L., Roloff, D. W., Borer, R. C.: Diagnosis of pneumothorax or pneumomediastinum in the neonate by transillumination. Pediatrics **56**, 355 (1975)
14. Laupus, W. E.: Bronchopulmonary dysplasia. In: Pulmonary disorders. Disorders of the respiratory tract in children. Vol. 1. Kendig, E. L. (Ed.). Philadelphia-London-Toronto: Saunders 1972
15. Lemburg, P., Sprock, I.: Bakteriologische Kontrollen in einer pädiatrischen Intensivpflegestation. Eine 3-Jahresübersicht. In: Pädiatrische Intensivpflege, 3. Symposion. Stuttgart: Enke 1973
16. v. Loewenich, V., Koch, H.: Pädiatrische Intensivbehandlung. Stuttgart: Thieme 1974
17. Marget, W., Adam, D., Daschner, F., Töpfl, C.: Bedeutung der mikrobiellen Disposition und Exposition bei der Neugeborenen-Intensivpflege. In: Pädiatrische Intensivpflege, 3. Symposion. Stuttgart: Enke 1973

18. Neal, W. A., Bessinger, F. B., Hunt, C. E., Lucas, R. V.: Patent ductus arteriosus complicating respiratory distress syndrome. J. Pediat. **86**, 127 (1975)
19. Neidhardt, M., Emmrich, P.: Möglichkeiten der Beatmung in der pädiatrischen Intensivbehandlung. Mschr. Kinderheilk. **121**, 27 (1973)
20. Ogata, E. S., Gregory, G. A., Kitterman, J. A., Phibbs, R. H., Tooley, W. H.: Pneumothorax in the respiratory distress syndrome. Pediatrics **58**, 177 (1976)
21. Papageorgiou, A. N., Moffatt, M.: Bilateral pneumonia and inappropriate secretion of antidiuretic hormone in a premature infant. Canad. Med. J. **115**, 1119 (1976)
22. Pape, K. E., Armstrong, D. L., Fitzhardinge, P. M.: Central nerve system pathology assosiated with mask ventilation. Pediatrics **58**, 473 (1976)
23. Philip, A. G. S.: Oxygen plus pressure plus time. Etiology of bronchopulmonary dysplasia. Pediatrics **55**, 44 (1975)
24. Purohrt, D. M., Caldwell, C., Levkoff, A.: Multiple rib fractures due to physiotherapy in a neonate with HMD. Am. J. Dis. Child. **129**, 1103 (1975)
25. Stemmann, E. A., Lemburg, P.: Dauerbeatmung auf der pädiatrischen Intensivpflegestation. In: Pädiatrische Intensivpflege, 1. Symposion. Stuttgart: Enke 1971
26. Thibeault, D. W., Emmanouildes, G. C., Nelson, R. J., Lachman, R. S., Rosengart, R. M., OH, W.: Patent ductus arteriosus complicating the respiratory distress syndrome in preterm infants. J. Pediat. **86**, 120 1975
27. Vert, P., Andre, M., Sibout, M.: Continuous positive airway pressure and hydrocephalus. Lancet I, 319 (1973)
28. Weinberg, J. A., Weitzman, R. E., Zakauddin, S., Leake, R. D.: Inappropriate secretion on antidiuretic hormone in a premature infant. J. Pediat. **90**, 111 (1977)
29. Wiemers, K., Scholler, K. L.: Lungenveränderungen bei Langzeitbeatmung. Stuttgart: Thieme 1973

Teil III
Akute neonatale Krankheitsbilder

9. Pulmonale Erkrankungen (L. Wille)

9.1. Idiopathisches Atemnotsyndrom (Hyaline Membranen)

Häufigkeit: 1–2% aller Neugeborenen, bis zu 14% aller Frühgeborenen (besonders < 1500 g, < 32. SSW) [1, 2]

Prädisposition
Frühgeborenheit
Mütterlicher Diabetes [3, 4]
Perinatale Asphyxie
Familiarität

Ätiologie
Der pulmonale Surfactant ist für die Stabilität und die Herabsetzung der Oberflächenspannung an der Luft-Wasser-Interphase der Alveolen verantwortlich. Die Syntheseleistung ist für die postnatale pulmonale Adaptation unzureichend oder kann durch Hypoxie beeinträchtigt werden [5].

Pathophysiologie
- Herabgesetzte Lungenkompliance
- Eingeschränkte alveoläre Ventilation (Atelektase)
- Vermehrter intrapulmonaler Shunt
- Kardialer Rechts-Links-Shunt (Foramen ovale, Ductus arteriosus)
- Verminderte pulmonale Kapillarperfusion

Diese Veränderungen führen zu einer Reduktion der Sauerstoffaufnahme und der Entwicklung eines signifikanten alveolär-arteriellen Gradienten für Sauerstoff und Kohlendioxyd (Hypoxämie, Hyperkapnie, metabolische Azidose) [2, 6].

Abb. 21. Verlaufsblatt für atemgestörte Neugeborene. (Nach Gomez, 1969 (Fulham – score) [7])

Name:	geb:		Std:		Alter:		Aufnahme	6.Std	12.Std	24.Std	48.Std
Geburts-Gewicht g.	> 1500	0	1001–1500	1	<1000	2					
Temperatur	stabil	0	wechselnd (über ±0,5°)	1	kalt (<35°)	2					
Herzfrequenz	130–140	0	120–129 141–160	1	<120 >160	2					
Atemfrequenz	< 50	0	51–70	2	> 70	3					
Reaktion auf Reiz	lauter Schrei	0	vermindert	1	schwach od. fehlend	2					
Zyanose	keine	0	keine in 100% O_2	2	vorhanden in 100% O_2	3					
Retraktionen	substernal	1	ganzes Sternum	2	vordere Brustwand	3					
Stöhnen	nein	0	leise	1	laut	2					
Apnoe	nein	0	nein	0	ja	3					
Atemgeräusch	schwach	1	kaum hörbar	2	nicht hörbar	3					
pH	7,3–7,4	0	7,2–7,29	2	< 7,2	4					
Basendefizit	< 5	0	5–15	2	> 15	4					
pCO_2	< 45	0	45–60	1	> 60	2					
pO_2	normal	0	> 90 in 100% O_2	2	< 90 in 100% O_2	3					
Röntgen	Retikulogranulär	1	Aerobronchogramm	2	aerobr. + Atelektase	3					
						Summe:					

Klinik
Die Symptome treten umittelbar post partum oder innerhalb der ersten 6 Lebensstunden auf:
- Tachypnoe > 60/min
- Nasenflügeln
- Sternale und interkostale Einziehungen
- Exspiratorisches Stöhnen
- Abgeschwächtes Atemgeräusch
- Blaß-graues Hautkolorit
- Zyanose

Höhepunkt am 2. bis 3. Lebenstag, danach allmähliche Besserung. Für Diagnose und Verlaufsbeurteilung ist der Fulham-Score [7] geeignet, der klinische, physikalische, blutgasanalytische Kriterien sowie den Röntgenbefund berücksichtigt. Bei einer Punktzahl > 15 in der 8. Lebensstunde liegt höchstwahrscheinlich ein idiopathisches Atemnotsyndrom vor, die Diagnose wird durch das Röntgenbild möglichst nach der 3. Lebensstunde gesichert.

Röntgenologische Stadieneinteilung [8]
I. = feingranuläres Lungenmuster
II. = I + über die Herzkonturen hinausreichendes Aerobronchogramm
III. = II + Unschärfe oder partielle Auslöschung der Herz- und Zwerchfellkonturen
IV. = sogenannte „weiße Lunge"

Durch die Anwendung erhöhter transpulmonaler Drucke kann sich der röntgenologische Befund bessern.

Differentialdiagnose

Aspirationssyndrom	Extreme Hämokonzentrationsvarianten (Polyzytämie, Anämie)
Vitium cordis	Kongenitale diaphragmatische Hernie
Pneumonie	Transitorische Neugeborenentachypnoe
Pulmonale Hämorrhagie	Fehlbildung (Luftwege, Lunge)

Lungenoedem	Akute Stoffwechselerkran-
Pneumothorax	kungen
	Kongenitales Lobäremphysem

In jedem Fall ist eine Thorax-Röntgenaufnahme erforderlich!

Therapie
1. Engmaschige Beobachtung bei Prädisposition.
2. Sicherung der Diagnose: Verlaufsbeobachtung (Fulham-Score), Röntgenbild, Hyperoxietest (s. S. 76).
3. Einleitung spezieller Beatmungsverfahren entsprechend Hyperoxietest (s. S. 76).
a) Leichtes Atemnotsyndrom (Rö I): Spontanatmung bei erhöhtem F_IO_2, weitere PaO_2-Kontrollen; u. U. frühzeitig Nasen-CPAP.
b) Mittelschweres Atemnotsyndrom (Rö II/III): Nasen-CPAP-Versuch; weiteres Vorgehen entsprechend Hyperoxietest.
c) Schweres Atemnotsyndrom (Rö III/IV): Respiratorbeatmung. Vorgehen mit einem druckgesteuerten Respirator (Bourns-BP 200) nach Reynolds [29]:
Flow 15 l/min
I/E-Verhältnis 1:1
Frequenz 30/min
Inspiratorischer Spitzendruck 25 cm H_2O
PEEP 5 cm H_2O
F_IO_2 0,9–1,0
- Blutgasanalyse nach 15 min:
$PaCO_2 > 60$ mm Hg: Frequenz anheben auf 30–40/min
$PaO_2 < 50$ mm Hg: I/E-Verhältnis steigern auf 2:1
- Erneute Blutgasanalyse nach 15 min:
PaO_2 zu niedrig:
PEEP anheben auf 7 cm H_2O,
zusätzlich inspiratorischen Spitzendruck anheben auf 28 cm H_2O
eventuell I/E-Verhältnis steigern auf 2,5:1
- Wenn nach 15 min keine befriedigende Beatmungssituation:
Inspiratorischen Spitzendruck anheben auf 35–40 cm H_2O
PEEP anheben auf 10 cm H_2O
I/E-Verhältnis anheben auf 3:1 (Ultima ratio!)

Gefahr eines Pneumothorax! Beatmungsform nur für kurze Zeit, 15–30 min anwenden. Gelingt es, die kollabierten Alveolen zu öffnen, erfolgt eine deutliche Verbesserung des PaO_2, welcher in der Regel auch nach vorsichtiger Reduzierung der Respiratoreinstellung gehalten werden kann.

Bei den angegebenen Einstellungsmöglichkeiten des Respirators ist darauf zu achten, daß eine Exspirationszeit von 20 sec/min nicht unterschritten wird! Frühgeborene < 1500 g Inspirationszeit nicht über 1,5 sec, Inspirationsdruck nicht über 25 cm H_2O.

Respiratorentwöhnung (s. S. 119)

4. Regelmäßige Temperaturkontrolle: Aufrechterhaltung des neutralen Temperaturbereichs (Sauerstoffersparnis).
5. Häufige Blutgasanalysen: Nach erster Stabilisierung wenigstens alle 4 Std zur Beurteilung von:
- klinischer Situation
- Festlegung des benötigten F_IO_2
- Puffertherapie

   Ziel: pH 7,30–7,50

   PaO_2 60–90 mm Hg

   Die Herabsetzung der F_IO_2 muß langsam erfolgen. Stündliche Reduktion um 0,1%, wenn PaO_2 > 110 mm Hg. Bei rascher Reduktion plötzlicher Abfall des PaO_2 durch „Sauerstoffsprung" (Zunahme des Rechts-Links-Shunts durch pulmonale Widerstandserhöhung).
6. Puffertherapie: Nicht mehr als 10 mval/kg KG Natriumbikarbonat in 4 Std; danach Natriumkontrolle erforderlich. Infusion mittels Perfusor über 20–30 min (Cave: Zerebrale Blutung!).
7. Blutdruck- und Hämatokritkontrolle: Erythrozytenkonzentrat-Transfusion bei Hämatokrit < 45% oder Abfall > 10%, bei Schock oder Hypotension.
8. Besonderheiten der Langzeitbeatmung s. S. 111.
9. Kontrolle von F_IO_2 und PaO_2 s. S. 80.
10. Kontrollen von:
- Blutglukose: 3× tgl.
- Hämatokrit: 1× tgl.
- Elektrolyte: 1× tgl.
- Blutbild: 1× tgl. (Anämie, Infektionszeichen)
- Urin: Bilanzierung, pH, Osmolalität

Komplikationen (s. S. 120)
Durchschnittliche Mortalität auch heute noch bis 30% [10] unter Intensivpflegebedingungen bis 16% [9].

Prävention
Induktion des pulmonalen Surfactantsystems durch Glukokortikoidapplikation an die Schwangere [12, 13, 14]. Kontrolle der Effektivität durch Amniozentese und Bestimmung der Lecithin-Sphingomyelin-Ratio im Fruchtwasser. LS-Ratio > 2,0 schließt mit hoher Wahrscheinlichkeit ein idiopathisches Atemnotsyndrom aus. Vermeide maternale Hypotension, Hypoxie, Hyperkapnie, fetale Asphyxie und beim Neugeborenen verzögerte Reanimation, Hypoxie, Hypothermie, Hypovolämie und Azidose.

9.2. Aspirationssyndrom

Häufigkeit 0,3% aller Neugeborenen [2]. Betroffen überwiegend hypotrophe und postmature Neugeborene. Anamnestisch oft faßbar:
- fetale Gefährdung
- prolongierte, komplizierte Geburt
- mekoniumhaltiges Fruchtwasser

Pathophysiologie
Eine fetale Hypoxie kann verfrühte Massenreflexe auslösen, wobei Mekonium entleert wird. Intrauterine Atembewegungen führen zur Aspiration von Fruchtwasser mit Mekonium, Vernix caseosa und Plattenepithelien [14].
Mit den ersten Atemzügen werden die Partikel bis in die Bronchiolen inspiriert. Es entstehen subsegmentale Atelektasen und Bezirke mit Obstruktionsemphysem sowie eine Aspirationspneumonie. In der Rekonvaleszenzphase wird das aspirierte Material resorbiert und phagozytiert. In schweren Fällen bestehen Fibrose, Emphysem und zystische Veränderungen über Wochen.

Klinik
Unmittelbar post partum Kutis mit Mekonium bedeckt, Haut, Fingernägel und Nabelschnur grünlich-gelb verfärbt. Schwere Atemde-

pression, Bradykardie, Hypotonie, Schocksymptome. Asphyxia livida oder pallida.
Bei einsetzender Spontanatmung: Tachypnoe, Dyspnoe, interkostale Einziehungen, exspiratorisches Stöhnen, Giemen, Zyanose.
Die schwere Asphyxie kann zu einer Störung der kardiovaskulären Adaptation mit kardiopulmonalem Rechts-Links-Shunt, Kardiomegalie und peripherer Hypoperfusion (Zentralisation) führen.
Eine zerebrale Alteration mit Steigerung des intrakraniellen Drucks und Konvulsionen sind möglich.

Radiologie:
Symmetrisch verteilt, ziemlich dichte, fleckige, zum Teil noduläre Lungeninfiltrate. Lungenüberblähung, gelegentlich kleinere Pleuraergußbildung. Interstitielles Emphysem, Pneumomediastinum, Pneumothorax können komplizierend hinzutreten [15].

Verlauf
Innerhalb von 7–10 Tagen volle Rekonvaleszenz, deutliche Besserung meist nach 48 Std.
In schweren Fällen u. U. Exitus innerhalb der ersten Lebensminuten oder der ersten 24 Std. Bei Überleben protrahierter Verlauf.

Prophylaxe: Rasche Beendigung der Geburt bei persistierender fetaler Hypoxie.

Therapie
1. Keine Beatmung vor Freilegung der Atemwege!
2. Unter Sicht (Laryngoskop) Inspektion des Oropharynx, Entfernung von mekoniumhaltigem Material mittels großlumigem Absaugkatheter.
3. Sofortige Intubation und intratracheales Absaugen.
4. Rasche Aspiration des Mageninhaltes.
5. Bei insuffizienter Spontanatmung unverzügliche Beatmung: bei respiratorischer Insuffizienz (F_IO_2 0,6 : PaO_2 < 50 mm Hg, $PaCO_2$ > 80 mm Hg oder rezidivierende Apnoen) mehrtägige kontrollierte Beatmung erforderlich. Je rascher die pH-Entgleisung früh im Verlauf beherrscht wird, um so eher erfolgt eine Reduktion des kardiopulmonalen Shunts. In schweren Fällen wirkt sich eine Relaxierung (s. S. 117) günstig auf die Stabilisie-

rung der Beatmung aus. Eine Verbesserung der Oxygenierung kann durch Anwendung eines mittleren PEEP von 4–7 cm H_2O erzielt werden [16]. Intensive pulmonale Physiotherapie (s. S. 114).
6. Blindpufferung: Natriumbikarbonat (3 mVal/kg KG) mit Glukose 5% 1:1 langsam durch Nabelvene (Punktion, Katheterung) injizieren.
7. Bradykardie (< 50/min): Alupent 0,1 mg/dosi (= 0,2 ml) i. v.
8. Schock: Rheomakrodex 10% Na-frei G oder Humanalbumin 20%, salzarm 10 ml/kg KG infundieren.
9. Pneumothorax: Sofortige Punktion und Dauerdrainage; s. S. 280.
10. Wegen der Möglichkeit einer Herzinsuffizienz (hypoxische Herzschädigung, Rechtsherzbelastung): frühzeitige Digitalisierung: Novodigal 0,03–0,04 mg/kg KG/die als Sättigung, dann 0,005–0,01 mg/kg KG/die.
11. Eine Antibiotikatherapie halten wir wegen der sich stets einstellenden sekundären bakteriellen Pneumonie für berechtigt.
12. Bei schwerer zerebraler Alteration Hirnoedem-Therapie: Dexamethason 1,0 mg/kg KG/die in 4 Dosen.
Mannit 20% 2,0 ml/kg KG mit Lasix 1 mg/kg KG mehrmals täglich; ggf. antikonvulsive Therapie: s. S. 175.

9.3. Pneumothorax

Häufigkeit: Spontan 1–2% [22]; unter CPAP- oder PEEP-Beatmung 11–33% [24, 30]

Prädisposition
- Spontanpneumothorax ohne erkennbare Ursache
- Idiopathisches Atemnotsyndrom
- Kontrollierte Beatmung
- Aspirationssyndrom
- Unsachgemäßes Vorgehen bei Reanimation
- Staphylokokkenpneumonie
- Kongenitale diaphragmatische Hernie (kontralateral)

Pathogenese
Bei hohem transpulmonalem Druck kommt es leicht zur Alveolarruptur. Luft entweicht entlang der perivaskulären Gefäßscheiden in

das Interstitium (interstitielles Emphysem), wobei innerhalb des Lungenparenchyms umschriebene Luftdepots (Pseudozysten) entstehen können. Bei Fortbestehen des Alveolarlecks breitet sich die Luft entlang der Peribronchial- und Vaskulärscheiden des Interstitiums über die Pleura visceralis bis zum Mediastinum aus (Pneumomediastinum). Pleura visceralis und mediastinalis neigen leicht zur Ruptur, so daß Luft in den Pleuraraum vordringen und ein Pneumothorax entstehen kann. Unilaterales oder bilaterales Auftreten ist möglich, die rechte Seite wird bevorzugt [25].

Klinik
Plötzlich einsetzende Atemnot
Dyspnoe
Tachypnoe
Zyanose
Entwicklung von Schocksymptomen
Asymmetrische Thoraxexkursion
Gelegentlich Hautemphysem

Bei kleinen Frühgeborenen kann ein lebensbedrohlicher Spannungspneumothorax überhört werden!
Häufig Abnahme der Herz- und Atemfrequenz, Abfall des Blutdrucks und Verminderung der Pulsdruckamplitude [26, 27]. Bei Blutdruckregistrierung über einen Nabelarterienkatheter läßt sich der Abfall der Amplitude differentialdiagnostisch gegenüber der Tubusobstruktion heranziehen [23]. Rasche Entwicklung einer respiratorischen Azidose, Abfall des PaO_2.

Diagnostik
- Im Zweifelsfall Tubusobstruktion durch sofortige Spiegelprobe ausschließen.
- Auskultation: Fehlendes oder abgeschwächtes Atemgeräusch, Verlagerung der Herztöne (linksseitiger Pneumothorax).
- Thorakale Diaphanoskopie: Aufleuchten über dem betroffenen Hemithorax [28] (Diaphanieleuchte „Oculus", Lichtkegel ⌀ 2,5 cm).

- Probepunktion:
  Sofort Vornehmen bei Schocksymptomen!
  Punktion mit 5 ml-Spritze, gefüllt mit NaCl 0,9% und 14-Kanüle. Bei Aspiration: Luftblase.

Röntgenaufnahme
Nur Vornehmen, sofern Situationen nicht bedrohlich.

Radiologie
Mantel- oder Spannungspneumothorax. Die Lunge ist auf der involvierten Seite kollabiert und von der lateralen Thoraxwand durch eine mehr oder minder breite Aufhellungszone abgedrängt. Im Regelfall begrenzt der Pneumothorax den lateralen Lungenrand, jedoch können sich auch Luftdepots in verschiedenen Interlobärfissuren und basal finden. Abflachung des ipsolateralen Diaphragma, Erweiterung der Zwischenrippenräume, Vorwölbung der Pleura parietalis. Bei exzessiver Ausprägung Mediastinalherniation mit Verdrängung des Gefäßbandes und des Herzens auf die kontralaterale Seite [15]. Differentialdiagnose: Lobäremphysem, große Lungenzyste (Lungenzeichnung in der Aufhellungszone sichtbar!)

Therapie
Spannungspneumothorax = lebensbedrohlicher Notfall! Seine erfolgreiche Behandlung hängt von einer umgehenden Diagnose, einer prompten chirurgischen Entlastung und einer koordinierten Teamarbeit ab:
1. Interstitielles Emphysem/Pneumomediastinum:
   Keine aktive Intervention. Unter Beatmung nach Möglichkeit Reduktion von CPAP, PEEP, des inspiratorischen Spitzendrucks oder einer verlängerten Inspirationszeit. Gegenatmen vermeiden.
2. Kleiner Pneumothorax mit geringfügiger Atemstörung: (Sedierung, evtl. Relaxierung) Sorgfältige Beobachtung, engmaschige Blutgaskontrolle. Schreien und jegliche unnötige Manipulation vermeiden (Sedierung).
3. Großer asymptomatischer Pneumothorax oder Spannungspneumothorax.
   Sofortige Probepunktion mit anschließender Dauerdrainage (Technik s. S. 280).

9.4. Akute Lungenblutung

Häufigkeit: 1–4%, betroffen überwiegend hypotrophe Neugeborene.

Pathologie
Die Blutung kann überwiegend interstitiell (Frühstadium) oder alveolär (Spätstadium) lokalisiert sein.

Prädisposition
- Schwere perinatale Asphyxie
- Hypothermie
- Rh-Erythroblastose
- Kongenitales Vitium
- Hämorrhagische Diathese
- Idiopathisches Atemnotsyndrom
- Aspirationspneumonie
- Sepsis

Pathophysiologie
Untersuchungen des Trachealsekretes bei akuter Lungenblutung weisen in den meisten Fällen auf ein pulmonales hämorrhagisches Oedem hin [17, 18, 19]. Es wird angenommen, daß ein erhöhter linksatrialer Druck (Linksherzinsuffizienz) und ein erhöhter pulmonaler Kapillardruck für die Entstehung verantwortlich sind. – Jedoch auch bei Koagulopathie möglich.

Klinik
Unerwartetes, plötzliches massives Auftreten. Die Frühform manifestiert sich innerhalb der ersten 24 Lebensstunden, die Spätform zwischen dem 2. und 4. Lebenstag: Plötzlich einsetzende Unruhe, Tachypnoe, Zyanose, lokalisiertes oder generalisiertes feines Knisterrasseln, rasche progrediente respiratorische Insuffizienz. Schaumiges, hämorrhagisches Sekret fließt aus Nase, Mund und Trachea. Differentialdiagnostisch ist die Frühform schwer vom idiopathischen Atemnotsyndrom zu unterscheiden. Hohe Mortalität.

Radiologie
In den ersten Lebensstunden retikulo-granuläres Lungenmuster, häufige Verwechslung mit idiopathischem Atemnotsyndrom. Später

überwiegend noduläre oder umschriebene, meist bilateral angeordnete Eintrübungsherde. Bei massiver Blutung meist bilaterale, rasch eintretende subtotale bis totale homogene Verschattung [15].

Prophylaxe
Vermeidung oder prompte Behandlung einer perinatalen Asphyxie, Hypothermie und Hypervolämie, rechtzeitige Therapie einer Herzinsuffizienz.

Therapie
Die Erklärung der akuten Lungenblutung als pulmonales hämorrhagisches Oedem ermöglicht eine gezielte Behandlung [19, 20, 21]:
1. Sofortige Intubation und kontrollierte Beatmung mit einem mittleren PEEP von 4–7 cm H_2O.
2. Digitalisierung mit rascher Vollsättigung (Novodigal 0,03–0,04 mg/kg KG in 3 Dosen/die), Erhaltungsdosis 0,005–0,01 mg/kg KG/die.
3. Forcierte Diurese (Lasix 1 mg/kg KG alle 4–6 Std).
4. Behandlung der überwiegend metabolischen Azidose: Initial Blindpufferung, danach entsprechend Blutgasanalysen.
5. Ausgleich einer Anämie und Hypovolämie durch Erythrozyten-Konzentrat-Transfusion nach vorheriger diagnostischer Blutentnahme (Blutbild, Gerinnungsstatus).
6. Korrektur einer Gerinnungsstörung: PPSB (2 ml/kg KG) und Cohn-Fraktion (10 ml/kg KG) unter Berücksichtigung des Blutdrucks oder zentralen Venendrucks.
7. Flüssigkeitsrestriktion: 60 ml/kg KG/die.

Literatur

1. Farrell, P. M., Avery, M. E.: Hyaline membrane disease. Am. Rev. Respir. Dis. **111**, 657 (1975)
2. Swyer, P. R.: The intensive care of the newly born. p. 105, Basel-München: Karger 1975
3. Robert, M. F., Neff, R. K., Hubbell, J. P., Tausch, H. W., Avery, M. E.: Association between maternal diabetes and the respiratory-distress syndrom in the newborn. N. Engl. J. Med. **294**, 357 (1976)

4. Smith, B. T., Giroud, C. J. P., Robert, M., Avery, M. E.: Insulin antagonism of cortisol action on lecithin synthesis by cultured fetal lung cells. J. Pediat. **87**, 953 (1975)
5. Gluck, L., Kulovich, M. V.: Fetal Lung Development — Current Concepts. Pediat. Clin. N. Amer. **20**, 367 (1973)
6. Klaus, M.: Respiratory problems In: Klaus, M., Fanaroff, A. H., Care of the high-risk neonate. p. 119, Philadelphia-London-Toronto: Saunders 1973
7. Gomez, P. W. C., Noakes, M., Barrie, H.: A prognostic score for use in the respiratory-distress syndrome. Lancet **I**, 808 (1969)
8. Giedion, A., Haeflinger, H., Dangel, P.: Acute pulmonary x-ray changes in hyaline membrane disease treated with artifical ventilation and positive end-exspiratory pressure. Pediat. Radiol. **1**, 145 (1973)
9. Fanconi, A., Stoll, W., Duc, G., Bossi, E., Prodhom, S.: Das Atemnotsyndrom des Neugeborenen in der Schweiz. Schweiz. med. Wschr. **106**, 1426 (1976)
10. Farell, P. M., Wood, R. E.: Epidemiology of hyaline membrane disease in the United States: Analysis of National Mortality Statistics. Pediatrics **58**, 167 (1976)
11. Gluck, L., Kulovich, M. V.: Lecithin/sphingomyelin ratios in amniotic fluid in normal and abnormal pregnancy. Am. J. Obstet. Gynec. **115**, 593 (1973)
12. Liggins, G. C., Howie, R. N.: A controlled trial of antepartum glucocorticoid treatment for prevention of the respiratory distress syndrome in premature infants. Pediatrics **50**, 515 (1972)
13. Dluholucký, S., Babic, J., Taufer, I.: Reduction of incidence and mortality of respiratory distress syndrome by adiministration of hydrocortisone to mother. Arch. Dis. Child. **51**, 420 (1976)
14. Saling, E.: Oxygen-conserving adaption of the fetal circulation. In: Apley, J., Modern trends in Pediatrics 3. Apley I. (ed.) Glasgow: Butterworth 1970
15. Oppermann, H. C., Wille, L.: Röntgenologie primär pulmonal bedingter Lungenveränderungen bei Früh- und Neugeborenen. pädiat. prax., **18**, 569 (1977)
16. Fox, W. W., Berman, L. S., Downes, J. J., Peckham, G. J.: The therapeutic application of end-expiratory pressure in meconium aspiration syndrome. Pediatrics **56**, 214 (1975)
17. Adamson, T. M., Boyd, R. D. H., Norman, I. C. S., Reynolds, E. O. R., Shaw, J. L.: Haemorrhagic pulmonary oedema („massive pulmonary haemorrhage") in the newborn. Lancet **I**, 494 (1969)
18. Cole, V. A., Normand, I. C. S., Reynolds, E. O. R., Rivers, R. P. A.: Pathogenesis of hemorrhagic pulmonary edema and massive pulmonary hemorrhage in the newborn. Pediatrics **51**, 175 (1973)
19. Trompeter, R., Ya, V. Y. H., Aynsley-Green, A., Roberton, N. R. C.: Massive pulmonary hemorrhage in the newborn. Arch. Dis. Child. **50**, 123 (1975)

20. Saule, H., Ortlieb, R., Löscher, T.: Mechanische Beatmung mit positiv endexspiratorischem Druck zur Behandlung der akuten Lungenhämorrhagie beim Neugeborenen In: Pädiatrische Intensivmedizin, Emmrich, P. (Ed.), p. 26. Stuttgart: Thieme 1977
21. Thomas, D. B.: Survival after massive pulmonary hemorrhage in the neonatal period. Acta Paediat. Scand. **64**, 825 (1975)
22. Avery, E., Fletcher, B. D.: The lung and its disorders in the newborn infant p. 242. Philadelphia-London-Toronto: Saunders 1974
23. Ogata, E. S., Gregory, G. A., Kitterman, J. A.: Pneumothorax in the respiratory distress syndrome. Pediatrics **58**, 177 (1976)
24. Wung, J. T., Stark, R. I., Hegyi, T., Driscoll, L. St., James, L. St.: CDP: A major breakthrough. Pediatrics **58**, 783 (1976)
25. Wille, L., Oppermann, H. C.: Das idiopathische Atemnotsyndrom: Pulmonale Veränderungen und Komplikationen unter Respiratortherapie bei Frühgeborenen. Röntgenbl. **29**, 278 (1976)
26. Kitterman, J. A., Phibbs, R. H., Tooley, W. H.: Catheterization of umbilical vessels in newborn infants. Pediat. Clin. N. Amer. **17**, 895 (1970)
27. Merenstein, G. B., Dougherty, K., Lewis, A.: Early detection of pneumothorax by oscilloscope monitor in the newborn infant. J. Pediat. **80**, 98 (1972)
28. Kuhns, L. R., Bednarek, F. J., Wyman, M. L., Roloff, D. W., Borer, R. C.: Diagnosis of pneumothorax or pneumomediastinum in the neonate by transillumination. Pediatrics **56**, 355 (1975)
29. Reynolds, E. O. R.: Pressure wave form and ventilator settings for mechanical ventilation in severe hyaline membrane disease. Int. Anesthesiol. Clin. **12**, 259 (1974)
30. Yu, V. Y. H., Liew, S. W., Roberton, N. R. C.: Pneumothorax in the newborn — changing pattern. Arch. Dis. Child. **50**, 449 (1975)
31. Kotas, R. V., Wells, Th. J., Mims, L. C., Trainor, E. J., Wiles, C. L.: A new model for neonatal pulmonary hemorrhage research. Pediat. Res. **9**, 161 (1975)

10. Kardiologische Probleme beim Neugeborenen (H. E. Ulmer)

10.1. Das Neugeborene mit angeborenem Herzfehler

Die Häufigkeit angeborener Herzerkrankungen ist nach umfangreichen Untersuchungen mit 7,5 auf 1000 Lebendgeborene anzunehmen [1]. Bei 2,3% aller Lebendgeborenen entwickelt sich innerhalb der Neugeborenenperiode eine lebensbedrohliche kardiale Symptomatik. Die Mortalität aufgrund angeborener Herzerkrankungen innerhalb des ersten Lebensmonats wird mit 1,2 auf 1000 Lebendgeborene angegeben. Damit entfallen noch immer 33% aller Todesfälle innerhalb der Neugeborenenperiode auf Säuglinge mit angeborenen Herzfehlern [2]. Die Häufigkeit dieser Erkrankungen und die frühe, bedrohliche Symptomatik erklären den mit 12–15% relativ hohen Anteil herzkranker Neugeborener an der Belegung einer Neugeborenen-Intensivpflegestation [3].

Tabelle 42. Relative Häufigkeit einzelner angeborener Herzerkrankungen mit lebensbedrohlicher Symptomatik beim Neugeborenen

Ventrikelseptumdefekt		15%
Transposition der großen Gefäße		11%
Fallot'sche Tetralogie und Pseudotruncus		9%
Hypoplastisches Linksherz-Syndrom		8%
Ductus Botalli persistens		7%
Isthmusstenosen der Aorta		7%
Endokardkissendefekte		5%
Malpositionen		4%
Singulärer Ventrikel		3%
Primäre Myokarderkrankungen		2%
Andere	jeweils	<1%

Tabelle 43. **Differentialdiagnose** häufiger kongenitaler Herzerkrankungen mit schwerer Symptomatik in der Neugeborenenperiode.

Vitium	Symptome	Röntgen-Thorax Herz	Lungenge-fäßzeichnung	EKG	PKG	Vorgehen in NGP
Einfache D-Transposition	Zyanose, Hypoxie, Azidose, meist ab 3.–4. LT.	querliegend eiförmig, schmales Gefäßband	meist ++	meist unspezifisch	oft	HK, AKG, BAS, Atrioseptostomie
Totale Lungenvenentranspos.	Zyanose, Herzinsuff.	bei ²/₃ Schneemannfigur	meist ++	RVH	meist	HK, AKG, BAS Sofort OP
Ventrikelseptumdefekt	Herzinsuff. Trinkschwäche	Kardiomegalie	++	RVH BVH	meist	evtl. HK und pulmonale Drosselung
Ductus Botalli	Herzinsuff. Resp. Insuff.	Kardiomegalie	++	RVH BVH	oft nur	evtl. Frühligatur
Isthmusstenose d. Aorta	Herzinsuff. Pulse: Arm: + Fuß: −	meist Kardiomegalie	∅/+	RVH BVH	oft nur	päductal: Resektion
Schwere Pulmonalstenose	Schock Zyanose	Kardiomegalie	∅/−	RVH	meist	Komisurotomie
Fallot	Zyanose, keine Herzinsuff.	klein, Herzspitze angehoben	−	RVH	oft	kein Digitalis, HK später
Pseudotruncus	Zyanose, keine Herzinsuff.	klein, Gefäßband schmal	−	RVH	oft	HK, AKG, evtl. Anastomose
Truncus arteriosus	Herzinsuff. evtl. Zyanose	Kardiomegalie	∅/++	RVH BVH	oft	evtl. Drosselung, evtl. Anastomose
Tricuspidalatresie	Zyanose	meist unauffällig	−/∅	Ü. Li.-typ LVH	oft	HK, AKG, evtl. BAS evtl. Anastomose
Hypoplastisches Linksherzsyndrom	Schock, Oligurie oft ab 1.–2. Tag	Kardiomegalie	∅/+	oft RVH LVH fehlt	oft	Prognose infaust
Endokardfibroelastose	progrediente Herzinsuff.	Kardiomegalie	∅	Hypervoltage	meist	Versuch konserv. Progn. schlecht

Abkürzungen: NGP = Neugeborenenperiode; HK = Herzkatheter; AKG = Angiokardiographie; BAS = Ballonatrioseptostomie; Ü. Li.-typ = Überdrehter Linkslagetyp im EKG; LV = Linker Ventrikel; /∅ = normal; − = vermindert; + = vermehrt

Eine Aufstellung über die zu erwartende relative Häufigkeit einzelner angeborener Herzerkrankungen mit lebensbedrohlicher Symptomatik in der Neugeborenenperiode gibt die Tabelle 42.

10.1.1. Differentialdiagnose angeborener Herzfehler beim Neugeborenen

Richtungweisendes Symptom einer kongenitalen Herzerkrankung ist in dieser Altersgruppe im Gegensatz zum späteren Säuglings- und Kindesalter in zwei Drittel aller Fälle die **Zyanose,** die bei jedem zweiten Kind von einer **Herzinsuffizienz** begleitet wird. Herzinsuffizienz ohne Zyanose, **Herzgeräusche** oder Herzrhythmusstörungen zusammen stellen nur in einem Drittel Leitsymptome dar.

Tabelle 44. Erkrankungen die beim Neugeborenen häufig das Bild einer kongenitalen Herzerkrankung vortäuschen

Wirkliche Diagnose	Fehlgedeuteter Befund	Differentialdiagnose durch
Respiratorische Insuffizienz	Zyanose und Tachy-Dyspnoe	EKG und PKG meist unauffällig, Hyperoxietest: deutlicher Anstieg des art. pO_2
Sepsis	EKG häufig wie bei Kardiomyopathie	Thrombozytensturz, Erregernachweis in der Blutkultur
schwere Anämie	Tachykardie, Herzinsuffizienz	Hb < 10 g% Besserung nach Transfusion
Methämoglobinämie	Zyanose und Hypoxie	Art. pO_2: normal Art. Sättig.: niedrig Met-Hb-Nachweis
Hypoglykämie Hypokalzämie	Kardiomegalie	Konzentration im Vollblut Cave: Bei schwerer Herzinsuffizienz Hypoglycämie möglich
Kongenitale Hyperthyreose	Tachykardie, Kardiomegalie, Herzgeräusch	TSH, T3/T4
Extrakardiale AV-Fisteln	Herzgeräusche, Kardiomegalie	Periphere Strömungsgeräusche, Schädelauskultation!
Fetopathia diabetica	Kardiomegalie Plethora	mütterliche Anamnese, Blutzucker-Bestimmung

In Tabelle 43 sind die differentialdiagnostischen Möglichkeiten bei den häufigsten angeborenen Herzerkrankungen in der Neugeborenenperiode und das sich jeweils ergebende weitere Vorgehen zusammengestellt.
Ebenso wichtig ist es jedoch, Erkrankungen nicht kardialer Genese differentialdiagnostisch auszuschließen, die beim Neugeborenen das Bild einer Herzerkrankung vortäuschen können (s. Tabelle 44).

10.1.2. Kardiologische Vorfelddiagnostik und spezielle Herzdiagnostik beim Neugeborenen

Unter kardiologischer Vorfelddiagnostik sind nichtinvasive diagnostische Methoden zu verstehen, die zur Abklärung angeborener Herzerkrankungen vor der speziellen Herzdiagnostik durch Herzkatheter und Angiokardiographie angewendet werden. Dies sind im Einzelnen unter Berücksichtigung ihrer Bedeutung für das Neugeborenenalter:

a) Klinische Symptome: Trinkschwierigkeiten, Zyanose, evtl. dissoziierte Zyanose, Tachy-Dyspnoe, Stridor, vermehrtes Schwitzen, thorakales Schwirren, Fehlen der Femoralispulse, Blutdruckmessung an den oberen und unteren Extremitäten,

b) Röntgen-Thorax, bzw. Herzfernaufnahme: Zu bevorzugen sind Aufnahmen im Hängen, falls der Zustand des Kindes dies erlaubt, in nicht allzu harter Aufnahmetechnik. Beurteilt werden Herzgröße, Herzkonfiguration, das Gefäßband, die Lungengefäßzeichnung und der abdominelle Situs durch die Lage der Magenblase. Seitliche Aufnahmen bringen in der Neugeborenenperiode selten zusätzliche Information.

c) Elektrokardiogramm: Rhythmus, Frequenz, Lagetyp, ventrikuläre Belastungs-, Hypertrophie-, oder Schädigungszeichen durch Ableitung von Extremitäten-, semiunipolaren-, und Brustwandableitungen.

d) Auskultation und Phonokardiogramm: Die Phonokardiographie ist gerade bei der physiologischen Tachykardie des Neugeborenen zur zuverlässigen Differenzierung und zeitlichen Zuordnung von Herztönen und Geräuschen von großem Wert. Auch dem Fehlen eines Geräusches, z. B. bei den primären Myokarderkrankungen kommt eine differentialdiagnostische Bedeutung zu.

e) Echokardiographie: Die Ultraschallkardiographie gehört als neueres Verfahren der nichtinvasiven Diagnostik in der Regel in den Bereich des kinderkardiologischen Zentrums. In der Neugeborenenperiode wird ihr in zunehmendem Maße die Aufgabe zukommen, grobe morphologische Anomalien (hypoplastisches Linksherzsyndrom, Transposition der großen Gefäße, Klappenatresien, usw.) schnell und ohne Belastung aufzudecken [4]. Die Diagnose des Ductus Botalli persistens bei Frühgeborenen mit Atemnotsyndrom (s. S. 168) gelingt durch die Bestimmung der Durchmesser von linkem Vorhof und Aortenwurzel (LA/Ao > 1,3) recht zuverlässig [5].

f) Oxymetrie und Hyperoxietest: Die Bestimmung der arteriellen Sauerstoffsättigung (SO_2 art.) und des arteriellen Sauerstoffdrucks (PO_2 art.) sind, obwohl invasiv, der Vorfelddiagnostik zuzurechnen. Das Ausmaß der arteriellen Hypoxämie läßt einen Rückschluß auf den Grad der kardialen Beeinträchtigung durch einen angeborenen Herzfehler zu. **Hyperoxietest (HOT):** Steigt nach 10 min reiner Sauerstoffatmung der arterielle PO_2 überhaupt nicht, oder nicht auf annähernd normale Werte an, so muß ein großer intrakardialer Rechts-Links-Shunt durch ein Vitium unterstellt werden, bei dem aufgrund der anatomischen Verhältnisse venöses Blut nicht durch die Lunge zur Oxygenation geführt wird. Obwohl schwere pulmonale Diffusionsstörungen damit mit letzter Sicherheit jedoch noch nicht ausgeschlossen sind, sprechen arterielle PO_2-Werte unter 35 mm Hg beim HOT so gut wie immer für das Vorliegen einer Transposition der großen Gefäße [3].

Der HOT sollte bei allen Neugeborenen mit Verdacht auf einen schweren Herzfehler durchgeführt werden. Um eine eventuell anschließende Herzkatheterung von der rechten Leiste aus nicht durch Hämatombildung zu erschweren, sollte **die rechte Arteria femoralis dabei nicht punktiert werden.**

Die spezielle Herzdiagnostik mit Rechts- und Linksherzkatheter sowie Angiokardiographie ist auch in der Neugeborenenperiode im Verhältnis zum diagnostischen Wert mit einem vertretbaren Risiko verbunden. Nach dem ersten Lebensmonat ist eine Letalitätsrate von 0,1% anzunehmen [2]. Innerhalb der Neugeborenenperiode ist die Letalitätsquote mit 8,3% zwar wesentlich höher [6], beinhaltet jedoch auch die natürliche Absterberate dieser schwerstkranken Neugeborenen, so daß die letale Komplikationsrate der Herzkatheterung selbst innerhalb der ersten 4 Lebenswochen mit 1–2% anzusetzen ist [2].

Die Herzkatheteruntersuchung des Neugeborenen ist immer eine Notfallmaßnahme, zu der die Indikation in jedem Einzelfall neu zu stellen ist. Die **Indikation zur Herzkatheterung in der Neugeborenenperiode** ist unseres Erachtens gegeben, wenn nach der Verdachtsdiagnose aufgrund der Vorfelddiagnostik

– einerseits die Notwendigkeit und die Möglichkeit einer technisch durchführbaren und klinisch dringenden Operation innerhalb des ersten Lebensmonats oder kurz danach besteht,

oder

– andererseits eine Operationsmöglichkeit beim Verdacht auf ein inkurables Vitium durch die Katheterung grundsätzlich ausgeschlossen werden muß.

Gerade die letztgenannte Indikation erleichtert die Entscheidung über das Ausmaß weiterer Intensivmaßnahmen wie z.B. Langzeitbeatmung. Eine rein diagnostische Indikation zur Herzkatheterung in der Neugeborenenperiode ist abzulehnen. Die Untersuchung wird beim Neugeborenen ohne Narkose, in Lokalanästhesie, in den meisten Fällen über die Vena saphena magna rechts durchgeführt. Herzkatheterungen über die Nabelvene gelingen in den ersten Lebenstagen nur, solange der Ductus venosus Arantii noch nicht verschlossen ist, oder wenn er durch einen in den rechten Vorhof vorgeschobenen Nabelvenenkatheter offen gehalten wird.

10.1.3. Herzchirurgie beim Neugeborenen

Herzchirurgische Eingriffe innerhalb des ersten Lebensmonats werden nur vorgenommen bei Neugeborenen, die aufgrund ihres Herzfehlers akut vom Tode bedroht sind. Durchgeführt werden dann hauptsächlich:

a) Atrioseptostomie nach Blalock-Hanlon bei Transposition der großen Gefäße.
b) Resektion einer Isthmusstenose der Aorta vom prä- oder periduktalem Typ.
c) Aortopulmonale Shuntoperationen bei Pulmonalstenosen-Syndrom oder Pulmonalatresie.
d) Ligatur eines Ductus Botalli persistens.
e) Korrekturoperationen bei totaler Lungenvenenfehlmündung.

Die Mortalität bei diesen Operationen liegt auch bei Zentren mit großer Erfahrung in der Säuglingschirurgie mit Ausnahme der Ductusligatur (25%) in der Regel noch über 50% [7]. Andere Eingriffe bei den verschiedensten Vitien sind beschrieben [8]. Die Operationsletalität nimmt bis zum 3. Lebensmonat um ca. zwei Drittel ab. Aufgabe der neonatalen Intensivpflege ist es daher, kardiorespiratorische Komplikationen bis zu einem günstigen Operationszeitpunkt gering zu halten.

10.2. Dringliche kardiologische Diagnostik beim Neugeborenen

An dieser Stelle können nicht alle in der Neugeborenenperiode vorkommenden angeborenen Herzerkrankungen mit schwerer klinischer Symptomatik besprochen werden. Die Darstellung beschränkt sich daher auf häufige, oder in ihrem diagnostischen und therapeutischen Vorgehen charakteristische kongenitale Herzerkrankungen. Umfassendere Darstellungen finden sich in der Literatur [2, 8, 12, 16, 18, 21].

10.2.1. Transposition der großen Gefäße (TGA)

Definition
Bei der sog. einfachen Transposition der großen Gefäße wird das venöse Blut über den venösen Ventrikel und über die daraus entspringende Aorta ungesättigt wieder dem Großkreislauf zugeführt. Aus dem arteriellen Ventrikel entspringt die Pulmonalarterie, die das bereits gesättigte arterielle Blut erneut in den Lungenkreislauf zurückleitet. Bei der häufigsten Form der sog. D (dextro-) Transpo-

sition liegt die Aorta rechts von der dorsalponierten Pulmonalarterie. Unabhängig von der einfachen Transpositionsstellung von Aorta und Pulmonalarterie kann bei der sog. komplexen TGA jede weitere kardiale Fehlbildung zusätzlich vorliegen, häufig ein Ventrikelseptumdefekt oder eine subvalvuläre Pulmonalstenose [9]. Ebenso können die AV-Klappen und die beiden Ventrikel, was ihr Myokardmuster betrifft, invertiert sein. Die einfache TGA überwiegt ca. 2:1. Das männliche Geschlecht ist bevorzugt.

Pathophysiologie
Oxygeniertes Blut gelangt bei der TGA lediglich über ein offenes Foramen ovale, einen persistierenden Ductus Botalli oder einen Ventrikelseptumdefekt in den Großkreislauf, venöses Blut kann nur auf dem selben Weg den Lungenkreislauf zur Oxygenation erreichen. Verschließen sich Foramen ovale und Ductus Botalli nach der Geburt, so kommt es infolge der unzureichenden Shuntmöglichkeit zur lebensbedrohlichen arteriellen Hypoxämie und Azidose.

Klinisches Bild
Zunächst unauffällige Kinder, die 3–4 Tage nach der Geburt eine rasch zunehmende Zyanose, Tachypnoe und Azidose entwickeln, anfänglich ohne Herzinsuffizienz, sind verdächtig auf das Vorliegen einer einfachen TGA. Liegt zusätzlich ein bedeutsamer Ventrikelseptumdefekt vor, so entwickeln sich die Symptome protrahierter, die Kinder fallen erst nach 8–14 Tagen oft durch Zeichen einer Herzinsuffizienz auf. Die Säuglinge sind oft hypertroph, diabetische Mütter sind überproportional häufig.

Diagnostik
In typischen Fällen zeigt das **Röntgenbild** ein normal großes bis leicht vergrößertes quer liegendes eiförmiges Herz mit einem durch die Dextroposition der Aorta schmalen Gefäßband (Abb. 22). Die Lungengefäßzeichnung erscheint bei zusätzlichem Ventrikelseptumdefekt vermehrt, bei zusätzlicher Pulmonalstenose eher vermindert. Das **EKG** zeigt oft nur einen altersgemäßen Kurvenverlauf. **Phonokardiographisch** ist bei der einfachen TGA nur ein leises uncharakteristisches Systolikum und manchmal ein gespaltener zweiter Herzton darstellbar. Bei der komplexen TGA richtet sich der Geräusch-

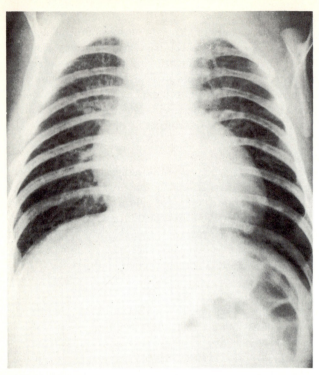

Abb. 22. Röntgenbefund beim Neugeborenen mit Transposition der großen Gefäße: querliegendes, eiförmiges, leicht vergrößertes Herz, schmales Gefäßband, mäßig vermehrte Lungengefäßzeichnung. (M.M., ♂, 6. Lebenstag, d-TGA mit VSD)

befund nach dem Begleitvitium. Beim **Hyperoxietest** (s. S. 76, 148) steigt unter Sauerstoffatmung der arterielle pO_2 so gut wie nicht an, da die Hypoxie nicht durch eine pulmonale Untersättigung verursacht wird, sondern die Möglichkeit zur arteriellen Aufsättigung durch das Foramen ovale morphologisch fixiert und begrenzt wird. Arterielle PO_2-Werte unter 35 mm Hg sprechen so gut wie immer für eine TGA, auch bei zusätzlichem Ventrikelseptumdefekt finden sich selten mehr als 50 mm Hg.

Vorgehen
Der Verdacht auf das Vorliegen einer TGA stellt die absolute Indikation zur **umgehenden Herzkatheterung** dar. Die Diagnose sichert das **Angiokardiogramm** mit der Darstellung der aus dem venösen Ventrikel ventral und rechts von der Pulmonalarterie entspringenden Aorta. Bei der Ballonatrioseptostomie nach Rashkind [10] wird mittels eines im arteriellen Vorhof mit Röngtenkontrastmittel gefüllten Ballons, der an der Spitze eines Katheters angebracht ist, beim Zurückziehen des Katheters durch das Foramen ovale das Vorhofseptum eingerissen. Damit ist die Möglichkeit einer Zumischung arterialisierten Blutes zum Großkreislauf vergrößert. Reicht der so gesetzte Defekt nicht aus, so muß in einzelnen Fällen das Vorhofseptum operativ nach Blalock-Hanlon [11] excidiert werden. Art und Zeitpunkt weiterer Palliativmaßnahmen jenseits der Neugeborenenperiode richten sich nach dem Begleitvitium. Die Totalkorrektur nach Mustard erfolgt meist nach dem 2. Lebensjahr [11].

10.2.2. Isthmusstenosen der Aorta (ISTA)

Anatomie
Nach dem anatomischen Sitz der Stenose wird eingeteilt in:

a) präduktale, (präligamentäre) ISTA, (früher sog. infantile ISTA), Stenosierung proximal des Ductus Botalli bzw. des obliterierten Ligamentum Botalli. Kardiale Begleitmißbildungen obligat, großer Ductus Botalli, oft Aortenbogenhypoplasie, Aortenstenosen, hypoplastischer linker Ventrikel, Ventrikelseptumdefekt. Kollateralen zur unteren Körperhälfte so gut wie nicht ausgebildet, da sich die Stenose intrauterin kaum auswirkt.

b) postduktale, (postligamentäre) ISTA, (früher sog. Erwachsenenform der ISTA), Stenosierung distal des Ductus, bzw. Ligamentum Botalli, kardiale Begleitmißbildungen weniger häufig. Meist gute Ausbildung von Kollateralen zur unteren Körperhälfte, da sich die Stenose bereits intrauterin auswirkt.

c) juxtaductale (juxtaligamentäre) ISTA, Stenosierung im Bereich des Ductus, bzw. Ligamentum Botalli, kardiale Begleitfehlbildungen

häufig. ISTA funktionell meist der präduktalen Form zuzuordnen, funktionsfähige Kollateralen selten.
Die sog. einfache ISTA, d. h. ohne kardiale Begleitfehlbildungen, ist fast ausschließlich vom postduktalen Typ. Die komplexe ISTA wird im ersten Lebensmonat 10fach häufiger diagnostiziert [2].

Pathophysiologie
Bei der postduktalen Form der ISTA besteht neben der Druckbelastung des linken Herzens eine zusätzliche Volumenbelastung durch den Links-Rechts-Shunt in Duktusebene. Der spontane Duktusverschluß bewirkt somit auf lange Sicht eine Entlastung für das Herz, auch wenn die Stenose durch den Zug des Duktusbändchens geringfügig zunehmen sollte. Ein Verschluß des Ductus Botalli bei der präductalen Form der ISTA kann innerhalb von Stunden zum Tode führen, da es zu einer lebensbedrohlichen Belastung des linken Ventrikels kommt, und die Blutversorgung der unteren Körperhälfte über den Rechts-Links-Shunt kritisch eingeschränkt wird. Da sich die Stenose intrauterin kaum auswirkt, stehen auch akut kaum funktionsfähige Kollateralen zur unteren Körperhälfte zur Verfügung. Erschwerend wirken sich die zusätzlichen kardialen Begleitmißbildungen aus.

Klinisches Bild
Kinder mit einfacher ISTA vom postduktalen Typ sind als Neugeborene meist unauffällig. Leitsymptome bei anderen Formen ist die in der ersten Lebenswoche früh einsetzende schwere Herzinsuffizienz bei **abgeschwächten oder fehlenden Femoralispulsen.** Bei präduktalen Formen fällt oft eine isolierte Zyanose der unteren Körperhälfte auf (sog. dissoziierte Zyanose). Unter konservativen Maßnahmen bessern sich erfahrungsgemäß auch Kinder mit komplexer ISTA vom postduktalen Typ nach wenigen Tagen bis Wochen, wo hingegen präduktale Formen in der Regel nur eine kurzfristige Erholung zeigen und nach 1–2 Tagen erneut das Bild einer schweren Herzinsuffizienz bieten.

Diagnostik
Blutdruckmessungen mit der Ultraschallsonde oder dem Sphygommanometer ergeben oft normale oder nur leicht erhöhte Drucke (70–90 mm Hg) an den oberen Extremitäten, während die Drucke

an den unteren Extremitäten (Arteria poplitea, Arteria dorsalis pedis) selten über 50 mm Hg liegen. **Röntgenologisch** finden sich in der Regel sehr stark vergrößerte Herzen und Zeichen einer Lungenstauung. Im **EKG** stellen sich Zeichen der Rechtshypertrophie oder eine biventrikuläre Hypertrophie dar, die bei der postductalen Form jedoch bald einer z. T. ausgeprägten Linkshypertrophie weichen. Das **PKG** zeigt in typischen Fällen ein über den zweiten Ton hinausreichendes Systolikum, das sich auch manchmal kontinuierlich darstellen kann.

Als Hinweis auf eine präduktale Stenose muß beim **dissoziierten Hyperoxietest** gewertet werden, wenn bei simultaner arterieller Blutentnahme unter Sauerstoffatmung der arterielle PO_2 der linken Arteria femoralis (**Cave**: Hämatombildung rechts) keinen Anstieg gegenüber der rechten Armarterie (**Cave**: Abgang der linken Arteria subclavia) ergibt.

Vorgehen

Bei Verdacht auf eine präduktale ISTA besteht wegen der Notwendigkeit einer Operation eine dringende Indikation zur **Herzkatheterung mit Angiokardiographie** zur Lokalisation der Stenose und zum Nachweis kardialer Begleitmißbildungen. Die operativen Möglichkeiten reichen von der Resektion mit Ductusligatur bis zur zusätzlichen Aortenplastik und pulmonaler Drosselung [8]. Das Mortalitätsrisiko liegt je nach Umfang des erforderlichen Eingriffs zwischen 35 und 60%. Spätere Zweiteingriffe sind bei einem Viertel der Patienten erforderlich [7, 8].

10.2.3. Hypoplastisches Linksherzsyndrom (HLHS)

Anatomie

Unter dem Begriff des hypoplastischen Linksherzsyndroms wird ein Symptomenkomplex zusammengefaßt, der besteht aus
– wechselnder Ausprägung einer Aorten und/oder Mitralklappenhypoplasie bis zur Atresie sowie
– Hypoplasie des linken Ventrikels und der aszendierenden Aorta.
Aufgrund der differenten Ausprägung der Hypoplasie der beiden Klappen können verschiedene Einzeltypen unterschieden werden [13]. Die Kombination von Aortenatresie und Mitralhypoplasie bei

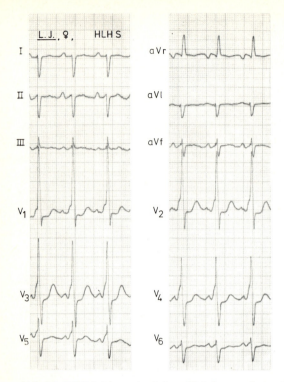

Abb. 23. EKG bei hypoplastischem Linksherzsyndrom: überdrehter Rechtslagetyp, ausgeprägte Rechtshypertrophie mit hohen R-Zacken rechtspräkordial, sowie nur geringe R-Zacken linkspräkordial als Zeichen fehlender Aktivität des linken Ventrikels. (L. J., ♀, 4. Lebenstag, hypoplastisches Linksherzsyndrom)

hypoplastischem linken Ventrikel ist am häufigsten. Der Abgang der Koronararterien ist in der Regel normal. Jungen überwiegen ca. 3:1.

Pathophysiologie
Allen Formen gemeinsam ist die anatomisch bedingte Minderversorgung der gesamten peripheren Zirkulation. Der arterielle Kreislauf wird meist vollständig über einen Rechts-Links-Shunt durch

den Ductus Botalli mit sauerstoffreichem Blut versorgt. Die Mischung erfolgt im rechten Vorhof über ein offenes Foramen ovale. Die Sauerstoffsättigung im rechten Vorhof, rechten Ventrikel, Pulmonalarterie, Aorta und in den retrograd perfundierten Koronararterien ist identisch.

Klinik
Die Säuglinge kommen mit den Zeichen einer schweren Herzinsuffizienz in schockähnlichem Zustand mit zunächst nur mäßiger Zyanose fast immer in der ersten Lebenswoche zur Aufnahme. Die peripheren Pulse sind sowohl an den unteren als auch an den oberen Extremitäten abgeschwächt und können in ihrer Stärke abhängig von der Atmung und von einer funktionellen Ductuskonstriktion variieren. Im weiteren Verlauf stellt sich nahezu immer eine Oligurie bis Anurie ein.

Diagnostik
Im **Thoraxröntgenbild** ist trotz der Hypoplasie eines Ventrikels eine meist ausgeprägte Kardiomegalie zu beobachten. Die Lungengefäße erscheinen gestaut bis zum Bild des Lungenödems. Richtungweisend ist der **EKG-Befund** mit Zeichen der Belastung und Hypertrophie des rechten Vorhofs und Ventrikels und charakteristischerweise einer Abschwächung der Aktivitäten des linken Ventrikels in den linkspräkordialen Brustwandableitungen, die in typischen Fällen sogar ganz fehlen (Abb. 23). Üblicherweise erscheint der zweite Herzton im **PKG** infolge der Aortenatresie nicht gespalten. Ein Galopprhythmus und unspezifische systolische Geräusche sind nicht selten. Einen wesentlichen Beitrag zur nichtinvasiven Diagnostik kann hier das Echokardiogramm liefern [2, 4] mit der Darstellung des hypoplastischen linken Ventrikels und dem Fehlen der typischen aortalen oder mitralen Klappenbewegungen. Im **Hyperoxietest** kann der arterielle PO_2 zwar über 50 mm Hg liegen, der Wert steigt jedoch auch unter Sauerstoffatmung nicht an.

Vorgehen
Auch bei scheinbar eindeutigen Befunden der Vorfelddiagnostik sollte nicht auf die **Herzkatheterung mit Angiokardiographie** verzichtet werden. Oft können erst durch das Angiokardiogramm z. B.

eine ISTA vom präduktalen Typ oder eine isolierte Aortenbogenatresie ausgeschlossen werden, für die zumindest palliative operative Möglichkeiten bestehen [8]. Chirurgische Eingriffe beim HLHS haben eine Mortalitätsrate von 95–100% [8] und sind daher außerordentlich problematisch. Die Mehrzahl der Kinder verstirbt innerhalb des ersten Lebensmonats an den Folgen einer therapieresistenten Herzinsuffizienz mit prärenalem Nierenversagen.

10.2.4. Primäre Myokarderkrankungen

Definition
Unter der Bezeichnung primäre Myokarderkrankungen wird hier eine Gruppe von Krankheitsbildern beim Neugeborenen zusammengefaßt, bei denen der Herzmuskel strukturell oder funktionell geschädigt ist, ohne daß eine anatomische Fehlbildung des Herzens in Form eines angeborenen Vitiums vorliegen muß. Nach der Ätiologie sind zu unterscheiden:

entzündliche Prozesse: akute Myokarditis, z. B. durch Coxsackie-B-Infektion

degenerative Prozesse: primäre und sekundäre Kardiomyopathien vom obstruktiven Typ (OKMP) oder vom kongestivon Typ (KKMP),
- primäre OKMP: z. B. idiopathisch-hypertrophische Subaortenstenose
- primäre KKMP: z. B. Endomyokardfibroelastose
- sekundäre OKMP: z. B. bei Glykogenosen (Morbus Pompe)
- sekundäre KKMP: z. B. bei einigen neuromuskulären Erkrankungen

chronisch-hypoxische Zustände: z. B. durch anomalen Ursprung einer Koronararterie aus der Pulmonalarterie, sog. Bland-White-Garland-Syndrom.

Die Sicherung der einzelnen Diagnosen erfolgt oft erst durch die histologische Beurteilung des Myokards. Von praktischer Bedeutung beim Neugeborenen sind die akute Myokarditis und die isolierte Myokardfibroelastose. Auf die familiäre Häufung der primären Kardiomyopathien ist hinzuweisen.

Pathophysiologie
Die Herzinsuffizienz bei der **akuten Myokarditis** des Neugeborenen geht mit einer Dilatation des Herzmuskels und einem kleinen Schlag- und Minutenvolumen trotz hoher Faservorspannung durch ein erhöhtes enddiastolisches Volumen einher. Vorhofdrucke, zentraler Venendruck und pulmonaler Kapillardruck sind erhöht. Ursache dieser Veränderungen ist neben den entzündlichen Myokardfaserbrüchen vor allem die ödematöse Verquellung des Herzmuskels, welche die Kontraktionsdynamik erheblich behindert und die Aufnahme energiereicher Substrate und Sauerstoff erschwert. Die **isolierte Endomyokardfibroelastose** wird heute überwiegend als Endzustand einer intrauterin abgelaufenen Myokarditis angesehen [14]. Durch zunehmende degenerative bindegewebige Umwandlung im Endomyokardbereich wird der funktionelle Zustand des akut entzündlichen Herzmuskels morphologisch fixiert. Dieser Vorgang erfolgt meist schubweise.

Klinisches Bild
Klinisch fallen Kinder mit Kardiomyopathien in der Regel gegen Ende der Neugeborenenperiode oder in der frühen Säuglingszeit durch eine rasch progrediente Herzinsuffizienz meist ohne Zyanose sowie durch Ernährungsschwierigkeiten und Gedeihstörungen auf. Die akute Coxsackie-Myokarditis tritt dagegen meist in den ersten beiden Lebenswochen auf, der Verlauf ist fulminanter und geht bei einem Drittel der Fälle mit zerebralen Anfällen oder sonstigen zentralnervösen Symptomen einher.

Diagnostik
Das **Röntgenbild** zeigt generell ein beidseits dilatiertes Herz, das bei der Durchleuchtung nur schwache Kontraktionen aufweist. Myokarditis, obstruktive oder kongestive Kardiomyopathie können röntgenologisch nicht unterschieden werden. Der **EKG-Befund** der Endomyokardfibroelastose ist durch Linkshypertrophie und Linksherzschädigung in Form von ST-Senkungen oder T-Negativierungen sowie durch eine z.T. groteske Hypervoltage gekennzeichnet, die sich bei anderen kongenitalen Herzerkrankungen selten findet. Niedervoltage, Störungen der Erregungsausbreitung und Herzrhythmusstörungen sind dagegen eher Hinweise auf eine entzündliche Herz-

erkrankung. Eigenartigerweise werden jedoch auch hier in ca. 15–20% der Fälle sehr uncharakteristische EKG-Befunde gesehen [14]. Im **PKG** fehlt in den meisten Fällen ein Geräusch und die Herztöne sind auffallend leise, so daß sich die primären Myokarderkrankungen als das sog. „große stumme Herz im Säuglingsalter" präsentieren. Durch **mechanokardiographische** Bestimmungen der systolischen Zeitintervalle und **echokardiographische** Untersuchungen in Time-Motion-Technik ist auf nichtinvasivem Weg eine quantitative Beurteilung der myokardialen Kraftentfaltung möglich [15]. Durch **serologische Untersuchungen** bei Mutter und Kind sollte bei jedem Verdacht auf eine primäre Myokarderkrankung versucht werden, eine akute oder während der Schwangerschaft abgelaufene Infektion mit Coxsackie-B-, Mumps-, Influenza-, Herpes-, Röteln-, Zytomegalieviren oder Toxoplasmose auszuschließen oder nachzuweisen.

Vorgehen
Bei eindeutigen Titerverläufen, Erregernachweis oder einheitlichen Befunden der Vorfelddiagnostik ist eine **Herzkatheterung** innerhalb der Neugeborenenperiode weder bei der Myokarditis noch bei den Kardiomyopathien dringend indiziert. Gegenüber der akuten Entzündung hat die Endomyokardfibroelastose beim Neugeborenen eine ausgesprochen schlechte Prognose. Trotz intensiver antikongestiver Therapie überleben die Kinder den ersten Lebensmonat in der Regel nicht [16], bei späterem Einsetzen der Symptomatik sind längere Verläufe über Jahre bekannt [17].

10.3. Kardiologische Notfälle beim Neugeborenen

10.3.1. Herzinsuffizienz

Die ersten **Symptome einer akuten Herzinsuffizienz** bei Neugeborenen und jungen Säuglingen zeigen sich oft in Form einer raschen Gewichtszunahme von ca. 80–100 g/Tag trotz Trinkunlust, in starkem Schwitzen vor allem im Gesicht beim Füttern und in einer beschleunigten Atmung mit einer Frequenz von über 60/min. Bei der Untersuchung findet sich dann ein beschleunigter, weicher Puls, eine Hepatomegalie, Lidödeme, eine allgemeine Hypotonie der

Muskulatur und das exspiratorische, ohrnahe Rasseln der Flüssigkeitslunge. Tachydyspnoe mit Bronchospastik, kalte Extremitäten, prätibiale Ödeme und Anasarka sowie Oligurie bis Anurie sind zusätzliche Symptome bei fortgeschrittener Herzinsuffizienz. Röntgenologisch ist eine Kardiomegalie so gut wie obligatorisch, aus EKG und PKG kann die Kraftentfaltung des Myokards nicht beurteilt werden. Aus einer Unterscheidung von Rechts- oder Linksherzinsuffizienz ergeben sich in Bezug auf die Therapie kaum unterschiedliche Konsequenzen. Beim Neugeborenen liegt meist eine kombinierte Rechts-Linksinsuffizienz vor.

Therapeutische Richtlinien zur **Behandlung der Herzinsuffizienz** beim Neugeborenen sind in Tabelle 45 zusammengestellt. Art und Umfang der gewählten Maßnahmen muß sich dabei nach dem Grad der Herzinsuffizienz richten. So reicht bei vielen Neugeborenen die Reduktion der Flüssigkeitszufuhr in Verbindung mit einer Digitalisierung aus, während bei anderen Säuglingen vorübergehend das Risiko relativ hoher Digitaliskonzentrationen in Kauf genommen werden muß.

Zu I (Tabelle 45): Die Wahl des Herzglykosids sollte immer nach persönlichen Erfahrungen entschieden werden. Aus theoretischen Überlegungen sind Reinglykoside den Mischpräparaten wegen der Möglichkeit von Spiegelbestimmungen vorzuziehen, was sich beim Neugeborenen in der Praxis jedoch kaum als notwendig erweist. An unserer Klinik liegen gute Erfahrungen mit Mischlglykosiden aus Lanata, A, B und C in der gleichen Dosierung wie in Tabelle 45 für das Beta-Azetyldigoxin (Novodigal) angegeben. Vorteile gegenüber dem Reinglykosid liegen in der besseren Frequenzwirksamkeit des Mischpräparats durch den Digitoxinanteil und der problemlosen intramuskulären Verabreichung, die gerade beim Neugeborenen von Vorteil ist. Bei den unsicheren Resorptionsverhältnissen im Stadium der akuten Herzinsuffizienz sollte die Sättigungsdosis grundsätzlich parenteral verabreicht werden. Die Angaben in Tabelle 45 bezüglich der Glukagontherapie beziehen sich auf Erfahrungen an anderer Stelle [18].

Zu II: Aldosteronantagonisten haben sich beim Neugeborenen bewährt. Sie sollten jedoch stets als Zusatztherapie zusammen mit anderen Diuretika eingesetzt werden. Mit ihrer vollen Wirkung ist erst nach 2–3 Tagen zu rechnen.

Tabelle 45. Behandlung der Herzinsuffizienz beim Neugeborenen

Prinzip	Basistherapie bei Herzinsuffizienz	Zusatztherapie bei Lungenödem und Schock
I. Förderung der Herzkraft	• Digoxin (Novodigal, β-Acetyldigoxin) **Frühgeborene:** SD: 0,03 mg/kg i. v./i. m. ED: ¼ der SD **Reife Neugeborene:** SD: 0,03–0,04 mg/kg i. v./i. m. ED: ⅕–¼ der SD **Säuglinge:** SD: 0,04 mg/kg i. v./i. m. ED: ¼ der SD Sättigungsdosis (SD) immer parenteral. Bei oraler Gabe der Erhaltungsdosis (ED): 20% Zuschlag	• Dopamin-Infusion: 0,25–0,50 mg/kg/h • Glukagon-Infusion: 2–3 mg/min für jeweils 30 min 3–4×/Tag
II. Förderung der Diurese	• Furosemid (Lasix) 1–5 mg/kg 4–6 stdtl.	• Spironolacton (Aldactone) 4 mg/kg/Tag i. v. initial 2 mg/kg/Tag oral Dauer
III. Ernährung und Flüssigkeitszufuhr	• Tagesgesamtmenge ¹⁄₁₀ des Körpergewichts 10–12 Mahlzeiten, evtl. Sonde • Bilanzierung durch täglich 1–2× wiegen	• Parenterale Ernährung 60–80 mg/kg/24 h Salzanteil ¹⁄₁₀–⅕
IV. Erhaltung der Homöostase	Sorgfältiger Ausgleich des: • Säure-Basen-Haushalts • Elektrolythaushalts • Kohlenhydrathaushalts • Transfusion von Erythrozytenkonzentrat 10 ml/kg	
V. Ökonomisierende Maßnahmen	• Schräglagerung 30–45° O_2-Zufuhr 40%	• Phenobarbital (Luminal) 5 mg/kg i. m. • Erhöhte O_2-Zufuhr • Intubation und Beatmung PEEP 4–6 cm H_2O

Zu III: Als Gesamtflüssigkeitsmenge sollte ¹/₁₀ des Körpergewichts so lange nicht überschritten werden, wie noch entwässernde Maßnahmen notwendig sind. Die zuverlässigste Bilanzierung des Flüssigkeitshaushaltes erfolgt durch 1–2-maliges Wiegen des Kindes pro Tag, was auch bei Inkubatorpflege möglich ist. Bei Anlegen einer Schiene oder z. B. nach Intubation sollte das neue Ausgangsgewicht sofort festgestellt werden.

Zu IV: Auf den Ausgleich des Säure-Basen-Haushaltes sollte vor allem bei zyanotischen Vitien geachtet werden, da eine Azidose eine zusätzliche pulmonale Vasokonstriktion bewirkt. Auch eine Katecholamintherapie ist in saurem Milieu ineffektiv. Beim Neugeborenen ist ein Hb-Wert unter 14 g% und ein Erythrozytengehalt von unter 4,0 Millionen/mm^3 als Anämie zu werten. Zufuhr von Erythrozytenkonzentrat (10 ml/kg KG) kann eine eindrucksvolle Besserung bewirken.

Zyanotische Anfälle werden verursacht durch eine anfallsartige Konstriktion der Ausflußbahn des rechten Ventrikels bei einem Pulmonalstenosensyndrom. Die dadurch entstehende Hypoxie und Azidose fördert die Konstriktion erneut und führt zum akuten Rechtsherzversagen. Azidoseausgleich, 100%ige Sauerstoffatmung und langsame intravenöse Zufuhr von Morphinpräparaten (Dolantin spezial 0,5–1,0 mg/kg KG) unterbrechen den Anfall. Bis zur Operation sollte eine Dauertherapie mit Propranolol (Dociton 5 mg/kg KG und Tag oral auf 3 Dosen) durchgeführt werden. Erhöhte Hämatokritwerte über 70% können beim größeren Säugling zur Vermeidung thromboembolischer Komplikationen durch Aderlaß (10 ml/kg KG) und Substitution des gleichen Volumens mit niedermolekularem Dextran (Rheomacrodex) vorübergehend gesenkt werden.

Zu V: Durch Schräglagerung tritt die Leber tiefer und die Atmung wird erleichtert. Sauerstoffkonzentrationen von über 40 Volumenprozent erweisen sich auch bei zyanotischen Kindern nur dann als sinnvoll und effektiv, wenn zusätzlich eine Flüssigkeitslunge vorliegt die eine pulmonale Diffusionsstörung verursacht. Die Sedierung dient der Einsparung von Sauerstoff durch Herabsetzung der gesteigerten Atemarbeit. Das manifeste Lungenödem wird durch PEEP-Beatmung gebessert, die dadurch bedingte Verminderung des Herzminutenvolumens ist jedoch vor allem bei zusätzlicher Rechtsherzinsuffizienz zu bedenken.

10.3.2. Herzrhythmusstörungen

Die häufigsten Abweichungen vom Sinusrhythmus beim Neugeborenen sind **Extrasystolen**. Es handelt sich um vorzeitig einfallende Herzaktionen mit überwiegend supraventrikulärem Reizbildungszentrum. P-Zacken sind erkennbar, der QRS-Komplex ist meist nicht deformiert. Eine Therapie ist in der Regel nicht erforderlich. Supraventrikuläre Extrasystolen in Verbindung mit einer Sinustachykardie können oft frühe Symptome eines angeborenen Vitiums sein und verschwinden nach Einleitung der Digitalistherapie.

AV-Blockierungen I. und II. Grades sind häufig Folge einer Digitaliskumulation. Sie bilden sich nach 1–2maligem Aussetzen der Digitalismedikation rasch zurück. AV-Überleitungsverlängerungen sind beim Neugeborenen kein zwingender Grund zur Dosisreduktion, wenn der positiv inotrope Effekt dieser Dosierung klinisch benötigt wird, und unter Monitorüberwachung keine höhergradigen Blockierungen beobachtet werden.

Beim totalen AV-Block (AV-Blockierungen III. Grades) liegt die Kammerfrequenz meist zwischen 60–80/min, die der Vorhöfe in der Regel über 100/min. Kommt diese Störung der Reizleitung angeboren, in Verbindung mit einer Herzinsuffizienz vor, ist sie in 50% der Fälle mit einem Vitium vergesellschaftet [2]. Frisch aufgetreten, ist ein totaler AV-Block beim Neugeborenen Hinweis auf eine schwere Hypoxie oder toxische bzw. entzündliche Herzschädigungen mit schlechter Prognose. Fällt die Kammerfrequenz unter 50/min ab, ist eine Therapie mit Orciprenalin, 0,05–0,1 mg subkutan, (0,1–0,2 ml Alupent) oder 2 Tropfen der 2%igen Lösung auf die Zunge angezeigt. Dies kann bis zu 8mal pro 24 Std wiederholt werden. Über die Schrittmacher-Therapie beim Neugeborenen liegen bisher nur sehr wenige Erfahrungen vor.
Bei **Herzstillstand durch Asystolie** (s. Tab. 46) sind in einen zentralvenös liegenden Infusionskatheter oder direkt intrakardial 0,1–0,25 mg Orciprenalin (0,2–0,5 ml Alupent) sowie 5 ml Natri-

Tabelle 46. Therapie lebensbedrohlicher Herzrhythmusstörungen beim Neugeborenen

Allgemeine Sofortmaßnahmen:
- Äußere Herzmassage
- Beatmung mit 100% O_2
- Azidoseausgleich (Natriumbikarbonat 2,5–5 mVal/kg)
- Monitorüberwachung

Herzrhythmusstörung	Akute Behandlung	Nachbehandlung
Asystolie	• Orciprenalin (Alupent) 0,1–0,25 mg (0,2–0,5 ml) intrakardial und/oder • Kalzium (Calcium-Sandoz 10%) (1–2 ml/kg) intrakardial	• Dopamin-Dauertropfinfusion 0,25 mg/kg/h
Paroxysmale supraventrikuläre Tachykardie	• Doppelseitiger Bulbusdruck Dauer etwa 5 sec • Schnelldigitalisierung $2 \times {}^{1}/_{2}$ SD innerhalb 1 h • Verapamil i. v. (Isoptin) 0,3 mg/kg als Einzeldosis aufgelöst in 5 ml Glukose 5%. Davon 1 ml/min bis zum Frequenzabfall	
Vorhofflattern und -flimmern mit hoher Kammerfrequenz	• Schnelldigitalisierung • Verapamil (wie oben) • Elektrische Defibrillation mit 12,5–25 Watt sec	• Dauerdigitalisierung
Kammerflattern Kammerflimmern	• Elektrische Defibrillation • Lidocain (Xylocain 2%) 10 mg/kg = (0,5 ml/kg) intrakardial	• Lidocain-Dauertropfinfusion 0,1–0,2 mg/kg/min

umbikarbonat zu injizieren und durch Herzmassage zu verteilen. Die Injektion kann nach 5 min wiederholt werden. Katecholamine wirken so gut wie nicht in stark saurem Milieu. Herzmassage ohne künstliche Beatmung ist sinnlos. Eventuell anschließende Dauertropfinfusion mit Dopamin 0,25 mg/kg/Std (Dopamin-Nattermann 0,05 ml/kg/Std).

Bei Kreislaufstillstand durch **Kammerflimmern oder Kammerflattern** erscheint im EKG ein vollständig irreguläres Kurvenbild. Einzelne Herzaktionen sind nicht mehr erkennbar. Sofort einzuleiten sind äußere Herzmassage und künstliche Beatmung. Die transthorakale elektrische Defibrillation wird beim Neugeborenen mit 12,5–25 Wattsekunden durchgeführt. In den meisten Fällen muß mehrmals innerhalb kurzer Zeit defibrilliert werden. Steht kein Defibrillator zur Verfügung, muß eine medikamentöse Defibrillation versucht werden mit intrakardialer oder zentralvenöser Injektion von Lidocain 10 mg/kg KG (0,5 ml/kg KG der 2%igen Lösung von Xylocain). Unter extremen Bedingungen kann der Versuch unternommen werden, durch intrakardiale Injektion von KCl-Lösung 2 mval/kg KG das Herz zunächst still zu legen, und sofort anschließend durch Orciprenalin (0,5 ml Alupent intrakardial) die Herzaktion von neuem zu stimulieren. Für die ersten 8 Std nach einer Defibrillation sollte eine Prophylaxe in Form einer Lidocain-Infusion in der Dosierung von 0,1–0,2 mg/kg/min (0,3–0,6 ml/kg/Std der 2%igen Lösung von Xylocain) durchgeführt werden. Es ist zu beachten, daß Lidocain eine ausgesprochene negativ inotrope und negativ chronotope Nebenwirkung hat.

Lebensbedrohlich ist bei längerem Bestehen auch eine **paroxysmale supraventrikuläre Tachykardie,** die in einzelnen Fällen bereits pränatal diagnostiziert und behandelt werden kann. Beim Neugeborenen sollte zunächst ein kräftiger, doppelseitiger Bulbusdruck bis zu etwa 5 sec Dauer versucht werden. Unabhängig vom Erfolg oder von weiteren Maßnahmen wird bei jedem Kind eine rasche parenterale Vollsättigung mit Digitalis durchgeführt. Ist auf die erste Digitalisinjektion kein Umschlagen in einen Sinusrhythmus erfolgt, gelingt dies meistens unter der Injektion von Verapamil 0,3 mg/kg KG (Isoptin), was jedoch nur unter mitlaufender EKG-Kontrolle vorgenommen werden darf. Wir gehen dabei so vor, daß die individuelle Einzeldosis mit 5%iger Glukoselösung auf insgesamt 5 ml verdünnt wird. Diese Lösung wird unter mitlaufender EKG-Kontrolle mit einer Geschwindigkeit von 1 ml/min so lange injiziert, bis die Tachykardiefrequenz um etwa 10% abfällt. Das Umschlagen in den Sinusrhythmus erfolgt dann spontan wenige Sekunden später. Die im Infusionssystem noch befindliche Restlösung wird aspiriert. Bei zu rascher Injektion oder zu hoher Dosierung sind Todesfälle beschrieben. Die Nachbehandlung besteht in erster Linie in einer konsequenten Digitalisierung, mindestens für die Dauer des ersten Lebensjahres. Einzelheiten der Rezidivprophylaxe und -therapie sind der Spezialliteratur zu entnehmen [19].

Vorhofflattern und Vorhofflimmern gehören zu den seltenen aber bedrohlichen und therapieresistenten Herzrhythmusstörungen beim Neugeborenen. Während die Flatterfrequenz, die bis zu 350/min betragen kann, regelmäßig ein konstantes Überleitungsverhältnis von 4/1 bis 2/1 aufweist, ist die Flimmerfrequenz der Vorhöfe meist nicht bestimmbar und die Überleitung auf die Kammern unregelmäßig (Tachyarrhythmia absoluta). Bei diesen höheren Blockierungsgraden genügt eine sofortige Digitalisierung und eventuelle spätere elektrische Kardioversion. Lebensgefahr besteht bei deblockiertem Vorhofflattern mit 1/1 Überleitung. Durch eine Verstärkung der AV-Blockierung mit Verapamil i.v. (Isoptin 0,3 mg/kg KG) kann die Kammerfrequenz wieder herabgesetzt werden. Notfalls ist eine sofortige elektrische Kardioversion durchzuführen [20].

Die Gefahr beim **Vorhofflimmern** besteht in einer inadäquaten Versorgung der Peripherie, da die zahlreichen frustranen Kontraktionen bei absoluter Arrhythmie ein peripheres Pulsdefizit verursachen. Auch die Bildung von Vorhofthromben bei länger bestehendem Vorhofflimmern ist zu befürchten. Anfallsartiges Auftreten von Vorhofflimmern spricht meist gut auf die obligate Digitalistherapie an, bei anhaltenden Formen kann zusätzlich Verapamil in Form einer Kurzinfusion über 1 Std (Isoptin 0,3 mg/kg KG/Std) eingesetzt werden. Bei Mißerfolg elektrische Kardioversion. Die Prognose des Vorhofflimmerns und -flatterns im Neugeborenenalter ist ernst, jedoch weitaus besser als bei älteren Kindern.

10.3.3. Frühgeborene mit Atemnotsyndrom und Ductus Botalli persistens

Pathophysiologie

Ab einem Gestationsalter von 20 Schwangerschaftswochen zeigt fetales Duktusgewebe eine Vasokonstriktion auf eine Erhöhung der Sauerstoffkonzentration des perfundierenden Blutes [21]. Die vasodilatatorische Wirkung der Prostaglandine auf das Duktusgewebe kommt nicht mehr in vollem Umfang zur Auswirkung. Bei ca. 15% aller Frühgeborenen mit einem Geburtsgewicht unter 1750 g bleibt der Ductus Botalli jedoch auch nach der Geburt zunächst noch durchgängig. Während er sich bei einem Drittel dieser Fälle spontan und komplikationslos, bei einem weiteren Drittel protrahiert innerhalb eines Zeitraumes, der der normalen Schwangerschaftsdauer von 40 Schwangerschaftswochen entspricht, verschließt, persistiert der Ductus Botalli bei ca. 30% dieser Frühgeborenen und verursacht eine schwere Herzinsuffizienz. Liegt zusätzlich ein Atemnotsyndrom vor, ist der Prozentsatz noch höher [22].

Klinik

Klinisch liegt eine Kombination von respiratorischer Insuffizienz und nicht beherrschbarer Herzinsuffizienz bei einem Frühgeborenen vor, bei dem Hinweise auf ein anderes Vitium fehlen. Erneute Verschlechterung eines Atemnotsyndroms zwischen 3.–5. Tag.

Diagnostik

Das Röntgenbild zeigt nur in einzelnen Fällen eine Kardiomegalie, stets aber eine Lungeneintrübung. Im EKG unspezifische Zeichen einer ventrikulären Belastung. Phonokardiographisch ist zumindest ein Systolikum nachweisbar zu dem in 75% der Fälle innerhalb der ersten Lebenswoche jedoch noch diastolische Geräuschanteile hinzukommen. Liegt der echokardiographisch bestimmte Quotient aus dem Durchmesser von linkem Vorhof und Aortenwurzel (LA/AO über 1,3), so gilt die Diagnose des persistierenden Ductus Botalli in dieser Situation als hinreichend gesichert [24].

Vorgehen

Vor einem operativen Vorgehen sollte in zweifelhaften Fällen ein Aortogramm vorliegen. Die Operationsmortalität bei diesem Eingriff liegt zwischen 10 und 50% [23].

Weniger eingreifend ist der sogenannte **medikamentöse Duktusverschluß** bei Frühgeborenen mit Atemnotsyndrom durch Anwendung des Prostaglandin-Synthesehemmers Indomethacin. Dabei werden zunächst einmalig 0,3 mg/kg KG Indomethacin (Amuno) als Suspension in einer 1/1 Verdünnung mit 5%iger Glukoselösung peroral über eine Magensonde verabreicht. Durch Hemmung der Prostaglandinsynthese kommt es dann innerhalb von 6 Std nahezu immer zum Duktusverschluß. Dies kann sowohl echo- als auch phonokardiographisch kontrolliert werden, ist jedoch auch an der umgehenden Besserung der Herzinsuffizienz und der respiratorischen Funktion klinisch zu beurteilen. Bei ausbleibendem Erfolg wird Indomethacin in gleicher Dosierung nach 6 Std und ggf. nach 12 Std nochmals verabreicht. In Zusammenhang mit dieser Therapie kann eine vorübergehende Einschränkung der Nierenfunktion mit Oligurie und Anstieg der harnpflichtigen Substanzen beobachtet werden, die sich jedoch innerhalb von 4 Tagen zurückbildet [24]. Zwischenzeitlich kann in diesen Fällen eine kurzzeitige Einschränkung der Flüssigkeitszufuhr angezeigt sein. Positive Erfahrungen über die medikamentöse Duktusmanipulation beim reifen Neugeborenen ohne Atemnotsyndrom liegen bisher noch nicht vor.

10.3.4. Pneumoperikard

Pathophysiologie
Beim Pneumoperikard kommt es zum Eindringen von Luft in den Perikardspalt meist aus dem Mediastinum. Das spontane Pneumoperikard ist selten. In der überwiegenden Mehrzahl der Fälle tritt dieser lebensbedrohliche Zustand als Komplikation einer Beatmung mit IPPV oder PEEP auf. In der Regel wird gleichzeitig ein interstitielles pulmonales Emphysem, ein Pneumomediastinum oder ein Pneumothorax beobachtet [25]. Die intraperikardiale Luftansammlung führt zu einer Kompression vor allem im Bereich der Vorhöfe und der großen Venen, und verursacht so eine obere Einflußstauung. Bei stärkerer Druckentwicklung kommt es zur Herztamponade.

Diagnostik
Klinisch ist das Bild der Herztamponade gekennzeichnet durch akute Zyanose, Blutdruckabfall und Bradykardie. Die Herztöne

sind schwach, im EKG findet sich eine Niedervoltage. Das Röntgenbild zeigt eine Mikrokardie, der perikardiale Luftspalt läßt sich in typischen Fällen gut darstellen (Abb. 24). Das meist verkleinerte Herz ist dabei durch einen mehr oder weniger breiten, scharf begrenzten Aufhellungssaum markiert, welcher die Herzfigur ringförmig umfaßt. In 13 von 41 Fällen wurde die Diagnose jedoch erst postmortal gestellt [27].

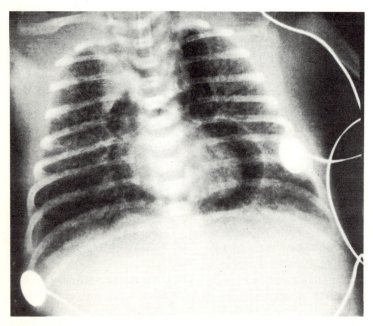

Abb. 24. Röntgenbefund bei neonatalem Pneumoperikard: deutlich zu erkennen ist der breite intraperikardiale Luftspalt, der durch Kompression zu einer Mikrokardie führt. Gleichzeitig besteht ein Pneumomediastinum. Durch eine transthorakale Katheterdrainage konnte innerhalb kurzer Zeit eine vollständige Rückbildung erreicht werden. (Sch.N., ♀, 3. Lebenstag, ANS III–IV, PEEP-Beatmung)

Vorgehen
Die Prognose ist ernst. Die Letalitätsrate liegt bei 75% [27]. Wenn keine Herztamponade vorliegt, empfiehlt sich unter Beatmung die Zurücknahme von Inspirationsdruck und PEEP [26].
Bei Mikrokardie mit Schocksymptomatik ist nur eine sofortige Perikardpunktion mit Katheterdrainage lebensrettend (Technik s. S. 281). Rezidive einer Tamponade sind in etwa 50% der Fälle bei zu frühem Ziehen der Drainage beobachtet worden [27]. Der Katheter sollte daher so lange belassen werden, wie eine Beatmung mit positiven Drucken erforderlich ist.

Literatur

1. Mitchell, S. C., Korones, S. B., Berendes, H. W.: Congenital heart disease in 56, 109 births. Circulation **43**, 323 (1971)
2. Fyler, D. C., Rosenthal, A.: Neonatal Heart Disease in: Neonatology, Pathophysiology and Management of the Newborn, p. 295. Philadelphia-Toronto: J. B. Lippincott Company 1976
3. Wille, L., Ulmer H. E.: Primärversorgung Neugeborener mit kongenitalen Herzerkrankungen im Rahmen der pädiatrischen Intensivpflege. In: Pädiatrische Intensivmedizin, Emmerich, P. (Ed.). Bd. 4 Stuttgart: Thieme 1977
4. Godman, M. J., Tham, P., Kidd, B. S. C.: Echocardiography in the evaluation of the cyanotic newborn infant. Brit. Heart J. **36**, 154 (1974)
5. Silverman, N. H., Lewis, A. B. Heymann, M. A., Rudolph, A. M.: Echocardiographic Assessment of Ductus Arteriosus Shunt in Premature Infants. Circulation **50**, 821 (1974)
6. Stanger, P., Heymann, M. A., Tarnoff, H., Hoffmann, J. I. E., Rudolph, A. M.: Complications of Cardiac Catheterization of Neonates, Infants, and Children. A three year study. Circulation **50**, 595 (1974)
7. Stark, J., Hucin, B., Aberdien, E., Waterston, D. J.: Cardiac surgery in the first year of life: Experience with 1,049 operations. Surgery **69**, 483 (1971)
8. Billig, D. M., Kreidberg, M. B.: The Management of Neonates and Infants with Congenital Heart Disease. New York, London: Grune & Stratton 1973
9. Paul, M. H., van Praagh, St., van Praagh, R.: Transpositions of the Great Arteries, In: Paediatric Cardiology. Watson, H. (Ed.). p. 576 London: Lloyds-Luke Ltd. 1968
10. Rashkind, W. G., Miller, W. W.: Creation of an Atrial Septal Defect without Thoracotomy. JAMA **196**, 991 (1966)

11. Hallmann, G. L., Cooley, D. A.: Surgical Treatment of Congenital Heart Disease. Philadelphia: Lea & Febiger 1975
12. Nadas, A. S., Fyler, D. C.: Coarctation of the Aorta with Congestive Failure in Infancy. In: Pediatric Cardiology Nadas, A. S., Fyler, D. C., p. 461. Philadelphia, London, Toronto: W. B. Saunders Company 1972
13. Sinha, S. N., Rusnak, S. L., Sommers, H. M., Coll, R. B., Muster, A. J., Paul, M. H.: Hypoplastic left ventricle syndrome: Analysis of thirty autopsy cases in infants with surgical considerations. Am. J. Cardiol. **21**, 166 (1968)
14. Nadas, A. S., Fyler, D. C.: Myocardial Diseases. In: Pediatric Cardiology Nadas, A. S., Fyler, D. C. (Ed.). p. 217. Philadelphia, London, Toronto: W. B. Saunders Company 1972
15. Knapp, W. H., Ulmer, H. E., Tillmanns, H.: Herzdiagnostik mit Hilfe der M-Mode-Echokardiographie: Fortlaufende Registrierung transversaler linksventrikulärer innerer Durchmesser. II: Messung an Patienten mit Myokardinsuffizienz ohne Berücksichtigung ischämischer Herzerkrankungen. Z. Kardiologie **65**, 997 (1976)
16. Rowe, R. D., Mehrizi, A.: Endocardial Fibroelastosis, In: The Neonate with Congenital Heart Disease. p. 260. Philadelphia, London, Toronto: W. B. Saunders Company 1968
17. S. 233 in 14.
18. Keck, E. W.: Pädiatrische Kardiologie, Herzkrankheiten im Säuglings- und Kindesalter. München, Berlin, Wien: Urban Schwarzenberg 1972
19. Wolf, D.: Herzrhythmus- und Reizleitungsstörungen, In: Handbuch der Kinderheilkunde. Opitz, H. und Schmid, F. (Hrsg.) Band VII, Berlin, Heidelberg, New York: Springer 1966
20. Wolf, D.: Vorhofflattern, Vorhofflimmern. In: Pharmakotherapie im Kindesalter. Schweier, P. und Wolf, H. G. (Ed.) S. 580. München: Hans Marseille Verlag, 1975
21. Rudolph, A. M.: The Ductus Arteriosus and Persistent Patency of the Ductus Arteriosus. In: Congenital Diseases of the Heart. p. 168. Chicago: Year Book Medical Publishers 1974
22. Nadas, A. S.: Patent Ductus Revisited. N. Engl. J. Med. **295**, 563 (1976)
23. Rittenhouse, E. A., Doty, D. B., Lauer, R. M., Ehrenhaft, J. L.: Patent ductus arteriosus in premature infants, indications for surgery. J. Thorac. Cardiovas. Surg. **71**, 187 (1976)
24. Friedmann, W. F., Hirschklau, M. J., Printz, M. P., Pitlick, P. T., Kirkpatrick, St. E.: Pharmacologic Closure of Patent Ductus Arteriosus in the Premature infant. N. Engl. J. Med. **295**, 526 (1976)
25. Brans, Y. W., Pitts, M., Cassady, G.: Neonatal Pneumopericardium. Am. J. Dis. Child. **130**, 393 (1976)
26. Wille, L., Oppermann, H. C.: Das idiopathische Atemnotsyndrom: Pulmonale Veränderungen und Komplikationen unter Respiratortherapie bei Frühgeborenen. Röntgen-Bl. **29**, 278 (1976)
27. Reppert, S. M., Ment, L. R., Todres, I. D.: The treatment of pneumopericardium in the newborn infant. J. Pediatr. **90**, 115 (1977)

11. Neurologische Erkrankungen (L. Wille)

11.1. Postasphyxie-Syndrom

Es handelt sich um pulmonale, kardiovaskuläre, metabolische und/oder cerebrale Komplikationen nach perinataler Asphyxie. Die Kinder bedürfen einer Überwachung, klinischer Verlaufsbeobachtung und Behandlung. Bestimmte neurologische Symptome sind bedeutend für die Spätprognose dieser Neugeborenen [1, 2, 3].

Pulmonale Komplikationen
Vorübergehende Tachypnoe
Idiopathisches Atemnotsyndrom
Aspirationssyndrom

Kardiovaskuläre Komplikationen
Persistierende fetale Kreislaufzirkulation
Bradykardie
Transitorische Kardiomegalie
Blasses Aussehen (periphere Hypoperfusion)
systolischer oder kontinuierlicher Geräuschbefund

Metabolische Komplikationen
Hypoglykämie
Hypokalzämie
Hyperbilirubinämie

Zerebrale Komplikationen
Apathie/Hyperexzitabilität
Unregelmäßige Atmung

Schwankungen über den neutralen Bereich der Körpertemperatur hinaus
Schluckstörungen (Fütterungsschwierigkeiten)
Störungen der Augenmotorik
Ängstlicher Gesichtsausdruck/starrer Blick
Klägliches Schreien
Symptome der intrakraniellen Druckerhöhung (gespannte Fontanelle, Mydriasis, Pupillenstarre)
Konvulsionen
Störungen der Primitivreflexe
Pathologische Reflexe
Neurovegetative Symptome

Diagnostik
Röntgen-Thorax
EKG, PKG
Blutgasanalyse
EEG
Eventuell Lumbalpunktion
Gerinnungsanalyse, Blutzucker, Kalzium, Bilirubin

Therapie
- Inkubatorpflege, Monitorüberwachung
- Aufrechterhaltung des neutralen Temperaturbereichs
- Frühzeitige Ernährung und/oder parenterale Infusion
- Ausgleich metabolischer Störungen (Azidose, Hypoglykämie, Hypokalzämie)
- F_iO_2 entsprechend arteriellem PaO_2
  Mekoniumaspiration s. S. 135
  Idiopathisches Atemnotsyndrom s. S. 130
- Kardiomegalie/Herzinsuffizienz: Digitalisierung s. S. 162
- Persistenz der fetalen Kreislaufzirkulation: ggf. Respiratorbeatmung, Versuch einer Senkung der pulmonalen Hypertension mit Tolazolin (Priscol) [4, 5]: 2 mg/h in 10 min i.v., anschließend kontinuierliche Infusion 1–2 mg/h (über Kopfvene!)
- Persistierender Ductus arteriosus Botalli: medikamentöser oder chirurgischer Duktusverschluß s. S. 168
- Zerebrale Symptome (Hirnoedem, Konvulsionen): Hirnoedem-

therapie: Dexamethason 1 mg/kg KG/die in 4 Dosen. Flüssigkeitsrestriktion (60 ml/kg KG/die)
- Antikonvulsive Therapie s. S. 177

Prognostisch sehr ungünstige neurologische Symptome [2] sind:

> Initiale Apnoe > 10 min
> Pupillenstarre
> Fehlen oder Verschwinden aller Primitivreflexe
> Asymmetrische neurologische Befunde und asymmetrische Diaphanoskopie
> Asymmetrische neurologische Befunde und Fütterungsschwierigkeiten
> Asymmetrische neurologische Befunde und Apnoeanfälle

11.2. Zerebrale Krampfanfälle

Häufigkeit

0,2–0,8%. Konvulsionen innerhalb der ersten 3 Lebenstage und nach dem 8. Lebenstag beruhen ätiologisch meist auf einer zerebralen Schädigung. Konvulsionen zwischen dem 5. und 8. Lebenstag sind häufig Ausdruck metabolischer Störungen [7]. Krampfanfälle sind Ausdruck einer zentralnervösen Störung, welche lokale oder allgemeine Ursachen haben kann. Konvulsionen können zu einer irreversiblen zerebralen Schädigung führen. Ihre ätiologische Abklärung und rasche Behandlung ist für die Prognose entscheidend!

Klinik

Variation von intermittierenden fokalen, multifokalen oder generalisierten Muskelzuckungen ohne bedeutende Einschränkung der Bewußtseinslage bis zu unilateralen oder generalisierten Grand-Mal-Anfällen mit Blickwendung und Koma.
Selten klassischer, tonisch-klonischer, generalisierter Grand-Mal-Anfall. Häufig tonische Streckspasmen, vorübergehender Tonusverlust, klonische Bewegungen einzelner Extremitäten, Augenrollen, Apnoeanfälle, Tremor, Zuckungen der Augenbrauen, Nystagmus, Schmatzbewegungen, Zyanoseanfälle [8].

Ätiologie
Gelegentlich erlauben Anamnese (Schwangerschaftsverlauf, Geburtsverlauf) oder Klinik (Sepsis, Meningitis) einen ätiologischen Hinweis

Tabelle 47. Ursachen zerebraler Krampfanfälle

I. Metabolisch
1. Hypoglykämie
2. Hypokalzämie
3. Hypomagnesieämie
4. Pyridoxin (B 6)
   a) -abhängigkeit
   b) -mangel
5. Hypo- (< 130 mval/l) und Hypernatriämie (> 150 mval)
6. Aminoazidämien (s. S. 196)
7. Bilirubin
   a) Kernikterus
8. Drogenentzug
   a) Heroin
   b) Barbiturate
   c) Alkohol
9. Plethora

II. Infektion
1. Sepsis
2. Meningitis
3. Encephalitis

III. Blutung
1. Trauma
   a) subarachnoidal
   b) subdural
2. Antikonvulsive Therapie der Mutter

IV. Thrombose

V. Hypoxie (perinatale Komplikationen)
1. Ohne sekundäre zerebrale Blutung
2. Mit periventrikulärer Blutung
3. Mit periventrikulärer und intraventrikulärer Blutung

VI. Entwicklungsanomalien
1. Zerebrale Dysgenesien
2. Inkontinentia pigmenti
3. Degenerative zerebrale Erkrankungen

Diagnostik
1. Obligate Untersuchungen
   Blutzucker,
   Kalzium,
   Magnesium,
   Phosphor,
   Blutbild mit Thrombozyten,
   Prothrombinzeit (Quick)
   Blutgasanalyse
   EKG (verlängerte QT-Zeit)

2. Je nach klinischer Situation und in Abhängigkeit von eintreffenden Befunden werden folgende Untersuchungen vorgenommen:
   a) Blutkultur, Lumbalpunktion (Meningitisausschluß; bei vermuteter zerebraler Blutung Punktion zur ätiologischen Sicherung erst am 7. Lebenstag), Fundusskopie
   b) Verdacht auf zerebrale Ursache: Röntgen-Schädel (Fraktur), Echo-Enzephalogramm (Dysgenesie, Hämatom, Hygrom), Diaphanoskopie, EEG
   c) Exsikkose/Oedem: Natrium, Chlor, Kalium
   d) Verdacht auf Stoffwechselerkrankungen s. S. 196

Therapie
1. Allgemeine Maßnahmen
   Inkubatorpflege
   Sicherung freier Luftwege durch Seitenlagerung des Kopfes (Erbrechen!)
   Überwachung von Herz- und Atemfrequenz
   Anhaltende Apnoeanfälle: Maskenbeatmung, ggf. Intubation und kontrollierte Beatmung
2. Vor Erhalt biochemischer Untersuchungen
   Versuch einer gezielten Behandlung unter Berücksichtigung der häufigsten ätiologischen Ursachen mit eingeschalteten Beobachtungsphasen:
   a) Glukose 20% 2 ml/kg KG i.v.
   b) Kalziumglukonat 10% 1–(2 ml)/kg KG langsam i.v.
   c) Magnesiumsulfat 40% 0,1 ml/kg KG i.m.
   d) Pyridoxin (Benadon) 50 mg/dosi i.v., möglichst EEG-Ableitung
   e) Zerebrale Blutung: PPSB 2–4 ml[a]/kg KG in 8-stündigem Wechsel mit Cohn-I-Fraktion 10 ml/kg i.v.; ggf. Transfusion von Erythrozytenkonzentrat
3. Symptomatische Therapie
   Persistierende Krampfanfälle
   a) Rivotril 0,1 mg/kg KG/E.D. langsam i.v., ggf. stündliche Wiederholung

---

[a] präparate- und chargenabhängig

b) Unbeeinflußbare Krampfanfälle: Initialdosis
Luminal 15–20 mg/kg KG/die, Erhaltungsdosis 5 mg/kg KG/die
evtl. Chloralhydrat 30 mg/kg KG/die (Rektiole)
4. Spezifische Behandlung
Entsprechend den biochemischen Analysen

11.3. Rezidivierende Apnoeanfälle

Definitionen

1. Periodische Atmung
   Ventilation von 10–15 sec mit einer Frequenz von 50–60/min. Die Atmung wird zunehmend flacher und terminiert in einer kurzzeitigen Apnoe von 5–10 sec ohne Änderung von Herzfrequenz und Hautfarbe.
2. Apnoeanfälle
   Atemstillstand > 20 sec; > 45 sec: Hypotonie, Apathie, Blutdruckabfall.

Apnoetypen

1. Apnoe nach Hypoventilation
2. Apnoe nach Hyperventilation oder Hyperaktivität
3. Apnoe bei manifesten ZNS-Symptomen [11]

Prädisposition

Anämie	Hyperglykämie	Zerebrale Blutung
Azidose	Elektrolytstörungen	Intrakranielle Druckerhöhung
Hypoglykämie	Hypokalzämie	
Mangelernährung	Hyperbilirubinämie	Respiratorische Insuffizienz
Hypothermie	Extreme Unreife	
Hypoxie	Dehydration	Meningitis
Infektion		Konvulsion

Häufigkeit
25–50% aller extrem unreifen Frühgeborenen (< 30. SSW.) Auftreten zwischen 4. Lebenstag und 2. Lebenswoche.

Therapie
1. Allgemeine Maßnahmen
   Inkubatorpflege
   Aufrechterhaltung des neutralen Temperaturbereichs
   Azidoseausgleich
   Infektionsscreening
   Anämiebehandlung
   Bei wiederholtem Auftreten mit Nahrungsgabe über Magen-Jejunalsonde eventuell Übergang auf parenterale Ernährung.
   Vermeidung unnötiger Manipulationen am Kind.
2. Taktile und propriozeptive Stimuli: Sanftes Anstoßen
3. F_IO_2 erhöhen auf 0,25–0,3: Damit lassen sich gelegentlich Apnoeanfälle vermeiden oder in ihrer Frequenz reduzieren.
4. Medikamentöse Therapie
   Theophyllin
   6 mg/kg KG/oral = Initialdosis
   2 mg/kg KG/oral 12stdl. = Erhaltungsdosis
   [12, 13, 14, 15]. Trotz bekannter Nebenwirkungen bei der Anwendung von Xanthinderivaten [16] wurden diese bei Frühgeborenen bisher nicht beobachtet [17].
5. Maskenbeatmung
   Zunächst mit Umgebungsluft (F_IO_2 0,21), u. U. mit erhöhtem Sauerstoffangebot (retrolentale Fibroplasie!).
6. Applikation von Nasen-CPAP [20, 21]
   Wirkungsprinzip: Wahrscheinlich Stimulation über Inflationsreflex. Applikation eines CPAP von 2–4 cm H_2O über nasalen Tubus.

Überwachung: Impedanz-Pneumographie, Plethysmographie in Kombination mit Kardiorespirographie, wobei Schwere der Apnoeanfälle des Herzfrequenzabfalls und Dauer der Bradykardie am besten beobachtet werden können [20]. Alternativ: Apnoematratze, aber weniger zu empfehlen.

11.4. Intrakranielle Blutung

11.4.1. Subdurale Blutung

Ursachen

a) Tentorium-Verletzung mit Ruptur des Sinus saggitalis, der Vena Galeni oder des Sinus lateralis
b) Falxverletzungen mit Ruptur des Sinus saggitalis inferior
c) Ruptur superfizialer zerebraler Venen

Ätiologie
Prinzipiell traumatisch

Klinik
Bei massiver Blutung Stupor oder Koma, asymmetrische Augendeviation, Anisokorie (evtl. Seitenhinweis), Tachypnoe, nuchale Rigidität, Retrokollis, Opisthotonushaltung. Im Finalstadium starre, dilatierte Pupillen, schließlich Apnoe. Bei Überleben u. U. Entwicklung eines Hydrozephalus durch Obstruktion des Liquorflusses.
Bei Blutungen über den Hemisphären können klinische Zeichen fehlen, oder es treten Konvulsionen mit fokalen Symptomen auf. Durch eine subdurale Blutung kann ein chronisches subdurales Hygrom entstehen.

Diagnostik: Echo-Encephalographie, Diaphanoskopie, EEG, Lumbalpunktion: Burgunderrote Färbung (*nur* bei Arachnoidaleinriß), später Xanthochromie, erhöhter Eiweißgehalt. Fontanellenpunktion, evtl. Karotisangiographie.

Therapie
Bei chronischem subduralem Hygrom rasche Trockenlegung des Ergusses:
a) wiederholte Fontanellenpunktionen
b) chirurgische Revision: läßt sich das Hygrom in zwei bis drei Wochen nicht trockenlegen, ist nach Anlegen von Bohrlöchern eine mehrtägige Dauerdrainage notwendig. U. U. muß das Hygrom operativ freigelegt und der Ergußsack operativ entfernt werden [28].

11.4.2. Primäre subarachnoidale Blutung

Die Blutung bedeckt in der Regel die Hemisphären oder ist lokalisiert.

Ursache
Trauma oder Hypoxie.
Kleine Blutungen entwickeln keine klinischen Symptome und sind prognostisch günstig. Auch umfangreiche Blutungen können klinisch stumm bleiben.

Führendes Symptom sind Konvulsionen, welche meist am 2. Lebenstag auftreten. Zwischen den Krampfanfällen sind die Neugeborenen häufig unauffällig. In diesen Fällen ist die Prognose gut.
Bei massiver subarachnoidaler Blutung ist der Verlauf rasch und letal.
Bei Überleben sind neurologische Spätfolgen selten. Am häufigsten ist die Entwicklung eines Hydrozephalus bedingt durch Liquorzirkulationsstörung.

Therapie
Keine aktive Intervention möglich, ggf. spätere Behandlung des Hydrozephalus.

11.4.3. Periventrikuläre (intraventrikuläre, intrazerebrale) Blutung

Ätiologie
umstritten; Hypoxie [23], Hyperosmolarität und Hypernatriämie [24–26] und Störungen der perinatalen Zirkulation mit Erhöhung des zerebralen Kapillar- bzw. Venendrucks [27, 28] werden diskutiert.

Klinik
Meist Frühgeborene. Das Auftreten der Symptome hängt von der zeitlichen Einwirkung des induzierenden Faktors ab. Meist Symptome 24–48 Std nach der Geburt: Schwere Atemstörungen, vorgewölbte Fontanelle, Hämatokritabfall, Anisokorie, Hypotonie mit Tetraparese und tonischen Streckkrämpfen, Koma, terminale Apnoe.

Gelegentlich treten die Symptome erst nach einigen Tagen auf: Plötzlicher Stupor, Blässe, Hämatokritabfall.
Bei manchen Kindern verläuft die Verschlechterung saltatorisch mit zwischenzeitlichen Stabilisierungsphasen und jeweils weiterer Verschlechterung.

Therapie

In der Regel letaler Ausgang. Bei Überleben Behandlung des Hydrozephalus.

Literatur

1. Prod'hom, L. S.: Die Erkrankungen des Fetus und des Neugeborenen. In: Lehrbuch der Pädiatrie. Fanconi, G., Wallgren, A. (Ed.). S. 281. Basel-Stuttgart: Schwabe 1972
2. Ziegler, A. L., Calame, A., Marchand, C., Passera, M., Reympod-Goni, Prod'hom, L. S.: Cerebral distress in full-term newborns and its prognostic value. A follow-up study of 90 infants. Helvetica Paediat. Acta **31**, 299 (1976)
3. Prod'hom, L. S.: Prognose von intensiv behandelten Neugeborenen. Pädiat. FortbildK. **41**, 347 (1975)
4. Goetzman, B. W., Sunshine, P., Johnson, J. D., Wennberg, R. P., Hackel, A., Merten, D. F., Bartoletti, A. L., Silverman, N. H.: Neonatal hypoxia and pulmonary vasospasm: Response to tolazoline. J. Pediat. **89**, 617 (1976)
5. Levin, D. L., Heyman, M. A., Kitterman, J. A., Gregory, G. A., Phibbs, R. H., Rudolph, A. M.: Persistent pulmonary hypertension of the newborn infant. J. Pediat. **89**, 626 (1976)
6. Riemenschneider, Th. A., Nielsen, H. C., Ruttenberg, H. D., Jaffe, R. B.: Disturbances of the transitional circulation: Spectrum of pulmonary hypertension and myocardial dysfunction. J. Pediat. **89**, 622 (1976)
7. Brown, J. K., Cockburn, F., Forfar, J. O.: Clinical and chemical correlates in convulsions of the newborn. Lancet **I**, 135 (1972)
8. Kruse, R.: Epilepsien des Kindesalters. In: Neuropädiatrie Matthes, A., Kruse, R. (ed.) S. 353. Stuttgart: Thieme 1973
9. Freeman, J. M.: Neonatal seizures − diagnosis and management. J. Pediat. **77**, 701 (1970)
10. Brown, J. K.: Convulsions in the newborn period. Develop. Med. Child. Neurol. **15**, 823 (1973)
11. Belgaumkar, T. K., Scott, K. E.: Apnea in premature infants: Recording by arterial catheter. Europ. J. Pediat. **123**, 301 (1976)

12. Shannon, D.C., Gotay, F., Stein, I.M., Rogers, M.C., Todres, I.D., Moylan, F.M.B.: Prevention of apnea and bradycardia in low-birth-weight infants. Pediatrics **55**, 589 (1975)
13. Uauy, R., Shapiro, D.L., Smith, B., Warshaw, J.B.: Treatment of severe apnea in prematures with orally administered theophylline. Pediatrics **55**, 595 (1975)
14. Aranda, J.V., Sitar, D.S., Parsons, W.D., Loughnan, P.M., Neims, A.H.: Pharmacokinetic aspects of theophylline in premature newborns. N. Eng. J. Med. **295**, 413 (1976)
15. Giacoia, G., Jusko, W.J., Menke, J., Koup, J.R.: Theophylline pharmacokinetics in premature infants with apnea. J. Pediat. **89**, 829 (1976)
16. Morens, D.M.: The use of xanthines in treating apnea of prematurity. Pediatrics **56**, 617 (1975)
17. Shannon, D.C., Reply: Pediatrics **56**, 619 (1975)
18. Bednarek, F.J., Roloff, D.W.: Treatment of apnea of prematurity with aminophylline. Pediatrics **58**, 335 (1976)
19. Kattwinkel, J., Nearman, H.S., Fanaroff, A.A., Katona, P.G., Klaus, M.H.: Apnea of prematurity. J. Pediat. **86**, 588 (1975)
20. Pörksen, Chr., Ehlers, H., Bensan, I., Hürter, P.: CPAP als Therapie bei Apnoeanfällen Frühgeborener. Mschr. Kinderheilk. **124**, 432 (1976)
21. Speidel, B.D., Dunn, P.M.: Effect of continuous positive air-way-pressure on breathing pattern of infants with respiratory-distress syndrome. Lancet **I**, 302 (1975)
22. Volpe, J.J.: Neurologic disorders. In: Neonatology. Avery, G.B., (ed.) p. 729. Philadelphia-Toronto: Lippincott 1975
23. Thomas, D.B.: Hyperosmolality and intraventricular haemorrhage in premature babies. Acta Paediat. Scand. **65**, 429 (1976)
24. Turbeville, D.F., Bowen, F.W., Killam, A.P.: Intracranial hemorrhages in kittens: Hypernatremia versus hypoxia. J. Pediat. **89**, 294 (1976)
25. Wigglesworth, J.S., Keith, I.H., Girling, D.J., Slade, S.A.: Hyaline membrane disease, alkali, and intraventricular haemorrhage. Arch. Dis. Childh. **51**, 755 (1976)
26. Hambleton, G., Wiggelsworth, J.S.: Origin of intraventricular haemorrhage in the preterm infant. Arch. Dis. Childh. **51**, 651 (1976)
27. Cole, V.A., Durbin, G.M., Olafson, A., Reynolds, E.O.R., Rivers, R.P.A., Smith, J.F.: Pathogenesis of intraventricular haemorrhage in newborn infants. Arch. Dis. Childh. **49**, 722 (1974)
28. Weinmann, H.M.: Subdurales Hämatom In: Neuropädiatrie. Matthes, A., Kruse, R., (ed.) p. 291. Stuttgart: Thieme 1973

12. Akute abdominale Erkrankungen (L. Wille)

Die meisten akuten gastrointestinalen Erkrankungen, welche einem dringlichen chirurgischen Eingriff zugeführt werden müssen, lassen sich bei systematischem Vorgehen präoperativ abklären [1, 2]:

Familienanamnese
Familiäre Erkrankungen (z. B. Mukoviszidose, Morbus Hirschsprung). Hydramnion.

Eigenanamnese
Leitsymptome: 1. Erbrechen
                2. Aufgetriebenes Abdomen
                3. Fehlende Mekoniumpassage
Auftreten der Symptome und Reihenfolge ihres Beginns sind für eine Differenzierung zwischen hoch- und tiefsitzender Stenose oder Atresie wegweisend. Feststellung der ersten Mekoniumpassage, Fütterungsverhalten, Stuhlpassage.

Klinik
1. Erbrechen ohne abdominale Auftreibung = hochsitzende Passagestörung
2. Erbrechen bei allgemein aufgetriebenem Abdomen = tiefsitzende Passagestörung

ferner beachten: Gespannte, glänzende Bauchhaut, gestaute Venen, Abwehrspannung, Aszites, Resistenzen.

Diagnostik
Abdominale Transillumination
Abdomenübersichtsaufnahme (aufrechte Position)

Sonographie
Urographie/Zystourethrogramm
Kolon-Kontrasteinlauf/Magen-Darm-Passage
Angiographie (Umbilikalarterie)
Inwieweit die einzelnen Untersuchungsverfahren einschließlich nuklearmedizinischer Methoden, eingesetzt werden, ist vom Einzelfall abhängig.

Voraussetzungen für eine optimale Betreuung der Neugeborenen sind die Möglichkeit einer modernen, leistungsfähigen Diagnostik und die gute Kooperation mit einer kinderchirurgischen Abteilung.

Differentialdiagnose

Die differentialdiagnostischen Überlegungen knüpfen sich an die klassischen Symptome: Rezidivierendes Erbrechen, aufgetriebenes Abdomen, abdomineller Tumor, fehlende Mekonium- oder Stuhlpassage, u. U. kombiniert mit Atemstörungen.

Tabelle 48. Differentialdiagnose abdominaler Erkrankungen mit akutem Thorax [1]

Oesophagusatresie
Isolierte Oesophagotrachealfistel
Zwerchfellhernie (kongenital)
Zwerchfellrelaxation
Sekundäre Atemstörungen durch Aspiration oder Verdrängung (Ileus, abdominaler Tumor)

Tabelle 49. Differentialdiagnose des Ileus (modifiziert nach [1])

Peritonitiden
Duodenalobstruktion (äußere, innere)
Dünndarmatresie, -stenose
Nekrotisierende Enterokolitis
Mekoniumileus
Mesenterialzysten, kongenitale Briden
Kolonatresie, -stenose
Anorektale Agenesie
Morbus Hirschsprung
Mekoniumpfropfsyndrom
Funktioneller Darmverschluß
Innere Hernie

Tabelle 50. Akute abdominale Erkrankungen [3–6]

Krankheitsbild	Klinische Symptome
Oesophagusatresie	mütterliches Hydramnion; Regurgitation unmittelbar post partum, schaumige Speichelbildung, anfallsweise oder permanente Atemnot, akuter Verfall bei Fütterung
isolierte Oesophagotrachealfistel	Husten, Atemnot bei Fütterung. Rezidivierende Atelektasen und Aspirationspneumonien, Meteorismus
Zwerchfellhernie (kongenital)	u. U. bedrohliche Atemstörung unmittelbar post partum, Schock/Ileussymptome. Abgeschwächtes Atemgeräusch oder Darmgeräusche über betroffenem Hemithorax. Verlagerung von Herzdämpfung und -spitzenstoß, „paradoxe" Atmung bei seitlicher Betrachtung, skaphoides Abdomen.

Hoher Darmverschluß:
  Äußere Duodenalstenose
  Innere Duodenalatresie
  Pankreas anulare
  Malrotation
  Jejunalatresie
  multiple Atresien
	1.–2. Lebenstag: (galliges) Erbrechen, Ikterus, Oberbauch-Meteorismus; u. U. intermittierende Symptomatik und peristaltische Wellen, Melaena

Tiefer Darmverschluß:
  Ileumatresie
  Mekoniumileus
  Morbus Hirschsprung
  Kolonatresie
  Mikrokolon
  Mekoniumpfropfsyndrom
  Anorektale Atresie
	2.–4. Lebenstag: mekoniumhaltiges Erbrechen, allgemeiner Meteorismus, gelegentlich sichtbare Peristaltik, kein Mekoniumabgang

Magen-Darmperforation (Peritonitis)
  Mekoniumileus
  Sepsis
  Austauschtransfusion
  Morbus Hirschsprung
  Malrotation mit Volvulus
	1. Lebenswoche:
	Nahrungsverweigerung, Erbrechen, aufgetriebenes Abdomen, u. U. Dyspnoe, Zyanose und Schock

Nekrotisierende Enterokolitis	1. Lebenswoche: Erbrechen, Fieber, blutige dyspeptische Stühle, aufgetriebenes Abdomen; später Schock mit Sepsis und Peritonitis

Röntgendiagnostik	präoperative Therapie
Thorax und Abdomenübersicht. Darstellung des Blindsacks mit kontrastdichter Sonde.	Frühzeitiges Erkennen entscheidend! Absaugkatheter in oberen Blindsack, Transport mit erhöhtem Oberkörper (20°), sofort OP.
Oesophagusfüllung (Ballonkatheter), Fisteldarstellung in halber Seiten- und Bauchlage.	Physiotherapeutische und antibiotische Behandlung bis Op. Nasojejunale Sondenernährung möglich.
Thorax in zwei Ebenen und Abdomenübersicht. Im Zweifelsfall Kontrastmittelgabe.	Sauerstoffapplikation, Dekompression des Magens durch Sondierung und Dauerdrainage. Sofortige OP.
Abdomenübersicht im Hängen. Evtl. Luftinsufflation oder Kontrastmitteldarstellung des Magen-Darm-Kanals.	Magensonde legen, intermittierendes Absaugen, Elektrolytsubstitution, komplette parenterale Ernährung, kinderchirurgisches Konsilium.
Abdomenübersicht im Hängen (evtl. Wangensteen-Aufnahme), u. U. retrograde Kolonkontrastdarstellung.	Flüssigkeits- und Elektrolytbilanzierung, abdominale Dekompression durch nasogastrische Drainage, kinderchirurgisches Konsilium.
Abdomenübersicht im Hängen, und/oder in Rückenlage bei horizontalem Strahlengang.	Ausreichende Oxygenierung, Schocktherapie, Ausgleich der Störungen des Elektrolyt- und Säurebasenhaushaltes. Nasogastrische Drainage. Rasche Operation!
Abdomenübersicht im Hängen.	Magendrainage, antibiotische Therapie, Elektrolyt- und Flüssigkeitsbilanzierung. Bei Perforation operatives Vorgehen

Tabelle 51. Differentialdiagnose der Duodenalobstruktion und der Peritonitiden [1]

Duodenalobstruktion
Duodenalatresie, -stenose (membranöse Form etc.)
Pankreas anulare
Volvulus (verschiedene Formen der Malrotation)
Kongenitale Briden, präduodenale Vena portae

Peritonitiden	
Fetal (aseptisch)	Mekoniumperitonitis
	Harnaszites
	galliger Aszites
Postnatal (septisch)	bei Darmperforation (mit/ohne erkennbare Ursache)
	ohne Darmperforation (omphalogen, vaskulär, enteral)

Tabelle 52. Differentialdiagnose bei abdominalem Tumor

Extraperitoneale Tumoren
Geschwülste (Wilms-Tumor, Teratom)
Nierenvenenthrombose
Infantile Zystenniere
Hydronephrose, -ureter, volle Blase
Hydrometrokolpos
Ovarialzyste, -tumor

Intraperitoneale Tumoren
Geschwülste (Hämangiom, Hepatom)
Fehlbildungen (Duplikatur)
Hepatosplenomegalie

Literatur

1. Wolf, H. G.: Präoperative Notfalldiagnostik beim Neugeborenen und Säugling. Praxis **53**, 1254 (1964)
2. Kaiser, G.: Chirurg. Eingriffe in den ersten 3 Lebenstagen. Pädiat. Fortbk. Praxis **41**, 134 (1975)
3. Cremin, B. J., Cywes, S., Louw, J. H.: Radiological Diagnosis of digestive tract disorders in the newborn. London: Butterworth 1973

4. Silverman, A., Roy, C.C., Cozzeto, F.J.: Pediatric Clinical Gastroenterology: Gastrointestinal emergencies of the neonate. St. Louis: Mosby 1971
5. Raffensperger, J.G., Seeler, R.A., Moncacla, R.: The acute abdomen in infancy and childhood. Abdominal masses in infancy. p. 21. Philadelphia-Toronto: Lippincott 1970
6. Poznanski, A.: Radiologic examinations in the neonatal intensive care unit, In: Practical approaches to Pediatric Radiology. Chicago: Year Book Medical Publisher 1976

13. Störungen des Metabolismus (L. Wille)

13.1. Hypoglykämie

Definition [1]
Neugeborene: <30 mg% innerhalb der ersten 72 Std
<40 mg% nach der 72-Std-Grenze
Frühgeborene: <20 mg% in der ersten Lebenswoche
<40 mg% danach
Bestimmung der Blutglukose mittels enzymatischer Methode.

Häufigkeit [2]
2–4,4 pro 1000 Neugeborenen

Ätiologie [3]
Nach neueren Erkenntnissen wird die Einteilung der Hypoglykämie aufgrund des klinischen Verlaufs, des Auftretens von Symptomen, der Dauer der Hypoglykämie, ihrem Verhalten unter der Therapie und unter Berücksichtigung zugrunde liegender primärer Erkrankungen wie folgt vorgenommen [2, 4]:
Frühe transitorische adaptive Hypoglykämie
Sekundäre Hypoglykämie
Klassische transitorische neonatale Hypoglykämie
Rezidivierende schwere Hypoglykämie.
Jedoch erscheint uns die in der Tabelle 53 wiedergegebene Einteilung aus didaktischen und therapeutischen Gründen sinnvoller.

Klinik
Häufig asymptomatisch; bei symptomatischer Hypoglykämie meist unspezifische Symptome:

Tabelle 53. Einteilung der Hypoglykämien. (Modifiziert nach [3])

Pathophysiologischer Mechanismus	Häufige Zustände	Differentialdiagnose Seltene Zustände, zur Zeit noch teilweise theoretisch	Risikokinder
Mangelnde Zufuhr		Verspätete Ernährung	
Ungenügende hepatische Glykogenreserven	Frühgeburtlichkeit Intraut. Unterernährung Dysmaturität Perinatale Hypoxie	Glykogen-Synthetase-Mangel	Frühgeborene Mangelgeborene Dysmature St. post perinat. Hypoxie diskordanter Zwilling
Ungenügende Funktion der Stoffwechselwege, die zur Glukose führen		Glykogenosen Glukoneogenese-Defekte Galaktosämie kong. Fruktoseintoleranz Adrenalin ↓ (Zetterström) Cortisol ↓ Glukagon ↓ Wachstumshormon ↓	
Erhöhter peripherer Verbrauch Hyperinsulinismus	Diabetische Stoffwechsellage der Mutter Riesenkinder Erythroblastose	Tumoröse Formen der β-Zell-Hyperplasien Wiedemann-Beckwith-Combs Leuzin-induzierte Hypoglykämie	Kinder diabetischer Mütter Riesenkinder Rhesuskrankheit nach Blutaustauschtransfusion
Anaerobe Energiegewinnung Wärmeproduktion	Hypoxie, schwere Herzinsuffizienz Hypothermie		Hypoxie, Atemnot, kongenitale Vitien Hypothermie, Sepsis
Pathogenese ungeklärt	Polyglobulie	Durch Glukosegabe korrigierbare Kardiomegalie	Polyglobulie

Hypoglykämiesymptome

Apathie	Apnoeanfälle
Hypotonie	Zyanose
Hyperexzitabilität	Hypothermie
Konvulsionen	Bradykardie
Trinkfaulheit	

Röntgenologisch
u. U. Kardiomegalie

Diagnostik
Screening mittels Dextrostix. Bei Vorliegen belastender Risikofaktoren Kontrolle in der 2., 4., 6., 12., 24. und 48. Lebensstunde.
Bei klinischer Symptomatik oder Dextrostix-Werten (Farbskalafeld $\leq$ 25 mg%) Kontrolle durch enzymatische Methode. Bei nachgewiesener Hypoglykämie kurzfristige Kontrollen je nach klinischer Situation, wenigstens 4-stündlich.

Prophylaxe
Konsequentes Screening bei Risikokindern, frühzeitiger Ernährungsbeginn, systematische Puffertherapie bei Geburtsasphyxie, ausreichende Oxygenierung, Aufrechterhaltung des neutralen Temperaturbereichs, Blutbildkontrolle (Polyglobulie).

Therapie: Die meisten Untersucher stimmen darin überein, daß auch eine asymptomatische Hypoglykämie eine potentielle Gefährdung darstellt und zu behandeln ist.

Sofortmaßnahmen: Bei klinischem Verdacht oder Dextrostixwerten $\leq$ 25 mg% nach vorheriger Blutentnahme zur enzymatischen Blutglukosebestimmung sofort 2 ml Glukose 20%/kg KG/i. v., anschließend Infusion von Glukose 10% 100 ml/kg KG/24 h. Das Ergebnis der enzymatischen Bestimmung sollte nicht abgewartet werden!

Rezidivierende Hypoglykämie: (Hypoglykämie nach 12 h nicht beherrscht)

Erhöhung der Konzentration der Glukoseinfusion auf 15%; kann auch dann der Blutzucker nicht im Normalbereich gehalten werden: Decortin 1 mg/kg KG i. v. 8stündlich; eventuell späterer Übergang auf orale Gabe
Unbeeinflußbare Hypoglykämie: Glukagon 0,03–0,1 mg/kg KG 4–6stündlich (Ausnahme hypotrophe Neugeborene)
Bei Nichtansprechen auf Glukagon Versuch mit Diazoxid 15–20 mg/kg KG/die per os in 3 Dosen; mit niedriger Dosierung beginnen.
Eine eingehende diagnostische Abklärung bei persistierender Hypoglykämie ist notwendig!

13.2. Embryo-Fetopathia diabetica

Ätiologie
Mütterlicher Diabetes mellitus (Stadieneinteilung nach White). Fetaler Hyperinsulinismus und herabgesetzte Glukagon- und Adrenalinreaktion auf eine spontane Hypoglykämie führen zu einer eingeschränkten hepatischen Glukoseproduktion durch Glykogenolyse und Glukoneogenese [6, 7].

Klinik
Schwere des neonatalen Krankheitsbildes z. T. abhängig von der Schwere des mütterlichen Diabetes mellitus sowie der Qualität der diätetischen und medikamentösen Einstellung während der Schwangerschaft.
Meist hypertrophe Neugeborene (White A, B, C), selten hypotrophe Neugeborene (White D, E, F).
Symptome der Hypoglykämie (s. S. 192). Kardiomegalie und Herzinsuffizienz sind möglich [8, 9].
Komplikationen [6, 10, 11, 12, 13]:

Totgeburt	Hyperbilirubinämie
Frühgeburt	idiopathisches
kongenitale Fehlbildungen	Atemnotsyndrom
(z. B. Herz, kaudales Regres-	Nierenvenenthrombose
sionssyndrom)	Hydrops fetalis

Stoffwechsel/Elektrolytim-	Polyglobulie
balanz	
(Hypoglykämie, Hypokalz-	
ämie, Hypomagnesiämie)	

Diagnostik
Screening mittels Dextrostix unmittelbar nach der Geburt beginnend und in der 1., 2., 4., 6., 12., 24., 36., 48., 72. und 96. Lebensstunde.
Bei klinischer Symptomatik oder Dextrostixwerten (Farbscalafeld $\leq$ 25 mg%) Kontrolle durch enzymatische Methode. Bei nachgewiesener Hypoglykämie kurzfristige Kontrollen je nach klinischer Situation, wenigstens 4-stündlich. Außerdem Blutgasanalyse, Kalzium- und Magnesiumbestimmung.

Prophylaxe
Engmaschige Überwachung der Schwangerschaft und gute Einstellung des mütterlichen Diabetes mellitus. Beim Neugeborenen Infusion mit Glukose 10%, 100 ml/kg KG/die i. v.
Fütterungsbeginn: In Abhängigkeit von der klinischen Situation in der 4.–6. Lebensstunde.

Therapie
Bei klinischem Verdacht nach Blutentnahme zur enzymatischen Blutglukosebestimmung, sofort 2 ml Glukose 20%/kg KG i. v., anschließend Glukose-Infusion (s. o.).
Rezidivierende Hypoglykämie: (Hypoglykämie nach 12 Std nicht beherrscht).
Erhöhung der Konzentration der Infusion auf 15%. Kann auch dann der Blutzucker nicht im Normbereich gehalten werden: Glukagon 0,3 mg/kg KG i. m. in 4–6-stündlichen Abständen.
Während der Steigerung des oralen Nahrungsregimes Reduktion der Glukose-Infusion (Nahrungsmenge + Tropfinfusion = 100 ml/kg KG/die). Wegen möglicher reaktiver Hypoglykämie erneute Kontrollen.
Bei Nichtansprechen auf Glukagon Versuch mit:
Decortin 1 mg/kg KG i. v. 6–8-stündlich; evtl. später Übergang auf orale Gabe.

13.3. Hyperglykämie

Tabelle 54

Ätiologie	Pathogenese	Klinik	Prognose und Therapie
1. Zerebralschädigung (perinatale Asphyxie, intrakranielle Blutung) [19]	Störung der glukostatischen Kontrollmechanismen	s. u. Postasphyxiesyndrom und zerebrale Blutung	s. u. Postasphyxiesyndrom und zerebrale Blutung
2. Intravenöse Hyperalimentation [19]	Überhöhte Glukosezufuhr pro Zeiteinheit bei parenteraler Ernährung	Häufige Dehydration, Exsikkose erhöhte Serumosmolalität	Risiko einer letal verlaufenden Kandidasepsis. Herabsetzung der Glukosezufuhr. Vorsichtige, allmähliche Senkung der Serumosmolalität (Cave: Konvulsionen, intrakranielle Blutung)
3. Transitorischer Diabetes mellitus [15, 16, 17, 18]	Unbekannt, Diskussion zahlreicher pathogenetischer Hypothesen	Gewichtsverlust, Dehydration, Polydipsie, Polyurie, Hyperglykämie (bis 2300 mg%), selten Ketonurie, hochgradige Abmagerung, fahle Blässe. Betroffen zumeist hypotrophe Neugeborene; Auftreten zwischen der 1. Lebenswoche und dem 44. Lebenstag	Unterschiedliche Erkrankungsdauer. Insulintherapie erforderlich. 1–3 E Insulin/kg KG/die notwendig. Stets nur mit 0,2 E Insulin/kg KG beginnen, anschließend kontinuierliche Insulininfusion! Vorsichtige Rehydrierung mit $^1/_4$–$^1/_3$ Salzlösung über 48–72 h. Natriumzufuhr als Chlorid und Bikarbonat. Bei ausreichender Urinproduktion Zugabe von Kalium-Chlorid (20–40 mval/l) und Kalziumglukonat 0,5 g/12 h.
4. Persistierender neonataler Diabetes mellitus [14, 15, 17]	Erheblich eingeschränkte Ansprechbarkeit der β-Zellen auf verschiedene Stimulationsversuche	Klinische und biochemische Symptomatologie wie unter 3; seltenes Krankheitsbild	Differentialdiagnose gegenüber 3: Hypotrophe Neugeborene, Fehlen einer Ketose, vermehrter Insulinbedarf. Fehlende spontane Ausheilung. Behandlung wie unter 3

13.4. Akute Stoffwechselstörungen

Die Darstellung beschränkt sich auf Störungen der Enzymaktivität des Intermediärstoffwechsels, welche
> eine Anhäufung von Metaboliten, die in hohen Konzentrationen toxisch wirken und
> eine Veränderung des Metabolismus durch Benutzung ungewöhnlicher Stoffwechselwege

zur Folge haben können. Im wesentlichen handelt es sich um genetisch bedingte Störungen im Stoffwechsel einzelner Aminosäuren, welche zu schwerer Erkrankung in der Neugeborenenperiode führen können.

Voraussetzung für die Überwachung und Behandlung der betroffenen Neugeborenen ist die Zusammenarbeit mit erfahrenen Spezialisten und einem leistungsfähigen Labor [23, 25]. In diesem Zusammenhang fallen der Neugeborenen-Intensivmedizin zwei Aufgaben zu:

1. Die Überwachung und Diagnostik bei erwarteter schwerer Stoffwechselstörung (Familienanamnese, pränatale Diagnostik).
2. Die Überwachung und Behandlung bei manifester schwerer metabolischer Erkrankung.

Hinweise
- Familienanamnese
- pränatale Diagnostik
- auffälliger Geruch
- allmähliches Auftreten neurologischer Symptome nach Beginn des Nahrungsregimes (Eiweißzufuhr)
- persistierende metabolische Azidose/respiratorische Alkalose
- erniedrigte Bikarbonatkonzentration
- Hypoglykämie
- Ketonurie
- Hyperammonämie

Tabelle 55. Klassifikation angeborener Aminoazidopathien mit schwerer neonataler Erkrankung [21]

Aminosäuren-klassifikation	Stoffwechselstörung	Enzymatischer Defekt	Klinische Symptome	Laborbefunde
Verzweigt kettig	Ahorn-Sirup Krankheit	Verzweigtkettige Ketosäuren-Dekarboxylase	Fütterungsschwierigkeiten, Apathie, Koma, Ahorn-Sirup-(Maggi-)Geruch	Metabolische Azidose, Hypoglykämie, erhöhte Plasma- und Urinkonzentration von Leuzin, Isoleuzin und Valin, verzweigtkettige Ketoazidurie
	Valinämie	Valin: α-Ketoglutarat-Transaminase	Fütterungsschwierigkeiten, Erbrechen, Apathie	Erhöhte Plasma- und Urinkonzentration von Valin
	Isovalerianazidämie	Isovalerian-CoA-Dehydrogenase	Progrediente neurologische Ausfälle, „Schweißfuß"-Geruch	Metabolische Azidose, erhöhte Plasma- und Urinkonzentration von Isovaleriansäure
	β-Hydroxyisovalerianazidurie	β-Methylkrotonyl-CoA-Karboxylase (?)	Fütterungsschwierigkeiten, beißender Uringeruch	Im Urin Ausscheidung von β-Hydroxyisovaleriansäure und β-Methylkrotonylglycin
	Proprionazidämie (ketotische Glyzinurie)	Proprionyl-CoA-Karboxylase	Fütterungsschwierigkeiten, Erbrechen, Apathie, Konvulsionen	Metabolische Azidose, Hypoglykämie, Hyperammonämie, Hyperglyzinämie und -urie, langkettige Ketonurie, erhöhte Plasma- und Urinkonzentration von Propionat

Tabelle 55 (Fortsetzung)

Aminosäurenklassifikation	Stoffwechselstörung	Enzymatischer Defekt	Klinische Symptome	Laborbefunde
	Methylmalonazidurie (nicht reagierend auf B 12)	Methylmalon-CoA-Mutase	Fütterungsschwierigkeiten, Erbrechen, Apathie	Metabolische Ketoazidose, Hypoglykämie, Hyperammonämie, Hyperglyzinämie und -urie, langkettige Ketonurie, Methylmalonazidämie und -urie
	Methylmalonazidurie (reagierend auf B 12)	Gestörte Konversion von Vitamin B 12 zu Desoxyadenosyl- B 12	Fütterungsschwierigkeiten, Erbrechen, Apathie	s. u. B 12- nicht reagierende Form
	Methylmalonazidurie und Homozystinurie	Gestörte Konversion von Vitamin B 12 zu Desoxyadenosyl-B 12 und Methyl-B 12	Fütterungsschwierigkeiten, Apathie, Koma	Methylmalonazidurie, Zystathioninämie, Homozystinurie, Hypomethioninämie
Harnstoffzyklus	Hyperammonämie	Ornithin-Transkarbamylase	Fütterungsschwierigkeiten, Erbrechen, Apathie, Koma	Respiratorische Alkalose, Hyperammonämie
	Zitrullinämie	Argininsukzinat-Synthetase	Fütterungsschwierigkeiten, Erbrechen, Koma	Respiratorische Alkalose, Hyperammonämie, erhöhte Blut- und Urinkonzentration von Zitrullin

Tabelle 55 (Fortsetzung)

Aminosäurenklassifikation	Stoffwechselstörung	Enzymatischer Defekt	Klinische Symptome	Laborbefunde
	Argininsukzinazidurie	Argininsukzinat-Lyase	Ataxie, Konvulsionen	Hyperammonämie, Argininsukzinazidämie und -urie
	Argininämie	Arginase	Spastische Diplegie, Konvulsionen	Hyperammonämie, erhöhte Plasma- und Urinkonzentration von Arginin
Schwefelhaltig	Methioninmalabsorption (Oasthouse-Syndrom)	Gastrointestinaler Transport von Methionin	Hypotonie, Konvulsionen, muffiger Uringeruch	α-Hydroxybutter-Azidurie, Methioninerhöhung im Urin (?)
	Sulfiturie und Thiosulfaturie	Sulfit-Oxydase	Pyramidenzeichen, Blindheit, Linsendislokation	Sulfit-, Thiosulfat- und S-Sulfo-Zysteinerhöhung im Urin
Glyzin	Hyperglyzinämie (nicht ketotisch)	Glyzin-Dekarboxylase (?)	Entwicklungsverzögerung, Konvulsionen	Erhöhte Plasma- und Urinkonzentration von Glyzin
Aromatisch	Tyrosinose	p-Hydroxyphenyl-Brenztraubensäure-Oxydase	Zirrhose, Rachitis, Fanconi-Syndrom	Hypophosphatämie, Tyrosinämie, Tyrosylurie, generalisierte Aminoazidurie
β-Amino	β-Alaninämie	β-Alanin: α-Keto-Glutarat-Transaminase (?)	Apathie, Konvulsionen	Erhöhte Plasma- und Urinkonzentration von β-Alanin; γ-Aminobutter-Azidurie
Dipeptid	Karnosinämie	Karnosinase	Konvulsionen	Erhöhte Plasma- und Urinkonzentration von Karnosin

Differentialdiagnose [24]

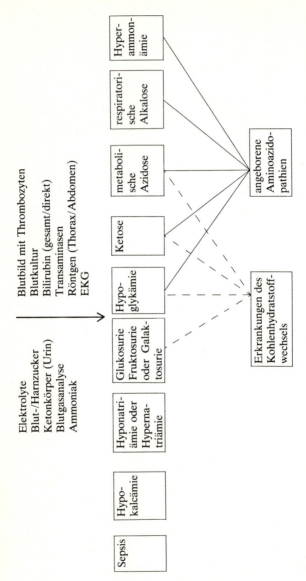

Abb. 25. Differentialdiagnostisches Vorgehen bei Verdacht auf akute Stoffwechselerkrankung. (Modifiziert nach Duran, 1974 [24])

Klinik

> Trinkfaulheit
> Erbrechen
> Apathie
> Apnoeanfälle
> Konvulsionen
> Koma
> muskuläre Hypotonie

Diagnostik [20, 21, 24]
1. Bei erwarteter schwerer metabolischer Erkrankung:
Innerhalb der ersten 24 Lebensstunden:
a) Allgemeine Diagnostik
  Blutgasanalyse
  Blutzuckertagesprofil
  Blutbild einschließlich Thrombozyten
  Bilirubin gesamt/direkt
  Transaminasen
  Elektrolyte (Natrium, Kalium, Chlor, Kalzium, Magnesium, Phosphor)
  Harnstoff, Kreatinin
  Ammoniak
b) Spezielle Untersuchungen
  Quantitative Bestimmung der Aminosäuren (Säulenchromatographie):
  Plasma
  Urin
  Quantitative Bestimmung der organischen Säuren (Gaschromatographie, evtl. Massenspektroskopie):
  Plasma
  Urin
Bei einem normalen Ausfall der Untersuchungsergebnisse vorsichtige Zufuhr eines eiweißhaltigen Nahrungsregimes über die nächsten 48 Std. Am Ende dieser zweiten 48-Std-Periode erneute Diagnostik wie vorgesehen. Unter Umständen früher bei Auftreten klinischer Symptome.

2. Vorgehen bei Verdacht auf schwere metabolische Erkrankung:

Rasch orientierende Untersuchungen:
  Ketonkörper (Keturtest)
  MMA-Schnelltest (**M**ethyl**m**alon**a**zidurie)
  DNPH (**D**i-**N**itro-**P**henyl-**H**ydrazin-Test)
  FeCL$_3$ (Ferrichlorid-Probe)
  reduzierende Substanzen (Galaktose, Glukose-spezifisch), Urin in Einzelportionen sammeln und einfrieren.

Diagnose so weit wie möglich einengen, dann erst biochemische Untersuchungen auf angeborene Stoffwechselerkrankungen veranlassen (s. o.).

Die Ergebnisse der einzelnen Untersuchungen sollten nach Möglichkeit innerhalb von 12–24 Std verfügbar sein. In der Regel sind bei diesem Vorgehen innerhalb von 48 Std die meisten der schwer verlaufenden metabolischen Erkrankungen des Neugeborenen diagnostizierbar.

Therapie: [20, 21, 22, 26]

1. symptomatisch:

a) Korrektur einer
  Azidose,
  Hypoglykämie,
  Elektrolytstörung
b) u. U. kontrollierte Beatmung
c) ggf. antikonvulsive Therapie

2. Speziell

a) Vermeidung oder Absetzen jeglicher Proteinzufuhr
b) Hochkalorische Ernährung (120–150 Kalorien/kg KG) zur Vermeidung eines Katabolismus
  – oral stündlich 5–10 ml Tee mit Glukose 5%, schrittweise steigern auf Glukose 7% und Polysaccharid 5–10% (z. B. Maltodextrin)
  – parenteral Infusion mit Glukose 10–15% 100 ml/kg KG/die
c) Bei klinischer und biochemischer Verschlechterung oder ausbleibender Besserung
  – Blutaustauschtransfusion oder
  – Peritonealdialyse [26]

d) Nach Erhalt der Diagnose
- Einführung einer speziellen Diät
- Hohe Zufuhr spezieller Co-Faktoren oder
- Vitamine

Literatur

1. Cornblath, M., Schwartz, R.: Disorders of carbohydrate metabolism in infancy. p. 82. Philadelphia-London: Saunders 1966
2. Gutberlet, R. L., Cornblath, M.: Neonatal hypoglycemia revisited 1975. Pediatrics, **58**, 10 (1976)
3. Bossi, E.: Neonatale Hypoglykämie. Schweiz. Rundschau Med. (Praxis) **64**, 1214 (1975)
4. Fluge, G.: Clinical aspects of neonatal hypoglycemia. Acta Paediat. Scand. **63**, 826 (1974)
5. Reid, M. McC, Reilly, B. J., Murdock, A. I., Swyer, P. R.: Cardiomegaly in association with neonatal hypoglycaemia. Acta Paediat. Scand. **60**, 295 (1970)
6. Flechter, A. B.: The infant of the diabetic mother. In: Neonatology. Avery, G. B., (ed.). p. 203. Philadelphia-Toronto: Lippincott 1975
7. Kalhan, S. C., Savin, S. M., Adam, P. A. J.: Attenuated glucose production rate in newborn infants of insulin-dependent diabetic mothers. N. Engl. J. Med. **296**, 375 (1977)
8. Poland, R. L., Walther, L. J., Chang, Ch.-H.: Hypertrophic cardiomyopathia in infants of diabetic mothers. Pediat. Res. **9**, 269/75 (1975)
9. Way, G. L., Wolfe, R. R., Pettett, G. P., Merenstein, G. B., Simons, M. A., Spangler, R. D., Nora, J. J.: Echocardiographic assessment of ventricular dimensions and myocardial function in infants of diabetic mothers. Pediat. Res. **9**, 273/101 (1975)
10. Miller, H. C.: The effect of diabetic and prediabetic pregnancies on the fetus and the newborn infant. J. Pediat. **26**, 455 (1946)
11. Rowland, Th. W., Hubell, J. P., Nadas, A. S.: Congenital heart disease in infants of diabetic mothers. J. Pediat. **83**, 815 (1973)
12. Mayer, J. B.: Die Embryopathia diabetica. Z. Kinderheilk. **71**, 183 (1952)
13. Day, R. E., Insley, J.: Maternal diabetes mellitus and congenital malformation. Survery of 205 cases. Arch. Dis. Childh. **51**, 935 (1976)
14. Dorchy, H., Ooms, H., Loeb, H.: Permanent neonatal diabetes mellitus: A case report with plasma insulin studies. Z. Kinderheilk. **118**, 271 (1975)
15. Schröter, W.: Die idiopathische transitorische Neugeborenenhyperglykämie In: Handbuch der Kinderheilkunde Bd. 1/2 Opitz, H., Schmid, F. (Ed.). S. 268. New York, Berlin-Heidelberg: Springer 1971

16. Blunk, W.: Endokrine Erkrankungen in der Neugeborenenperiode. In: Handbuch der Kinderheilkunde, Bd. 1/2 Opitz, H., Schmid, F. (Hrsg.) S. 257. New York, Berlin-Heidelberg: Springer 1971
17. Swyer, P. R.: The intensive care of the newly born. p. 167. Basel-München-Paris-London-New York-Sydney: Karger 1975
18. Pagliara, A. S., Karl, I. E., Kipnis, D. B.: Transient neonatal diabetes: Delayed maturation of the pancreatic beta cell. J. Pediat. **82**, 97 (1973)
19. Stern, L.: Disturbances in glucose, calcium, and magnesium homeostasis In: Neonatology. Avery, G. B. (Ed.). p. 423. Philadelphia-Toronto: Lippincott 1975
20. Danks, D. M.: Management of newborn babies in whom serious metabolic illness is anticipated. Arch. Dis. Childh. **49**, 576 (1974)
21. Scriver, Ch. R., Rosenberg, L. E.: Amino acid metabolism and its disorders. p. 126. Philadelphia-London-Toronto: Saunders 1973
22. Hammersen, G., Wille, L., Schmidt, H., Lutz, P., Bickel, H.: Maple syrup urine disease: Emergency treatment of the neonate. Hum. Hered., Inborn errors of metabolism. Hum. Hered. **27**, 161 (1977)
23. Bickel, H.: Methoden und Resultate des Neugeborenen-Screenings auf Aminoacidopathien. Mschr. Kinderheilk. **124**, 650 (1976)
24. Duran, M.: A contribution of the study of organic aciduria. Dissertation, Utrecht 1974 (Wadman)
25. Lindsten, J., Zetterström, R., Ferguson-Smith, M.: Prenatal diagnosis of genetic disorders of the foetus. Conference, Stockholm, June 12–13, 1975. Acta Scand. Paediat., Suppl. **259**, 1976
26. Francois, B., Cornu, G., de Meyer, R.: Peritoneal dialysis and exchange transfusion in a neonate with argininsuccinic aciduria. Arch. Dis. Childh. **51**, 228 (1976)

14. Störungen des Elektrolythaushaltes
(L. Wille)

14.1. Hyponatriämie <130 mval/l

Die Toleranz von Neugeborenen, insbesondere von Frühgeborenen, hinsichtlich der Natriumretention und -exkretion während der ersten Lebenswochen, vor allem während der frühen Neugeborenenperiode ist herabgesetzt [1, 2].

Bemerkungen zu Tabelle 56
1. Für sehr unreife Frühgeborene (<1250 g, <30. SSW) reicht ein Tagesbedarf von 2–3 mval/kg KG/die nicht aus. Zur Aufrechterhaltung der Natriumhomöostase sind oftmals 4–8 mval/kg KG/die notwendig.
2. Die Differenzierung zwischen Schwartz-Bartter-Syndrom und erhöhtem Natriumbedarf bzw. gesteigerter Natriuresis ist aus therapeutischen Überlegungen wesentlich. Klinische Trennung: Gewichtszunahme (Oedeme) – Gewichtsabnahme (Turgorverlust). Adrenogenitales Syndrom, Aldosteronmangel und Nebenniereninsuffizienz sind im Neugeborenenalter selten. Gegebenenfalls sind sie jedoch in die differentialdiagnostischen Überlegungen einzubeziehen und bedürfen einer über die Elektrolytstörung hinausgehenden Abklärung.

Diagnostik
Hämatokrit
Serum: Osmolalität, Natrium, Kalium, Chlor, Harnstoff, Kreatinin
Urin: Osmolalität, Natrium, Kalium, Chlor, Kreatinin

Tabelle 56. Formen der Hyponatriämie

Pathogenese	Ätiologie	Klinik/Labor
Schwartz-Bartter-Syndrom [3, 4, 9]	Inadäquat gesteigerte ADH-Sekretion (Asphyxie, Blutung, Hydrozephalus, Sepsis, Meningitis, IPPV)	Unphysiologische Gewichtszunahme bei zunächst unauffälligem Hydrationszustand. Persistierende Hyponatriämie, Hypochlorämie, metabolische Alkalose, erniedrigter Hämatokrit, verminderte Serumosmolalität, erhöhte Urinosmolalität, gesteigerte Natriurese.
Gesteigerte Natriurese [1, 6, 7]	a) gestörte Natriumrückresorptionsmechanismen durch Unreife des Angiotensin-Renin-Aldosteronsystems, durch dissoziierte Reifung der glomerulären und tubulären Funktionen b) Pseudohypoaldosteronismus: vermindertes Ansprechen der Nierentubuli auf Aldosteron	Sehr unreife Frühgeborene, Gewichtsverlust, Hyponatriämie, erhöhter Hämatokrit, erhöhte Natriumverluste. Verminderter Hautturgor
Ungenügende Natriumzufuhr	a) verzögerter oraler Nahrungsaufbau b) parenterale Ernährung	Gewichtsverlust, Dehydration, Hyponatriämie, erhöhter Hämatokrit
Erhöhter Natriumbedarf	Kopräzipitation mit Kalzium bei postnatalem Knochenanbau	Sehr unreife Frühgeborene, Gewichtsverlust, Exsikkose, Hyponatriämie, erhöhter Hämatokrit
Mütterliche Hypernatriämie	Verdünnungseffekt im kindlichen Plasma	Hyponatriämie

Tabelle 56 (Fortsetzung)

Pathogenese	Ätiologie	Klinik/Labor
Adrenogenitales Salzverlust-Syndrom [8]	21-Hydroxylase-, 3-Hydroxysteroiddehydrogenase, 20,22-Desmolase-Defekt	Neugeborene, äußeres Genitale männlich: pigmentiert, normal oder Hypospadie, Kryptorchismus. Äußeres Genitale weiblich: pigmentiert, Klitorishypertrophie, mediale Labienfusion, Pseudohermaphroditismus. Erbrechen, Gewichtsverlust, Apathie, Exsikkose, Hyponaträmie, Hyperkaliämie.
Aldosteronmangel [8]	18-Dehydrogenase-Defekt	Neugeborene, Gewichtsverlust, Exsikkose, Hyponaträmie, Hyperkaliämie, erhöhter Hämatokrit
Nebennierenrindeninsuffizienz [8]	Trauma, angeborene Störungen der Steroidbiosynthese	Neugeborene, Schock, periphere Hypoperfusion, Hypoglykämie, Konvulsionen, intermittierende Pyrexie Hyponaträmie, Hyperchlorämie, Hyperkaliämie
Mukoviszidose		Neugeborene, pulmonale oder gastrointestinale Affektion Hyponaträmie.

Klinik
Betroffen sind insbesondere Frühgeborene <30. SSW. Neben den tabellarisch aufgeführten Symptomen fallen die Kinder häufig durch Hypotonie bis Apathie, Hyperexzitabilität, Tremor, Konvulsionen und Apnoeanfälle auf.

Therapie
1. Schwartz-Bartter-Syndrom
Einschränkung der Flüssigkeitszufuhr zur Herabsetzung des erhöhten Extrazellulärvolumens:
Reduktion auf den Grundbedarf (20 ml/kg KG/die).
Damit wird in der Regel eine Normo-Natriämie erreicht.
NB: Ausschluß kardialer, renaler, hypoproteinämischer Oedeme erforderlich.

2. Sehr unreife Frühgeborene
Berechnung des Natriumbedarfs mit 4–8 mval/kg KG/die ab 2. Lebenstag

3. Manifeste Hyponatriämie
Defizitberechnung:

$$\frac{(Na_{soll} - Na_{ist} \,(mval) \times kg\,KG)}{3} = \text{Natriumsubstitution (mval)}.$$

Die Substitutionsmenge kann als NaCl 10% einer parenteralen Infusion zugefügt oder gleichmäßig auf das orale 24 Std-Nahrungsregime verteilt werden.

14.2. Hypernatriämie >150 mval/l

Ätiologie
1. Eingeschränkte Flüssigkeitszufuhr während der ersten Lebenstage.
2. Überhöhte Na-Zufuhr während parenteraler Infusionstherapie
3. Vermehrte Gabe von Natriumbikarbonat zur Azidosebehandlung
4. Fehlerhafte Wahl oder Komposition des Milchregimes (zu hohes Pulver/Wasser-Verhältnis)

5. Akzidentelle Natriumchloridsubstitution statt Glukose im Milchregime
6. Hypernatriämische Dehydration (Dyspepsie)
7. Diabetes insipidus renalis, neurohormonalis

Klinik
Je nach zugrunde liegender Erkrankung unterschiedlich. U. U. fällt anfangs eine Hypernatriämie lediglich bei routinemäßigen Elektrolytkontrollen auf.
Hypertone Dehydration: Apathie, Hyperexzitabilität, eingesunkene Fontanelle, Exsikkose, Konvulsionen; im fortgeschrittenen Stadium Schock, Hypotension, periphere Zyanose, kalte Extremitäten. Diabetes insipidus: Unklares Fieber, Dehydration, Gedeihstörung. Charakteristisch: Hyperelektrolytämie, niedrige Urinosmolalität.

Therapie (je nach Ätiologie)
Zu 1: Ausreichende Flüssigkeitszufuhr während der ersten Lebenstage: 1. Lebenstag 65–100 ml/kg KG/die
ab 2. Lebenstag bei Infusion: Zusatz des Tagesbedarfes an Elektrolyten (s. S. 56).
Zu 2: Ausrichtung des parenteralen Nahrungsregimes auf den Flüssigkeits- und Elektrolytbedarf von Früh- und Neugeborenen (s. S. 56).
Zu 3: Natriumbikarbonatzufuhr >10 mval/kg KG/4 h macht Natriumkontrolle erforderlich! Der sprunghafte Anstieg der Plasmaosmolalität kann eine zerebrale Blutung auslösen! [10]
Zu 4: Korrektur des Nahrungsregimes auf eine voll adaptierte Milchnahrung (niedriger Natriumgehalt).
Zu 5/6: Protrahierte Senkung der Hypernatriämie und Hyperosmolalität bzw. langsame Rehydrierung über 48 h [11]: 125 ml/kg KG/24 h. *Zusammensetzung:* 0,9% NaCl (1 Teil), 5% Glukose (3 Teile) mit 2 mval/kg KG/die KCl und 10 ml Kalzium-Glukonat/die. Bei Natriumintoxikation u. U. Peritonealdialyse.
Zu 7: Ausreichende Flüssigkeitssubstitution für normale Hydration erforderlich, eventuell Behandlung mit Hydrochlorothiazit (Esidrix): 1 mg/kg KG/die oder Carbamazepin (Tegretal) 400–600 mg/ 1,7 m^2/die oral. Kausale Therapie [12, 13] durch Substitution mit 1-deamino-8-D-arginin-vasopressin (DDAVP): 100–250 ng in 2 Dosen i. v., später 1,25–2,5 µg/die intranasal.

14.3. Hypokaliämie

Tabelle 57. Hypokaliämie <3,8 mval/l

Pathogenese	Ätiologie	Klinik
1. Ungenügende Zufuhr	Tagesbedarf nicht gedeckt	Gemeinsame klinische Symptome: Muskuläre Hypotonie bis Apathie, Meteorismus bis paralytischer Ileus. Hypertension (Liddle-Syndrom) EKG-Veränderungen: ST-Senkung, niedriges bis negatives T, prominente U-Welle, verlängertes PR-Intervall, prominentes P. In schweren Fällen ventrikuläre Extrasystolie, Kammerflimmern.
2. Ausgedehnte Dünndarmresektion	Herabgesetzte Resorptionsfläche	
3. Pseudohyperaldosteronismus (Liddle-Syndrom)	Gesteigerter Kalium- und Natriumaustausch im distalen Tubulus	
4. Familiäre Hypokaliämie und -magnesiämie [14]	Kalium-Magnesiumverlustnephropathie	
5. Kongenitale Chlorverlustdiarrhoe	Defekt der intestinalen Chlorresorption	
6. Schwartz-Bartter-Syndrom	Inadäquat gesteigerte ADH-Sekretion	**Therapie:** 1. Deckung des Tagesbedarfs: 2 mval/kg KG/die 2. Adäquate Kaliumsubstitution entsprechend dem Defizit.
7. Gastrointestinale Sekretverluste (Fistel, Drainage)	Allgemeine Elektrolytverluste	
8. Diuretische Therapie	Gesteigerte tubuläre Kaliumsekretion	**Substitution:** a) Defizit (mval) × kg KG × 0,5 = K-Substitution/die oder b) Tagesbedarf auf 4 − [6] mval/kg KG heraufsetzen.
9. Conn-Syndrom (Primärer Hyperaldosteronismus)	s. 3	

14.4. Hyperkaliämie

Tabelle 58. Hyperkaliämie >7 mval/l

Ätiologie	Pathogenese	Klinisches Bild	Therapie
1. Austausch mit ACD-Blut >4 Tage	Kaliumaustritt aus den Erythrozyten	Bei Monitorüberwachung auf dem Bildschirm schmale hohe T-Wellen, zunehmende ST-Senkung, Weitung des QRS-Komplexes, Verlängerung des R-R-Intervalls	Sofortiger Abbruch des Austausches, Kalziumglukonat 10% 1 ml/kg KG langsam i. v., Kalziumglukonat 10% Dauerinfusion 5 ml/kg KG/24 h. In schweren Fällen Kalzium-Resonium-Einlauf 1 g/kg KG. Vitale Gefährdung: 3 ml/kg Na-bik. i. v., auch bei normalem pH (max. bis 7,5, Glukoseinfusion mit Insulin (4 g Glukose/1 IE Insulin).
2. Adrenogenitales Salzverlustsyndrom	Steroidsynthesestörung	Erbrechen, Meteorismus, Gewichtsverlust, Dyspepsie, Apathie, Hypotension, Tachykardie, Zyanose, Dyspnoe, Hyperkaliämie, Hyponaträmie, EKG-Veränderungen, Harnstoff- und Hämatokrit erhöht	Ausgleich des Natriumdefizits durch Infusionstherapie Natriumsubstitution: 1–2 g tgl. als NaCl 10% durch Infusion oder mittels Nahrungsregime. Kausale Therapie mit Desoxykortikosteronazetat (DOCA): 2–4 mg/die in 1–2 Dosen.
3. Funktionelle Niereninsuffizienz	Akute Niereninsuffizienz (prärenal, renal)	Oligurie bis Anurie, eventuell Oedeme oder Dehydration. Harnstoff und Kreatinin erhöht	Korrektur der prärenalen Faktoren (Dehydration, Infektion) a) Schocksymptomatik: 20–25 ml Humanalbumin/kg KG i. v. Nach Blutdruck-Stabilisierung (RR

Tabelle 58 (Fortsetzung)

Ätiologie	Pathogenese	Klinisches Bild	Therapie
			systolisch 70–80) langsame Rehydrierung mit 150 ml/kg KG in 24 h mit Elektrolyttagesbedarf. Cave: Oedeme, Gewicht
			b) Antibiotische Behandlung bei bestehender Infektion (Sepsis)
			c) Nach ausreichender Rehydrierung und fortbestehender Anurie osmotische Therapie: Mannit 20% 2,0 ml/kg KG/ED, Lasix 2 mg/kg KG/ED
			d) Schwere Hyperkaliämie: Kalzium-Resoniumeinlauf 1 g/kg KG
			e) Indikation zur Dialyse je nach Klinik, u. a. Harnstoff > 200 mg, Kalium >7,5 mval/l
4. Zyanotisches kongenitales Vitium	Störung der Zellmembranpermeabilität mit Kaliumaustritt	Zyanotisches Neugeborenes mit refraktärer Azidose (pH <7,30)	Azidoseausgleich a) Bikarbonatsubstitution b) 0,3 molare-Tris-Substitution per Infusion c) Sauerstoffapplikation
5. Überhöhte Zufuhr	Parenterale Infusionstherapie	Beobachtet bei systematischen Elektrolytkontrollen oder EKG-Veränderungen auf dem Bildschirm des Monitors	Korrektur der Kaliumzufuhr

14.5. Hypokalzämie

Definition
Neugeborene <4,0 mval/l
Frühgeborene <3,5 mval/l
ab 2. Lebenswoche <4,25 mval/l [15, 16, 20]

Ätiologie [22]

Frühtyp (1.–3. Lebenstag)

1. Geburtstraumen
2. Perinatale Asphyxie
3. Frühgeborene
4. Frühgeborene mit idiopathischem Atemnotsyndrom
5. Hypotrophe Neugeborene
6. Neugeborene diabetischer Mütter
7. Iatrogen
    a) Therapie mit Natriumbikarbonat
    b) Austauschtransfusion mit ACD-Blut

Spättyp (Ende der 1. und 2. Lebenswoche)

1. Kongenitale Hypomagnesiämie mit sekundärer Hypokalzämie
2. Transitorischer kongenitaler Hypoparathyreoidismus
    a) Nach OP / bei schwerer Infektion
    b) Mütterlicher Hyperparathyreoidismus
    c) Mütterliche Osteomalazie
    d) Hohe Phosphatzufuhr (Kuhmilchernährung)
3. Persistierender idiopathischer Hypoparathyreoidismus
    a) Epithelkörperhypoplasie, -aplasie
    b) Thymusaplasie
4. Di-George-Syndrom

Pathogenese
Diskutiert werden verminderte Ansprechbarkeit der Nierentubuli auf Parathormon (Hyperphosphatämie, sekundäre Hypokalzämie) [17] und Stimulation der Kalzitoninsekretion durch perinatale Asphyxie (Kalziummobilisation, gesteigerte Kalziurie) [20, 21].

Klinik

Allgemeine Übererregbarkeit: Tremor, vermehrte Myokloni, Hyperexzitabilität, überschießende Reaktion auf äußere Reize. Die klassischen Tetaniezeichen (Chvostek, Trousseau) sind nicht zuverlässig. Selten findet sich Karpopedalspasmus oder laryngealer Stridor. Fokale oder generalisierte Konvulsionen sind möglich, u. U. Entwicklung einer Herzinsuffizienz [18, 19].

EKG: verlängerte QT-Zeit [18]

Für die klinische Symptomatik ist die Verminderung des ionisierten Kalziums verantwortlich. Nach ACD-Blutaustausch-Transfusion deshalb Hypokalzämie trotz normaler oder erhöhter Konzentration möglich.

Diagnostik

1. Frühform: tägliche Kalzium-Kontrollen
2. Zusätzlich bei Auftreten klinischer Symptome: Phosphor, Magnesium, Gesamteiweiß, EKG

Therapie

1. Bei klinischer Symptomatik

Kalziumglukonat 10% 2 ml/kg KG langsam iv.; wünschenswert Monitorkontrolle (Asystoliegefahr, Cave: Digitalistherapie). Vorherige diagnostische Blutentnahme.

2. Bei Hypokalzämie ohne klinische Symptome bzw. nach Soforttherapie

Kalziumglukonat 10% 5 ml/kg KG/die laufender Infusion zusetzen oder gleichmäßig auf orales Fütterungsregime verteilen [20].

3. Persistierende Hypokalzämie

Kalziumglukonat 10% 5 ml/kg KG/die laufender Infusion zusetzen oder orale Gabe von Kalziumglukonat oder -chlorat 10% 0,5–1–(2) g/die der Nahrung zugeben (Hyperchlorämie, Azidosegefahr!). Evtl. Nahrung teilweise auf Frauenmilch umstellen (Reduktion der Phosphatzufuhr).

	mg Kalzium/1 g Salz
Kalziumglukonat	89
Kalziumchlorat	360

14.6. Hypomagnesiämie

Definition (Atomabsorption): <1,2 mval/l (normal 1,2–2,1 mval/l) [25]

Ätiologie [14, 24, 25]
1. Hypoparathyreoidismus
   a) Mütterlicher Hyperparathyreoidismus
   b) Familiärer Hypoparathyreoidismus
   c) Epithelkörperaplasie
2. Hyperphosphatämie
3. Mütterlicher Diabetes mellitus
4. Spezifische Magnesiummalabsorption
5. Ausgedehnte Dünndarmresektion mit Malabsorption
6. Intrauterine Dystrophie
7. Mütterliche Hypomagnesiämie
8. Austauschtransfusion
9. Neonatale Hepatitis/kongenitale Gallengangsatresie
10. Ungenügende Magnesiumsubstitution (parenterale Ernährung)
11. Chlorothiazid- oder Diphenylhydantointherapie
12. Infusionstherapie
13. Hyperthyreose

Pathogenese
Die biologische Kontrolle des Magnesiums ist nicht vollständig geklärt. Parathormon und Aldosteron sind direkt daran beteiligt, ein besonderer tubulärer Rückresorptionsmechanismus wird diskutiert. Zusätzlich besteht eine komplexe Relation zwischen Magnesium und Kalzium [27, 28, 29].

Klinik
Die Symptome entsprechen denen der Hypokalzämie, zusätzlich können Oedeme auftreten [26].
EKG: T-Inversion und ST-Senkung im Gegensatz zur QT-Verlängerung bei Hypokalzämie.

Therapie

Insbesondere das Nichtansprechen einer Hypokalzämie auf ausreichende Kalziumsubstitution kann für eine Hypomagnesiämie sprechen. Mehr als die Hälfte der Neugeborenen mit klinischen Symptomen (Konvulsionen) der Hypokalzämie haben eine begleitende Hypomagnesiämie [31]. Hypomagnesiämie ohne Hypokalzämie nur ausnahmsweise.

Magnesiumsulfat 50% 0,1 ml/kg KG. Dosiswiederholung alle 6 Std. In der Regel genügen 2 Dosen zur Behebung einer Hypomagnesiämie. Nach Gabe der 2. Dosis ist eine Kontrolle des Magnesiums erforderlich! Gefahr der Hypermagnesiämie: Periphere neuromuskuläre Blockade mit extremer Muskelhypotonie und zentraler Depression (Apnoe) [32].

Langzeittherapie [24]: Magnesium ascorbicum (Magnorbin 10%) 10–20 mg/kg KG/die oral.

(Magnesium ascorbicum 1 g (10 ml) = 65 mg Magnesium). Unter der Behandlung sind klinische Symptome und serienmäßig Magnesiumkonzentration zu kontrollieren.

Literatur

1. Thodenius, K.: Renal control of sodium homeostasis in infancy. Acta Paediat. Scand., Suppl. 253 (1974)
2. Aperia, A., Broberger, O., Thodenius, K., Zetterström, R.: Developmental study of the renal response to an oral salt load in preterm infants. Acta Paediat. Scand. **63**, 517 (1974)
3. Feldman, W., Drummond, K.N., Klein, M.: Hyponatremia following asphyxia neonatorum. Acta Paediat. Scand. **59**, 52 (1970)
4. Reynolds, D.W., Dweck, H.S., Cassady, G.: Inappropriate antidiuretic hormone secretion in a neonate with meningitis. Amer. J. Dis. Childh. **123**, 251 (1972)
5. Müller, M.U., Bierich, J.R.: Zerebraler Salzverlust als Schwartz-Bartter-Syndrom des Kindesalters. Mschr. Kinderheilk. **124**, 66 (1976)
6. Day, G.M., Raddem I.C., Balfe, J.W., Chance, G.W.: Elektrolyte abnormalities in very low birthweight infants. Pediat. Res. **10**, 522 (1976)
7. Honour, J.W., Valman, H.B., Shackleton, C.H.L.: Aldosterone and sodium homeostasis in preterm infants. Acta Paediat. Scand. **66**, 103 (1977)

8. Moshang, Th., Bongiovanni, A. M.: Endocrine disorders in the newborn. In: Neonatology, Avery, G. B. (ed.), p. 945, Lippincott: Philadelphia-Toronto 1975
9. Papageorgies, A. N., Moffatt, M.: Bilateral pneumonia and inappropriate secretion of antidiuretic hormone in a premature infant. CMA J. **114**, 1119 (1976)
10. Simmons, M. A., Adcock, E. W., Bard, H., Battaglia, F. C.: Hypernatriemia and intraventricular hemorrhage in neonates. N. Engl. J. Med. **291**, 6 (1974)
11. Banister, A., Matin-Siddiqi, S. A., Hatcher, G. W.: Treatment of hypernatraemic dehydration in infancy. Arch. Dis. Childh. **50**, 179 (1975)
12. Aronson, A. S., Anderson, K. E., Berstrand, C. G., Mulder, J. L.: Treatment of diabetes insipitus in children with DDAVP, a synthetic analogue of vasopressin. Acta Paediat. Scand. **61**, 133 (1973)
13. Aronson, A. S., Svenningsen, N. W.: DDAVP test for estimation of renal concentrating capacity in infants and children. Biol. Neonate **25**, 230 (1974)
14. Spencer, R. W., Voyce, A.: Familial hypokalaemia and hypomagnesaemia. Acta Paediat. Scand. **65**, 505 (1976)
15. Schweizer Neonatologie Gruppe, Diagnostische Kriterien, Bern 28. 11. 72
16. Usher, R. H.: The special problems of the premature infant. In: Neonatology, p. 157. Avery, G. B. (Ed.): Philadelphia-Toronto: Lippincott 1975
17. Stern, L.: Disturbances in glucose, calcium, and magnesium homeostasis. In: Neonatology, p. 423. Avery, G. B., (ed.), Philadelphia-Toronto: Lippincott 1975
18. Coletti, R. B., Pan, M. W., Smith, M. S. E., Genel, M.: Detection of hypocalcemia in susceptible neonates. N. Engl. J. Med. **290**, 931 (1974)
19. Gellis, S. S.: Editor-note. The Year Book of Pediatrics 1975, p. 57. Chicago: Year Book Medical Publishers 1975
20. Rösli, A., Fanconi, A.: Neonatal hypocalcaemia. „Early type" in low birth weight newborns. Helv. Paediat. Acta **28**, 443 (1973)
21. Bergman, L.: Studies on early neonatal hypocalcemia. Acta Paediat. Scand., suppl. 248 (1974)
22. Fanconi, A.: Hypoparathyreodismus im Kindesalter. Ergebnisse d. inn. Medizin, N. F. **28**, 54 (1969)
23. Bachmann, K. D., Feenders, O., Dominick, H. Chr.: Die klinische Bedeutung des Magnesiums in der Neugeborenenperiode. Geburth. und Frauenheilk. **36**, 308 (1976)
24. Tsang, R. C.: Neonatal magnesium disturbances. Amer. J. Dis., Childh. **124**, 282 (1972)
25. Lombeck, I., Ritzl, F., Schnippering, H. G., Michael, H., Bremer, H. J., Feinendegen, L. E., Kosenow, W.: Primary Hypomagnesemia. Z. Kinderheilk. **118**, 249 (1975)

26. Chiswick, M. L.: Association of oedema and hypomagnesaemia with hypocalcaemic tetany of the newborn. Brit. Med. J. **2**, 15 (1971)
27. Snodgrass, G. J. A. I., Stimmler, L., Went, J., Abrams, M. E., Will, E. J.: Interrelations of plasma calcium, inorganic phosphate, magnesium, and protein over the first week of life. Arch. Dis. Childh. **48**, 279 (1973)
28. Lealman, G. T., Logan, R. W., Hutchison, J. H., Kerr, M. M., Fulton, A. M., Brown, C. A.: Calcium, phosphorus, and magnesium concentrations in plasma during first week of life and their relation to typ of milk feed. Arch. Dis. Childh. **51**, 377 (1976)
29. Anonym, Neonatal calcium, magnesium and phosphorus homoeostasis. Lancet **1**, 155 (1974)
30. Jukarainen, E.: Plasma magnesium levels during the first five days of life. Acta Paediat. Scand., suppl. 222 (1971)
31. Cockburn, F., Brown, J. K., Belton, N. R., Forfar, J. O: Neonatal convulsions associated with primary disturbance of calcium, phosphorus, and magnesium metabolism. Arch. Dis. Childh. **48**, 99 (1973)
32. Brandy, J. P., Williams, H. C.: Magnesium intoxication in a premature infant. Pediatrics, **40**, 100 (1967)

15. Ikterus gravis und Morbus haemolyticus neonatorum (L. Wille)

Hyperbilirubinämien und Blutgruppeninkompatibilitäten sind häufige Probleme der Neonatologie. Innerhalb der Intensivpflege kommt ihnen eine besondere Bedeutung aus transfusionsmedizinischen Gründen zu.

15.1. Definitionen

a) Ikterus praecox
   Gesamtbilirubin <24 Lebensstunden >7 mg%
b) Ikterus gravis
   Neugeborene: Gesamtbilirubin>14 mg%
   [1]
   Frühgeborene: Gesamtbilirubin>10 mg%
   [2]
c) Ikterus prolongatus
   Erhöhung des Bilirubins über die 2. Lebenswoche hinaus.

15.2. Differentialdiagnose und diagnostisches Vorgehen bei Ikterus neonatorum [3]

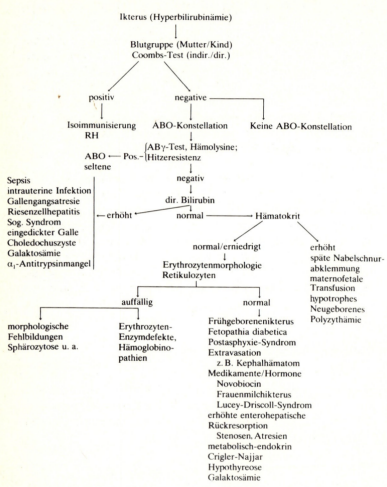

Abb. 26. Abklärung eines Ikterus neonatorum. (Modifiziert nach Maisels, 1975 [3])

15.3. Morbus haemolyticus neonatorum

Unter diesem Begriff werden verschiedene Formen einer hämolytischen Erkrankung des Feten oder Neugeborenen zusammengefaßt, welche die ähnliche immunologische Pathogenese aufweisen [8]. Es erfolgt eine Sensibilisierung des mütterlichen Organismus mit Auftreten spezifischer Antikörper (IgG) gegen Erythrozytenantigene, die nach Passage der Plazenta zu einer Schädigung des Feten und zu einer Erkrankung des Neugeborenen führen können [9]. Je nach dem Schweregrad wird unterschieden:

Leichte Erkrankung: Anämia neonatorum (Hb<14 g%)
Mittelschwere Erkrankung: Ikterus gravis (Bilirubin>14 g%)
Schwere Erkrankung: Hb<9 g%
a) Anämia gravis (keine Oedeme, kein Aszites)
b) Prähydrops (leichte Oedeme und/oder leichter Aszites)
c) Hydrops congenitus (schwere Oedeme, starker Aszites)

Bei stärkster Ausprägung können intrauteriner Fruchttod, Kernikterus und eine irreparable Zerebralschädigung eintreten. Die Gefahr besteht in der Entwicklung einer **Bilirubinenzephalopathie:** Hyperexzitabilität, schrilles Schreien, Somnolenz, schwere Rigidität, Opisthotonus und Konvulsionen. Leichte Zeichen einer frühkindlichen Hirnschädigung können erst im 2. Lebensjahr oder später erkennbar sein [10].

15.3.1. Rh-Erythroblastose (Anti-D)

Diagnostik
Mutter: Blutgruppe, Rh-Faktor, Rh-Antikörpernachweis (-titer)
Kind: Blutgruppe, Rh-Faktor, direkter Coombstest, Bilirubin (gesamt/direkt), Blutbild (Hb, Erythrozyten, Retikulozyten, Hämatokrit, Thrombozyten).

Therapie
a) Fototherapie
Primär kommt sie nur bei leichten Fällen in Betracht (Bilirubin<24 h<10 mg%, Hb>14 g%) [4, 26, 27], da sich die Anzahl der Erstaustausche nicht entscheidend senken läßt [29, 6]. Hingegen

Serum Bilirubin mg/100 ml	<24 h		24–48 h		48–72 h		>72 h		Alter in h
	<2500 g	>2500 g	<2500 g	>2500 g	<2500 g	<2500 g	<2500 g	>2500 g	Geburtsgewicht
<5									
5–9	Foto bei Hämolyse								
10–14	AT bei Hämolyse / sonst Foto		Fototherapie						
15–19	Austauschtransfusion			*	+ Fototherapie		+		
20 und +	Austauschtransfusion								

Nach jeder AT Fototherapie — ☐ beobachte den Ikterus

▓ suche nach den Ursachen des Ikterus, kontrolliere Serumbilirubin mehrmals täglich

* Fototherapie kann versucht werden. Falls das Bilirubin weiter ansteigt, ist jedoch eine AT indiziert
+ Eine AT steht an, falls bereits angelaufene Fototherapie nicht genügend wirksam war

Bestehen 1. Perinatale Asphyxie; 2. Atemnotsyndrom; 3. Metabolische Azidose (pH <7,25); 4. Hypothermie (Temp. <35 °C); 5. Niedriges Serumeiweiß (<5 g%); 6. GG <1500 g; 7. Zeichen zerebraler Irritation, } soll die Behandlung der nächst höheren Bilirubin-Kategorie entsprechen

Abb. 27. Richtlinien für die Behandlung der Hyperbilirubinämie durch Fototherapie und Blut-Austauschtransfusion. (Nach Maisels, 1972 [26])

vermag ihr Einsatz unmittelbar nach dem Erstaustausch die Häufigkeit von mehrfachen Austauschtransfusionen signifikant zu senken.
b) Indikation zur Blutaustauschtransfusion:
In Abhängigkeit von der indirekten Bilirubinkonzentration nach dem Schema von Maisels (Abb. 27) [26] unter Berücksichtigung des Verlaufsdiagramms nach Polacek [5] (Abb. 28). Bei Werten nahe der Austauschgrenze sind 4-stündliche Bilirubinkontrollen angezeigt.
Bei schwerer Form: Hb<14 g% innerhalb der ersten 24 Lebensstunden sofortige Austauschtransfusion, wenn möglich wegen der besseren Verträglichkeit (kardiorespiratorische Adaptation) erst jenseits der 6. Lebensstunde.
Hydrops congenitus: Teil-Blutaustausch-Transfusion unabhängig

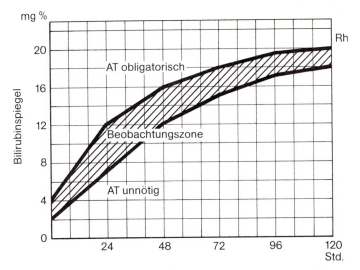

Abb. 28. Indikationsstellung für die Blut-Austauschtransfusion bei **Rh-Inkompatibilität** reifer Neugeborener. (Nach Polacek, 1965 [5])

von der Bilirubinkonzentration unmittelbar nach den ersten lebenserhaltenden Maßnahmen (s. S. 233).
c) Austauschblut
ABO-blutgruppengleich, Rh-negative Heparinkonserve, wenn nicht vorrätig ACD-Konserve; evtl. zitratreduziert.

15.3.2. Rh-Untergruppen (anti-C, anti-c, anti-E, anti-e) und seltene Faktoren (Kell, Duffy, Levis etc.)

Diagnostik
s. u. Rh-Erythroblastose; zusätzlich spezielle serologische Untersuchungen des mütterlichen und kindlichen Blutes mit entsprechenden Testseren und Testerythrozyten.

Therapie
s. u. Rh-Erythroblastose
Wahl des Austauschblutes: Die Auswahl erfolgt durch die regionale Blutbank aufgrund des Ergebnisses der speziellen Untersuchungen.

15.3.3. ABO-Erythroblastose

Diagnostik

Mutter: Blutgruppe, Rh-Faktor, Rh-Antikörperausschluß, AB-Gamma-Test, Hämolysetitration, Hitzeresistenz-Test
Kind: Blutgruppe, Rh-Faktor, direkter Coombstest, Bilirubin (gesamt/direkt) Blutbild (Hb, Erythrozyten, Hämatokrit, Retikulozyten, Thrombozyten, Mikrosphärozyten)

Therapie

a) Fototherapie
Mittel der ersten Wahl. Ihr Einsatz erfolgt nach dem Schema von Maisels (Abb. 27) [26] unter Berücksichtigung des Verlaufsdiagramms nach Schellong (Abb. 29) [7]. Bei reifen Neugeborenen vermeiden wir wegen des günstigen Effektes der Fototherapie eine Austauschtransfusion innerhalb der ersten 24 Lebensstunden bei ei-

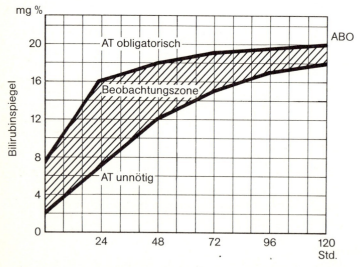

Abb. 29. Indikationsstellung für die Blut-Austauschtransfusion bei **ABO-Inkompatibilität** reifer Neugeborener (Bei Frühgeborenen Grenzen sinngemäß tiefer ansetzen!). (Nach Schellong, 1968 [7])

nem Bilirubin<14 mg%. Aufgrund der weniger ausgeprägten Hämolyse können Erst- und Mehrfachaustauschtransfusionen häufig vermieden werden.

b) Indikation zum Blutaustausch
In Abhängigkeit von der Konzentration des indirekten Bilirubins nach dem Schema von Maisels [26] unter Berücksichtigung des Verlaufsdiagramms nach Schellong [7]. Bei Werten nahe der Austauschgrenze sind 4-stündliche Bilirubinkontrollen erforderlich.
Wahl des Austauschblutes:

Tabelle 59. Wahl des Austausch-Blutes bei ABO-Inkompatibilität [30]

	Mutter-Kind-Konstellation		
häufig	O − A	O − B	
(selten)	B − A	A − B	A/B − AB

Austauschblut, Rh-Faktor-gleich			
Antigenarmes Vollblut	A_2	−	−

Mischblut-Konserve:	Ery-Konzentrat	O	O	A_2 oder O
	Frischplasma	A oder AB	B oder AB	AB

Universal- bzw. ABO-verträgliches Vollblut (5 bis maximal 7 Tage alt)	O A-lysinfrei, schwach A-agglutinierend	O B-lysinfrei, schwach B-agglutinierend	nicht empfehlenswert, Verschlimmerung durch 2 Antikörper

15.4. Hämolytische Erkrankungen ohne Isoimmunisierung

(z. B. morphologische Anomalien, Hämoglobinopathien, Enzymdefekte, Medikamente)

Diagnostik
Zusätzlich zur Standarddiagnostik: Price-Jones-Kurve, Erythrozyten-Resistenzbestimmung, Hämoglobin-Elektrophorese, Untersuchung von Erythrozytenenzymen.

Therapie
Indikation zur Fototherapie und zur Blutaustauschtransfusion in Abhängigkeit von der Konzentration des indirekten Bilirubins nach dem Schema von Maisels ([26] s. S. 222).
Wahl des Austauschblutes: ABO-blutgruppengleich, Rh-faktorgleich.

15.5. Hyperbilirubinämie ohne Hämolyse
(Glukuronisierungsstörung: direktes Bilirubin nicht erhöht)

15.5.1. Neugeborene

Diagnostik
Ausschluß einer Erythroblastose, einer anderweitigen Hämolyse oder einer metabolisch-endokrinen Störung.

Therapie
a) Fototherapie
Entsprechend dem Schema von Maisels [26]
b) Indikation zum Blutaustausch
In Abhängigkeit von der Konzentration des Bilirubins zwischen 18 und 20 mg% unter Berücksichtigung der Gesamtsituation:
Lebensalter
Belastende Risikofaktoren [26]

Frühgeborenheit	Hypoalbuminämie
Hämolyse	Infektion
Asphyxie	Medikamente
Azidose	Hungersituation
Kältestreß	Erhöhte Konzentration freier
Hypoglykämie	Fettsäuren

c) Wahl des Austauschblutes
ABO-blutgruppengleich, Rh-faktorgleich

15.5.2. Frühgeborene

Diagnostik (s. 15.5.1.)

Therapie

a) Fototherapie
Eine Hyperbilirubinämie (Gesamtbilirubin>10 mg%) ist zwischen dem 3. und 6. Lebenstag zu erwarten. Entsprechend der zeitlichen Korrelation der Konzentration des indirekten Bilirubins mit der Austauschgrenze ist 4 mg% unter der Blutaustauschgrenze mit der Fototherapie zu beginnen (Tabelle 60).

Tabelle 60. Grenzwerte der Bilirubinkonzentration im Serum (mg%) zur Indikation der Fototherapie (Foto) und Austauschtransfusion (AT) beim nicht-hämolytischen Ikterus Frühgeborener

Geburtsgewicht	1. Lebenstag		2. Lebenstag		**ab** 3. Lebenstag	
	Foto	AT	Foto	AT	Foto	AT
2000–2500 g	10 mg%	14 mg%	11 mg%	16 mg%	12 mg%	17 mg%
1500–2000 g	6 mg%	12 mg%	8 mg%	15 mg%	10 mg%	16 mg%
1000–1500 g	6 mg%	10 mg%	6 mg%	13 mg%	8 mg%	15 mg%
<1000 g	4 mg%	9 mg%	6 mg%	11 mg%	6 mg%	13 mg%

Die Indikation ist eine Stufe tiefer anzusetzen, wenn Risikofaktoren vorliegen:
Perinatale Asphyxie
Atemnotsyndrom
Azidose (pH<7,30)
Hypothermie (<35°C)
zerebrale Alteration
Hypoproteinämie

b) Indikation zum Blutaustausch
In Abhängigkeit von der Konzentration des indirekten Bilirubins unter Berücksichtigung von Lebensalter und belastenden Risikofaktoren. Das Auftreten eines Kernikterus ist bei sehr unreifen Frühgeborenen schon bei niedrigen Bilirubinkonzentrationen zu erwarten [12, 13].

c) Wahl des Austauschblutes
ABO-blutgruppengleich, Rh-faktorgleich. Heparinkonserve, wenn nicht vorrätig Zitratkonserve bzw. zitratreduzierte Konserve.

15.6. Hyperbilirubinämie bei hepatozellulärem oder obstruktivem Ikterus (z. B. Sepsis, intrauterine Infektionen, metabolisch endokrine Störungen, Lebererkrankungen)

Diagnostik
Ausschluß einer Erythroblastose, anderweitigen Hämolyse. Suche nach konnataler Infektion, metabolisch-endokriner Störungen, Mukoviszidose, α_1-Antitrypsin-Mangel. Bestimmung des Bilirubins (gesamt/direkt)

Therapie
a) Indikation zum Blutaustausch
In Abhängigkeit von der Konzentration des indirekten (nicht glukuronisierten) Bilirubins entsprechend dem Vorgehen bei reifen Neugeborenen bzw. Frühgeborenen (s. S. 226).
b) Wahl des Austauschblutes
ABO-blutgruppengleich, Rh-faktorgleich.
c) Fototherapie
Wegen der Gefahr nicht vollständig überschaubarer Nebenwirkungen (Bronze-Baby-Syndrom, Hämolyse, Anämie) kann sie **nicht** empfohlen werden [7, 14, 15, 16, 27].

15.7. Technik der Blutaustauschtransfusion

1. Gerät: Einmal-Austausch-Transfusions-Gerät nach Baxter mit geschlossenem System.
2. Austauschweg: Nabelvene. Katheterung unter sterilen Kautelen (s. S. 268).
Die dem Austauschtransfusions-System beigegebenen Katheter haben Markierungen bei 6, 7 und 8 cm.
Einführlänge des Katheters bis zum freien Blutfluß:

Gewichtsklasse	Katheterlänge	Katheterwahl
>2500 g	ca. 8 cm	Char. 8
2000–2500 g	ca. 7 cm	
1500–2000 g	ca. 6 cm	Char. 5
<1500 g	ca. 5 cm	

Steht die Nabelvene nicht zur Verfügung, erfolgt die Einführung des Katheters mittels Venae sectio im Trigonum femorale von der Vena saphena magna in die Vena cava inferior.

3. Austauschvolumen: Die Blutaustauschtransfusion wird mit der 3-fachen Menge des kindlichen Blutvolumens (3 × 85 ml/kg KG) durchgeführt. Dadurch wird mehr als 90% des kindlichen Blutes ersetzt [23].

4. Austausch-Einzelportionen:

Reife Neugeborene/Frühgeborene	2500–2000 g:	20 ml
Frühgeborene	2000–1200 g:	10 ml
Frühgeborene	<1200 g:	5 ml

5. Austauschgeschwindigkeit: 150 ml/kg KG/h = 2,5 ml/kg KG/Min. Langsame Austauschgeschwindigkeit verringert die Kreislaufbelastung, erhöht die Elimination von Bilirubin und vermeidet die Nebenwirkungen von Zitratkonserven.

6. Kalziumgabe bei Zitratkonserven: Kalziumglukonat 10% 3 ml/100 ml Austauschblut. Bei Hypokalzämiesymptomen vorübergehende Gabe von weiteren 0,5–1,0 ml/100 ml Austauschblut. Langsame Injektion, empfohlen wird Monitorüberwachung (Asystoliegefahr).

7. Protamingabe bei Heparinkonserve: Am Ende des Blutaustausches wird über den Nabelvenenkatheter Protamin 1000 „Roche" injiziert (1 ml neutralisiert 1000 USP.-E Heparin):

Reife Neugeborene   2,5 ml   Frühgeborene   1,5 ml

8. Blutanwärmung: Frekatherm (Fa. Fresenius)

9. Austauschblut: Es besteht die Möglichkeit zur Verwendung von 3 verschiedenen Blutkonserven:

a) Heparinkonserve: Maximale Haltbarkeit 24 h; aus Sicherheitsgründen möglichst innerhalb 12 h nach Herstellung verwenden. Frischblutrisiko! Zusatz von 100000 E Penicillin G/100 ml Blut

b) Zitratkonserve: Übliche Konserve mit 20 Volumenprozent Stabilisatorflüssigkeit mit oder ohne Adeninzusatz [24]. Alter der Konserve möglichst nicht über 5 Tage (Hyperkaliämie, Diphosphorglyzerat-Verlust).

c) Zitratreduzierte Konserve: Aus üblicher Zitratkonserve Entnahme von 100–150 ml überstehendem Plasma-Stabilisatorgemisch. Bei Abzug von mehr als 100 ml zum Ausgleich des Hämatokrits Zusatz von 20 ml Humanalbumin 20%, salzarm und 30 ml Glukose 5%.

10. Komplikationen der Blutaustauschtransfusion

Tabelle 61. Komplikationen der Blutaustauschtransfusion. (Modifiziert nach v. Muralt, 1975 [18])

Vaskulär
Embolie (Luft, Blutgerinnsel)
Thrombosen
Hämorrhagische Infarzierung des Kolons

Kardiale
Arrhythmien
Hypervolämie (Anämie, Überlastung)
Asystolie

Biochemische
Zitratblut (ACD)
  Hypokalzämie
  Azidose
  Hypochlorämie
  Hypomagnesiämie
  Hyperkäliämie
  Hypoglykämie
  Sauerstoffabgabe im Gewebe ↑
Heparinblut
  Hypoglykämie
  Vermehrung freier Fettsäuren

Gerinnungsphysiologische
Thrombopenie
Heparinüberdosierung

Infektiöse
Lues
Zytomegalie
Transfusionshepatitis

Verschiedene
Perforation der Umbilikalvene
Mechanische Schädigung der Erythrozyten
Hypothermie
Ileocolitis necroticans
Myokardinfarkt

15.8. Fototherapie

Prinzip

Fotodestruktion des indirekten Bilirubins in der Haut und -kapillaren durch intensive Lichteinwirkung, besonders der Wellenlänge zwischen 420–480 nm (Absorptionsmaximum 460 nm; blauer Bereich des Spektrums). Die entstehenden Bilirubinspaltprodukte, Di- und Tetrapyrrole sowie Biliverdin sind nicht neurotoxisch, passieren die Blut-Hirnschranke nicht und werden in der Galle als Diazo-positiv reagierende Produkte und im Urin als Urobilinkörper ausgeschieden. Darüber hinaus wird die Bilirubinausscheidung über die Galle verbessert [20]. Die Effektivität der Fototherapie richtet sich nach der Lichtdosis-Wirkungs-Relation. Entscheidend ist die abgegebene Lichtenergie in Mikrowatt/cm^2 im blauen Wellenbereich. Blaue Leuchtstoffröhren (Westinghouse F20 T 12 BB) sind 2–3 mal so wirksam wie weiße Leuchtstoffröhren (Osram 20 W/10).

Indikationen

Die Fototherapie ist kein Ersatz für eine indizierte Austauschtransfusion! Der Einsatz und der Abbruch der Fototherapie ist in jedem Einzelfall individuell zu entscheiden!
a) Hyperbilirubinämie ohne Inkompatibilität (s. S. 226).
b) Rh-Erythroblastose (s. S. 221).
c) ABO-Erythroblastose (s. S. 224).

Kontraindikationen [8]
Morbus hämolyticus neonatorum (Rh, ABO) mit starker Hämolyse (s. o.)
Sepsis
Hepatozelluläre oder obstruktive Lebererkrankungen

Durchführung

Das Neugeborene wird unbekleidet in den Inkubator gelegt und lediglich mit einer Windelunterlage versehen. In 4-stündigen Abständen erfolgt ein Lagewechsel des Kindes (Rücken/Bauch). Während der Fototherapie sind die Augen sicher abzudecken (Gefahr der Retinaschädigung)! Bestrahlungsdauer: Alternierende Fototherapie für 12 h mit anschließender 8stündiger Pause bis zum signifikanten

Abfall des indirekten Bilirubins (3–4 mg% unterhalb der Indikationsgrenze für die Fototherapie). Bei kritischen oder weiter steigenden Werten kontinuierliche Bestrahlung. Abbruch der Fototherapie bei Erreichen der Indikationsgrenze für die Blutaustauschtransfusion. Durchführung der Fototherapie überwiegend mit weißen Leuchtstoffröhren, in schweren und kritischen Fällen Wechsel auf blaue Leuchtstoffröhren (wegen der schlechten visuellen Überwachung der Kinder Monitoreinsatz erforderlich).

Besondere Probleme
- Fototherapie vermindert den Grad des sichtbaren Hautikterus. Ein Rückschluß auf die Bilirubinkonzentration ist durch den Aspekt nicht mehr möglich.
- In Abhängigkeit von der Nähe der Austauschgrenze sind 4–6 stündliche Bilirubinverlaufskontrollen indiziert.
- Die Art des Ikterus ist vor Behandlungsbeginn abzuklären.
- Ein Bilirubinabfall kann frühestens nach 8 stündiger Bestrahlungsdauer erwartet werden.
- Das Auftreten eines transitorischen Erythems ist möglich, jedoch kein Grund zum Therapieabbruch.
- Dünne, grünliche Stühle werden beobachtet.

Komplikationen und **Risiken** [8]

Tabelle 62. Komplikationen und Risiken der Fototherapie. (Modifiziert nach [18])

Mensch
Diagnose erschwert
  Sepsis (Blutkulturen!)
  Hämolyse (Hb, Retikulozyten)
  Zyanose (Fototherapie mit Blaulicht zeitweise abstellen, Monitorüberwachung)
  Ikterus (Bilirubinverlaufskontrollen)
Bronze-Baby-Syndrom (bei Leberkrankheiten)
Augenverletzungen (Cornea)
Wasserverluste (Stuhl, Perspiratio insensibilis)
erhöhte Wachstumshormonsekretion
Entwicklung eines Folsäure-Mangels
Überwärmung oder Unterkühlung

Tabelle 62 (Fortsetzung)

Tier
Augenschädigung (Retina)
verzögertes Eintreten der Geschlechtsreife
Störungen der Ovulation
Vermehrung des Glykogengehaltes der Leber
Vermehrung des frühmarkierten Bilirubins
Störungen biologischer Rhythmen

In-vitro-Experimente
Verminderung der Bilirubin-Albumin-Bindungskapazität
Unterschiede der in-vitro- und in-vivo-Abbauprodukte
Unbekannte Wirkungen auf gewisse Medikamente
   Vitamine
   Antibiotika

15.9. Hypdrops congenitus

Differentialdiagnose

Tabelle 63. Ursachen des Hydrops fetalis. (Ergänzt nach Driscoll, 1966 [25])

1. schwere chronische intrauterine Anämie
Erythroblastose
Homozygote Alpha-Thalassämie
chronische fetomaternale oder fetofetale Transfusion

2. Herzinsuffizienz
schweres kongenitales Vitium
vorzeitiger Verschluß des Foramen ovale
große A-V-Fistel (Hämangiom)

3. Hypoproteinämie
Nierenerkrankung
   kongenitale Nephrose (Nierenvenen-Thrombose)
kongenitale Hepatitis
hepatisches Hämangiom (Kasabach-Merritt)

4. Intrauterine Infektionen
Lues
Toxoplasmose
Zytomegalie

Tabelle 63 (Fortsetzung)

5. *Verschiedene*
mütterlicher Diabetes mellitus
parabiotisches Syndrom
subletale Umbilikal- oder Chorionvenen-Thrombose
fetales Neuroblastom
Chagas Krankheit
Zystisch adenomatoide Lungendegeneration
pulmonale Lymphangiektasie
Dysmaturität
kardiopulmonale Hypoplasie mit bilateralem Hydrothorax
Morbus Gaucher
Chorionkarzinom in situ
Turner-Syndrom

Therapie

I. Erste Lebensminuten

Hypoxie → Zentrale Atemlähmung

Lungenoedem → Gestörter Gasaustausch

Höhlenerguß → Behinderte Zwerchfellatmung

Hypervolämie → Herzüberlastung

1. Sofortige Nabelschnurdurchtrennung
2. Absaugen, Intubation (Trachealoedem), kontrollierte Beatmung
3. Nabelgefäßkatheterung
4. Normalisierung des Nabelvenendrucks auf 8–10 cm H_2O (vertikal gestellter Nabelvenenkatheter) durch initialen Aderlaß von 50–70 ml, soweit erforderlich (diagnostische Blutentnahme!)
5. In unmittelbar lebensbedrohlichen Situationen (ausgeprägter Hydrops, schwerste Anämie) kann das Ergebnis der Blutgruppenbestimmung und Kreuzprobe nicht abgewartet werden. Sofortige Teil-Austauschtransfusion mit O Rh neg Erythrozytenkonzentrat in AB-Plasma, wobei nach dem Aderlaß mit der Einfuhr begonnen wird
6. Blindpufferung: Natriumbikarbonat 8,4% 3–5 mval/kg KG/ED
7. Digitalisierung: Novodigal 0,03–0,04 mg/kg KG/die i. v. in 3 Dosen
8. Aszitespunktion und langsames, fraktioniertes Ablassen des Aszites
9. Glukokortikoid: Decortin 1–2 mg/kg KG/ED

II. Erste Lebensstunden

Hypervolämie → Lungenoedem
eingeschränkte Diurese → Lungenoedem
Hämolyse → Hb/Ery-Abfall, Bilirubinanstieg

1. Kontrolle: Hb, Ery, Hämatokrit, Bilirubin (gesamt/direkt), Nabelvenendruck, Blutgasanalyse, Thrombozyten
2. Röntgen-Thorax
3. u. U. erneuter Aderlaß zur Normalisierung des Nabelvenendrucks
4. Kontinuierliche Fototherapie mit blauen Leuchtstoffröhren
5. Wiederholte Austauschtransfusion: Hb<14 g%, Bilirubinkonzentration (Diagramm nach Polacek)
6. Forcierte Diurese: Lasix 1–2 mg/kg KG/ED 4–6 mal täglich
7. Ausgleich des Säure-Basen-Haushaltes entsprechend Blutgasanalyse
8. Kontrollierte Beatmung nach Notwendigkeit

III. 2.–5. Lebenstag

Parenchymatöse Blutungen
Hämolyse

1. Substitution mit plasmatischen Gerinnungsfaktoren (PPSB, Cohn-I-Fraktion)
2. Ggf. erneute Blutaustauschtransfusion oder Transfusion

Literatur

1. Schröter, W.: Die transitorische Neugeborenenhyperbilirubinämie und ihre biochemischen Grundlagen. Ergebnisse d. inn. Medizin, N. F. **29**, 220 (1970)
2. Schweizer Arbeitsgruppe für Neonatologie. Diagnoseliste Neonatologie, August 1973
3. Maisels, M. J.: Neonatal jaundice, In: Neonatology. Avery, G. B. (ed.) p. 335. Philadelphia-Toronto: Lippincott 1975
4. Kluge, A., Ghandi, M., Wille, L.: Direkter Coombstest und klinische Relevanz beim Rh-Mhn. Fortschr. Trans. u. Immunhäm. **3**, 423 (1976)

5. Polacek, K.: Unser Verfahren bei der Indikationsstellung zur Austauschtransfusion. Pädiat. u. Pädol. **1**, 313 (1965)
6. Moller, J., Ebbsen, F.: Phototherapy in newborn infants with severe rhesus hemolytic disease. J. Pediat. **86**, 135 (1975)
7. Schellong, G.: Indikationen zur Austauschtransfusion. 2. Bremer Bluttransfusionsgespräch: 1967. „Biotest Mitt." **25**, 31 (1968)
8. Bundesärztekammer, Richtlinien mit Informationen zur Blutgruppenbestimmung und Bluttransfusion. Wissenschaftliche Schriftreihe, Bd. 1. Köln-Berlin: Ärzte-Verlag 1968
9. Wilken, H., Roewer, J., Eggers, H.: Morbus haemolyticus beim Fetus und Neugeborenen. Leipzig: Barth 1971
10. Grüttner, R.: Leberpathophysiologische Ikterusformen. In: Handbuch der Kinderheilkunde, Opitz, H., Schmid, F. (Ed.) Bd. I/2, S. 270. Berlin-Heidelberg-New York: Springer 1971
11. Brüster, H., Wirtz, P.: Indikation zum Blutaustausch bei Frühgeborenen. Bibl. haemat., No. 32, 324. Basel-New York: Karger 1969
12. Gartner, L. M., Snyder, R. N., Chabon, R. S., Bernstein, J.: Kernikterus: high incidence in premature infants with low serum bilirubin concentrations. Pediatrics **45**, 906 (1970)
13. Ackerman, B. D., Dyer, G. Y., Leydorf, M. M.: Hyperbilirubinämie and kernicterus in small premature infants. Pediatrics **45**, 918 (1970)
14. Kopelman, A. E., Brown, R. S., Odell, G. B.: The „bronze" baby syndrom: A complication of phototherapy. J. Pediat. **81**, 466 (1972)
15. Odell, G. B., Brown, R. S., Kopelman, A. E.: The photodynamic action of bilirubin on erythrocytes. J. Pediat. **81**, 473 (1972)
16. Weitz, R.: Das Bronze-Baby. pädiat. prax. **16**, 173 (1975/76)
17. Ballowitz, H.: Hyperbilirubinämie bei Neu- und Frühgeborenen. pädiat. prax. **13**, 213 (1973/74)
18. v. Muralt, G.: Neuere Aspekte der Pathogenese und Behandlungsmethoden der Hyperbilirubinämie des Neugeborenen. Pädiat. FortbildK. Praxis **41**, 274 (1975)
19. Hohenauer, L., Haschke, F., Gerstl, J. W.: Fototherapie der Neugeborenengelbsucht. Ergebnisse der klinischen Anwendung. Klin. Pädiat. **188**, 314 (1976)
20. Odell, G. B., Schaffer, R., Simopoulos, P. (ed.): Phototherapy in the newborn: An overview. National Academy of Science. Washington, D. C. 1974
21. Ente, G., Klein, S. W.: Hazards of phototherapy. N. Engl. J. Med. **283**, 544 (1970)
22. Drew, J. H., Marriage, K. J., Bayle, V. V., Bajraszewski, J. M.: Phototherapy: short and long-term complications. Arch. Dis. Childh. **51**, 454 (1976)
23. Trossman, Ch. M., Alzofon, F., Malkin, H.: An exchange transfusion nomogram. Am. J. Dis Child. **105**, 449 (1963)
24. Kreuger, A. O.: Exchange transfusion with ACD-Adenin blood. A follow-up study. Transfusion, **11**, 69 (1973)

25. Driscoll, Sh. G.: Hydrops fetalis. N. Engl. J. Med. **275**, 1432 (1966)
26. Maisels, M. J.: Bilirubin: On understanding and influencing its metabolism in the newborn infant. Pediat. Clin. N. Amer. **19**, 447 (1972)
27. Lucey, J. F.: Neonatal jaundice and phototherapie. Pediat. Clin. N. Amer. **19**, 827 (1972)
28. Mims, L. C., Estrada, M., Gooden, D. S., Caldwell, R. R., Kotas, V.: Phototherapie for neonatal hyperbilirubinemia − a dose: response relationsship. J. Pediat. **83**, 658 (1973)
29. Roth-Maintz, G., Schellong, G.: Phototherapie bei Rh-bedingtem Morbus hämolyticus neonatorum. Mschr. Kinderheilk. **121**, 467 (1973)
30. Kluge, A.: Persönliche Mitteilung, 1977

16. Infektionen (L. Wille)

16.1. Vermeidung bakterieller Infektionen [1, 28]:

Strenge Beachtung der Hygiene:
Kreissaal
Früh-/Neugeborenenstation
Intensivpflegestation

Geeignete Maßnahmen:
Ausreichende Handwaschtechnik und Händedesinfektion:
  bei Arbeitsaufnahme
  bei verschmutzten Händen
  nach Toilettengang
  nach Nasensäuberung
  bei Betreten oder Verlassen eines Patientenraumes
  nach Versorgung eines Patienten
  nach Arbeit mit kontaminiertem Material

Keimarme Raumluft (Luftfilter, Laminar-air-flow)
häufige Raumdesinfektion
häufige Inkubatordesinfektion (Formalin)
Inkubatorhygiene
häufiger Inkubatorwechsel
sichere Sterilisation aller Materialien
Verwendung von Einmalbedarfsartikeln
täglicher Wechsel von: Befeuchtern, Absauggefäß, Respirator-Schlauchsystemen, Inkubatorwasser, Pinzette etc.
kontaminationsfreie Trachealtoilette mit Einmalkathetern
sterile Herstellung von Infusionslösungen (Kittel, Handschuhe, Maske, Laminar-air-flow-Einheit)

häufiger Kittelwechsel
sterile Vornahme von Eingriffen (Intubation, Nabelgefäß-Katheterung, Pleura-, Aszitesdrainage)
unangemeldete bakteriologische Untersuchungen nach festgelegten Richtlinien (Inkubator, Waschbecken, Infusionsbesteck, Beatmungsgerät ect.)
Hautpflege.

16.2. Bakteriologische Diagnostik

Die Sicherung einer bakteriellen Infektion in der Neugeborenenperiode setzt eine umfassende Diagnostik voraus.

a) **Obligate Untersuchung** bei Aufnahme in die Neugeborenenintensivpflegeeinheit: bakteriologische Abstriche von Ohr, Nase, Axilla, Nabel, Anus.

Die Histologie der Nabelschnur trägt nach eigenen Erfahrungen selten zur Diagnose bei.

b) **Zusätzliche Untersuchungen** bei bestehenden Risikofaktoren (vorzeitiger Blasensprung, Fieber sub partu, Amnionitis etc.):
Blutkultur
Differentialblutbild mit Thrombozyten
Quantitative Bestimmung der Immunglobuline (IgG, IgA, IgM)
Magenaspirat: mikroskopische Untersuchung auf Leukozyten mit phagozytierten Bakterien

c) **Bei Auftreten erster Verdachtsmomente** (klinische Symptome, Leukopenie, Leukozytose, Thrombopenie):
mehrere steril entnommene venöse Blutkulturen (nicht aus Nabelgefäßkathetern mit langer Verweildauer! Möglichkeit der Kontamination und falsch positiver Resultate) Lumbalpunktion: Pandy, Gesamteiweiß, Eiweißkurve, Zellzahl mit Differenzierung, Kultur. Liquor- und Blutzucker gleichzeitig!
Blasenpunktion: Leukozyten, Bakterien, Kultur
Stuhlkultur: Erfassung enterogener Keime
Trachealabstrich bei Intubation (routinemäßig 2 × wöchentlich)
Differentialblutbild mit Thrombozyten
Gerinnungsstatus
Bilirubin: gesamt/direkt

16.3. Sepsis [2, 3, 4, 5, 6]

Prädisponierende Faktoren
Mütterliche Infektion während der letzten Schwangerschaftswochen (Pyelonephritis)
Toxämie
Placenta praevia
Infektion von Plazenta, Chorion
Vorzeitiger Blasensprung>24 h
Amnionitis
Kolpitis
Fieber sub partu
Asphyxie
Nabelgefäßkatheter mit langer Verweildauer
Frühgeborenheit
Funktionelle Unreife der Entzündungsreaktionen (Phagozytose, Opsonine, Immunglobuline)

Bakteriologie

Gram-neg.-Keime
E. coli
Klebsiella-Aerobakter-Gruppe
Serratia marcescens
Proteus mirabilis
Pseudomonas aeruginosa
Salmonellen

Pilze:
Kandida-species

Gram-pos. Keime:
Staph. aureus, albus
Streptokokkus A + B
Diplokokkus pneumoniae
Enterokokkus
Listeria

Viren:
Zytomegalie
Röteln
Herpes simplex
Coxsackie
Echo

Klinik
Hyper-/Hypothermie
Apathie/Hyperexzitabilität
Atemstörungen (Apnoe,Tachypnoe)
Zyanose
Ikterus, Hepatosplenomegalie
Purpura, Blutungsneigung

Trinkunlust/Gedeihstörung Dyspepsie/Erbrechen
Aufgetriebenes Abdomen Exsikkose

Bei der Infektion durch Streptokokken der Gruppe B wird differenziert zwischen einer foudroyanten Sepsis innerhalb der ersten 24 Lebensstunden und einer nach der 1. Lebenswoche auftretenden Meningitis [7]. Die Frühform manifestiert sich durch Atemstörungen, Apnoeanfällen und Entwicklung ausgeprägter Schocksymptome wenige Stunden nach der Geburt [8]. Wegen der unspezifischen klinischen Symptome sind insbesondere abzuklären:

Idiopathisches Atemnotsyndrom Azidose
Pneumothorax Hyponatriämie
Entwicklungsstörung des ZNS Hypoglykämie
Zerebrale Blutung Gastrointestinale Obstruktion

Diagnostik (s. S. 239)

Typische Laborbefunde
Im Frühstadium: Leukopenie mit oder ohne Linksverschiebung [9]
Leukozytose mit oder ohne Linksverschiebung (ab 3. Tag) Thrombopenie 100000/mm^3
Normochrome Anämie
Erhöhung des direkten Bilirubins

Prophylaxe
Genaue Kenntnis der mütterlichen Anamnese während Schwangerschaft und Geburt.
Wertung bestehender Risikofaktoren, Berücksichtigung möglicher Infektionsquellen und -wege.
Eine Antibiotikaprophylaxe wird von uns generell abgelehnt. Bei vorzeitigem Blasensprung >24 h, Fieber unter der Geburt sowie Aszites- und Pneumothoraxdrainage sehen wir jedoch die Indikation zur sofortigen Antibiotikatherapie gegeben.

Therapie
Allgemeine Maßnahmen
Aufrechterhaltung der neutralen Körpertemperatur, Antipyrese

(Senkung der Inkubatortemperatur, Wasserbad, Eisbeutel, Medikamente).
Korrektur des Säure-Basen-Haushaltes.
Ausreichende Oxygenierung.
Herstellung und Aufrechterhaltung einer ausreichenden peripheren Zirkulation.
Volle orale oder parenterale Ernährung.
Systematische Inkubatorpflege.
Gamma-M-Konzentrat: 1 ml/kg i. m. alle 8 Tage.
Bei ausgeprägter Schocksymptomatik: Blutaustauschtransfusion.
Bei anhaltender Hypotension: Dopamin 6 γ/kg/Min.

Spezifische Behandlung
a) Bei unbekanntem Erreger:
Ampicillin 200–300 mg/kg KG/die i. v. in 3 ED
Oxacillin 100 mg/kg KG/die i. v. in 3 ED
Tobramycin 4–7 mg/kg KG/die i. m. in 2 ED
Penicillin G 150000 E/kg KG/die i. m. in 4 ED
Alternativ:
Cephalothin 200–250 mg/kg KG/die i. v. in 2 ED
Colistin 200000 E/kg KG/die i. m. in 2 ED
Bei schwerem Verlauf:
Chloramphenicol: Frühgeborene 25 mg/kg KG/die
Neugeborene 50 mg/kg KG/die (wenn möglich Serumspiegel-Bestimmung).
b) Nach Bekanntwerden des Erregers:
Ausrichtung der Behandlung nach dem Antibiogramm. Die Wahl des Antibiogramms ist u. U. von der Entwicklung regionaler Resistenzen bestimmter Keime abhängig.
Behandlungsdauer:
14–21 Tage (Kriterien für Beendigung der Therapie: unauffällige Klinik, Normalisierung der Blutsenkungsgeschwindigkeit).
Prognose:
Erregerabhängig, Gesamtletalität zwischen 13–45%.

16.4. Meningitis

Lebensbedrohliche Erkrankung. Bei coliformen Bakterien Mortalität bis 75% [6, 10, 11] mit häufigen Komplikationen bis zu 30% in der Frühphase und Dauerschäden zwischen 64 und 85% bei Überleben [12].

Prädisponierende Faktoren [6, 12, 13]
Geburt vor errechnetem Termin
Übertragung
Protrahierte Geburt
Vorzeitiger Blasensprung>24 h
Fieber unter der Geburt
Toxämie
Asphyxie

Zeitpunkt des Auftretens
Während der gesamten Neugeborenenperiode, Häufigkeitsmaximum innerhalb der ersten 6 Lebenstage. Erkrankungen am 1. und 2. Lebenstag sind möglich [12, 13].

Klinik
Typische Symptome (gespannte Fontanelle, schrilles Schreien, Opisthotonushaltung) treten erst im fortgeschrittenen Stadium auf.

Hinweisend können sein
Atemstörungen
Hypo-/Hyperthermie
Hypotonie, Apathie, Hyperexzitabilität
Spärliche Spontanbewegungen
Trinkunlust
Erbrechen/Dyspepsie
Berührungsempfindlichkeit
Blässe
Zyanose
Kollaps
Unruhe
Konvulsionen
Exsikkose
Splenomegalie
Hyperbilirubinämie
Gewichtsstillstand

Erregerspektrum
Häufige Gram-negative Keime
E. coli
Klebsiella-Aerobaktergruppe
Pseudomonas aeruginosa
Proteus
Salmonellen

Häufige Gram-positive Keime
Streptokokkus
Listeria
Enterokokkus

Diagnostik (s. S. 239)
Beweis durch Lumbalpunktion
a) Normalwerte der Leukozyten im Liquor cerebrospinalis [14]

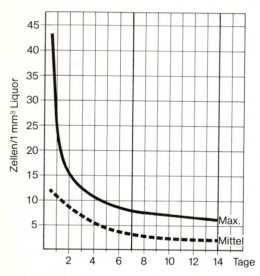

Abb. 30. Normalwerte der Leukozytenzahl im Liquor cerebrospinalis des Neugeborenen, Maxima und Mittelwerte. (Nach v. Loewenich und Konrath, 1974 [14])

Bei Ventrikulitis im Verlauf einer Meningitis Pleozytose: >60/3 Zellen im Ventrikel-Liquor [18, 19]
b) Liquoreiweiß, Normalwerte [14–17]
Pandy: opal bis + +
Gesamteiweiß: 30–80 mg%
Eiweißquotient: 0,35–0,50
Einzelfraktionen: Albumin 20–30 mg%
                      Glubuline 8–12 mg%

Therapie
a) Allgemeine Maßnahmen (s. S. 241)
b) Spezifische Behandlung

Tabelle 64. Meningitis-Therapieschema für Neugeborene

I. *Sofortbehandlung* bis zum Bekanntwerden des Erregers und bei unbekannt bleibendem Erreger

Ampicillin 200–400 mg/kg KG/die
Oxacillin 100 mg/kg KG/die
Gentamycin 4–(7,5) mg/kg KG/die

Bei trübem Liquor sofort intrathekal Gentamycin L 2 mg (bei der Lumbalpunktion sollte aufgezogene Spritze bereitliegen).

Nach Vorliegen des Antibiogramms Antibiotikatherapie entsprechend ausrichten.
Die Behandlungsdauer beträgt mindestens 3–4 Wochen. Nach 2 Wochen wird unter Berücksichtigung des Antibiogramms umgesetzt auf Trimethoprim (7 mg/kg KG/die) oder Chloramphenicol (Frühgeborene 25 mg/kg KG/die, Neugeborene 50 mg/kg KG/die).
Zusätzlich zur systemischen Behandlung abwechselnde lumbale und suboccipitale Instillation von 2 mg lyophylisiertem Gentamycin über 10–14 Tage. Danach Umsetzen entsprechend Antibiogramm auf Polymyxin B (2,5 mg) oder Carbenicillin (50 mg) bei gleichzeitiger systemischer Gabe des gleichen Antibiotikums (Polymyxin E 150000–200000 E/kg KG/die, Carbenicillin 1 g/kg KG/die).
Tägliche intrathekale Punktion
a) Zur Instillation des Antibiotikums
b) Zur Kontrolle des Liquorbefundes
Kriterien für die Beendigung der intrathekalen Therapie:
a) Kein Erregerwachstum an 3 aufeinanderfolgenden Tagen
b) Keine Bakterien bei Gram-Färbung
c) Veränderung der entzündlichen Zellreaktion (Rückgang der Gesamtzellzahl, Leukozytenanteil <50%)
Nach Normalisierung des Liquorbefundes Kontrollpunktion in 3–10tägigem Intervall.
Die gleichzeitige systemische und intrathekale Behandlung vermag die Mortalität etwas zu senken, erhöht jedoch die Häufigkeit schwerer Folgezustände [20].

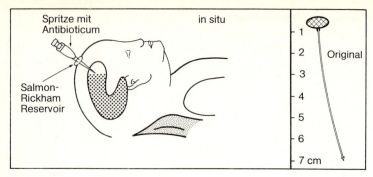

Abb. 31. Salmon-Rickham Reservoir, original und in situ. (Nach Salmon, 1972 [18])

Bei positiver Liquorkultur 48 Stunden nach Behandlungsbeginn ist eine diagnostische Ventrikelpunktion indiziert. Bei Vorliegen einer Ventrikulitis (Pleozytose 60/3 Zellen) sollte das Antibioticum intraventrikulär instilliert werden [21, 22]. Hierzu ist die Drainage eines Seitenventrikels mittels Salmon-Rickham-Reservoir erforderlich [18, 22].

Intrathekale und intraventrikuläre Antibiotikainstillationen sind nicht ungefährlich [22, 24], andererseits rechtfertigen die beträchtliche Letalität und der hohe Anteil von Folgezuständen ein aktives Vorgehen [23, 25].
Die Wirksamkeit von Glukokortikoiden zur Vermeidung des Hydrozephalus ist umstritten [11]. Wir vertreten die Meinung, daß die intensive antibiotische Frühbehandlung entscheidend ist und setzen Glukokortikoide nicht ein.

Residuen:
Pyozephalus   Statomotorische Retardierung
Hydrozephalus   Spastik
Subduralhygrom   Epilepsie
Porenzephalie   Pathologisches EEG

16.5. Pränatale Infektionen

Sie können unter dem Bild einer schweren Sepsis, Meningitis oder Enzephalitis verlaufen [26, 27]. Hinsichtlich der klinischen Symptomatik s. S. 14. Im Einzelnen kann es sich um folgende Infektionen handeln:
Röteln
Zytomegalie
Toxoplasmose
Listeriose
Lues
Herpesvirus hominis
Coxsackievirus
Echovirus
Respiratory syncytial virus

Literatur

1. Minkowski, A., Fleurquin, N. P.: Prevention of bacterial neonatal sepsis by contamination in an intensive care neonatal unit. Antibiotics Chemother. **21**, 121 (1976)
2. Diekmann, L., Kotzur, J.: Sepsis im Neugeborenen- und Säuglingsalter. Klin. Pädiat. **188**, 135 (1976)
3. Wilson, H. D., Eichenwald, H. F.: Sepsis neonatorum. Pediat. Clin. N. Amer. **21**, 571 (1974)
4. Nicolopoulos, D., Anagnostakis, D., Xanthou, M.: Neonatal Septicemia. Paediatrician **1**, 50 (1972/73)
5. Quie, P. G.: Neonatal septicemia. Antibiotics Chemother **21**, 128 (1976)
6. Jährig, K., Dierschke, R.: Neugeborenenmeningitis und Sepsis neonatorum (Vergleichende Untersuchungen zur Ätiologie und Frühsymptomatik). Kinderärztl. Prax. **42**, 295 (1974)
7. Wannaker, L. W., Ferrieri, P.: Streptococcal infections − up date Disease − a − month 1–40 (1975)
8. Hammersen, G., Bartholomé, K., Oppermann, H. C., Wille, L., Lutz, P.: Group B streptococci: A new threat to the newborn. Europ. J. Pediat, **126**, 189 (1977)
9. Pohlandt, F., Töllner, U.: Risikofaktoren, Symptome und hämatologische Befunde bei 17 Neugeborenen mit Sepsis durch Gram-negative Keime. In: Pädiatrische Intensivmedizin S. 180. Emmrich, P. (Ed.). Stuttgart: Thieme 1977
10. Overall, J. C.: Neonatal bacterial meningitis. J. Pediat. **76**, 499 (1970)

11. Heckmatt, J. Z.: Coliform meningitis in the newborn. Arch. Dis. Childh. **51**, 569 (1976)
12. Steinhoff, M., Ströder, J.: Zur Klinik der bakteriellen Meningitis im Neugeborenen- und Säuglingsalter. Klin. Pädiat. **187**, 189 (1975)
13. Kaiser, E., Fülop, T., Szabó, K.: Purulent meningitis in the newborn infant. Acta Paed. Acad. Sci. Hung. **16**, 1 (1975)
14. Loewenich, v. V., Konrath, B.: Neugeborenen-Meningitis: Prognose in Abhängigkeit vom diagnostischen und therapeutischen Vorgehen. Mschr. Kinderheilk. **122**, 405 (1974)
15. Samson, K.: Der normale Liquor cerebrospinales im 1. Lebenstrimenon. Z. ges. Neurol. Psych. **128**, 494 (1930)
16. Ujsaghy, P.: Eiweißfraktionen des normalen und pathologischen Liquors im Kindesalter. Mschr. Kinderheilk. **66**, 137 (1936)
17. Widell, St.: On the cerebrospinal fluid in normal children and in patients with acute abacterial meningo-encephalitis. Acta Paediat. **47**, Suppl. 115 (1958)
18. Salmon, J. H.: Ventriculitis complicating meningitis. Am. J. Dis. Childh. **124**, 35 (1972)
19. Lorber, J., Kalhan, S. C., Mahgrefe, B.: Treatment of ventriculitis with gentamicin and cloxacillin in infants born with spina bifida. Arch. Dis. Childh. **45**, 178 (1970)
20. McCracken, G. H.: Evaluation of intrathecal therapy for meningitis due to Gram-negative enteric bacteria. Pediat. Res. **9**, 342/516 (1975)
21. Yeung, C. Y.: Intrathecal antibiotic therapy for neonatal meningitis. Arch. Dis. Childh. **51**, 686 (1976)
22. Wolf, H., Kerstan, J.: Neugeborenenmeningitis, kompliziert durch „Ventrikulitis". Mschr. Kinderheilk. **122**, 402 (1974)
23. Salmon, J. H.: Puncture Porencephaly. Amer. J. Dis. Child. **114**, 72 (1967)
24. Förster, C., Flamm, U.: Komplikationen bei intrathekaler Antibiotica-Therapie im Säuglingsalter. Mschr. Kinderheilk. **120**, 102 (1972)
25. Kerstan, J., Wolf, H.: Die eitrige Meningitis im Neugeborenen- und Säuglingsalter. Dtsch. Med. Wochenschr. **98**, 2060 (1973)
26. Alford, Ch. A., Stagno, S., Reynolds, D. W.: Diagnosis of chronic perinatal infections. Am. J. Dis. Child. **129**, 455 (1975)
27. Stevenson, R. E.: The fetus and newly born infant: Influences of the prenatal environment. p. 159. St. Louis: Mosby 1973
28. Kowalevski, S.: Erreger. In: Symptomatik, Therapie und Prophylaxe der Sepsis in der Neonatologie und pädiatrischen Intensivmedizin — Rundtischgespräch. Pädiatrische Intensivmedizin. Emmrich, P. (Hrsg.) S. 170. Stuttgart: Thieme 1977

17. Hämatologische Erkrankungen (L. Wille)

17.1. Anämie

Definition [1, 2]
0–48 h post partum: Hb<16 g%
49 h–7. Lebenstag: Hb<14,5 g%
nach der ersten Lebenswoche: Hb<10 g%
Es handelt sich um Bestimmungen aus dem Kapillarblut von Neugeborenen (>34. SSW.) nach Vorwärmung der Ferse.

Ätiologie [2]
1. Okkulte pränatale Blutungen
  fetomaternale Transfusion
  spontan
  traumatische Amniozentese
  nach äußerer Wendung
  fetofetale Transfusion

2. Geburtsmedizinische Komplikationen
a) Fehlbildungen von Plazenta und Nabelschnur
   Nabelschnurruptur
   Sturzgeburt
   Umschlingung
   Hämatom der Nabelschnur oder Placenta
b) Ruptur einer fehlgebildeten Nabelschnur
   Varizen
   Aneurysma
c) Ruptur ungewöhnlicher Gefäße
   Placenta velamentosa

kommunizierende Gefäße bei mehrlappiger Plazenta
aberrierendes Gefäß
d) Ungewöhnliche Blutungen bei:
Plazentainzision während Sectio caesaria
Placenta praevia
Abruptio placentae
e) Interne Blutungen
Intrakraniell
retroperitoneal
Kephalhämatom, Caput succedaneum
Leberruptur
Milzruptur

Differentialdiagnose und diagnostisches Vorgehen [3]
Die Abklärung einer neonatalen Anämie bereitet häufig Schwierigkeiten. Ein systematisches Vorgehen ist oft notwendig, rasche Behandlung erforderlich.
Vor jeder Substitutionstherapie ist eine Blutentnahme (Vollblut, Zitratblut) für weiterführende Diagnostik (Morbus hämorrhagicus neonatorum, konnatale Infektionen, Hämoglobinopathien, Erythrozytenenzymdefekte) notwendig und entsprechend zu konservieren.
In vielen Fällen wird die endgültige Diagnose erst im Säuglingsalter möglich sein (z. B. nach Bluttransfusion oder Blutaustausch).

Klinik
1. Akute Blutung
Allgemeine Blässe, Tachypnoe oder Schnappatmung, Tachykardie, schwache oder nicht tastbare periphere Pulse, niedriger oder nicht meßbarer Blutdruck, niedriger zentraler Venendruck, Schock; bei schwerem intrauterinen Blutverlust u. U. Totgeburt.

2. Chronischer Blutverlust
Blässe bei erhaltener Vitalität, gelegentlich Herzinsuffizienz mit Hepatomegalie, hypochrome, mikrozytäre Anämie. Normaler oder erhöhter zentraler Venendruck.

3. Interne Blutverluste
Anämie meist innerhalb des ersten Lebenstages, allmählicher Hä-

moglobinabfall, Entwicklung von Schocksymptomen (z. B. Leberruptur).

Therapie
Abhängig von Ausmaß der Anämie und Akuität des Verlustes.
1. Post partum sachgemäße Reanimation, insbesondere gute Oxygenierung
2. Diagnostische Blutentnahme (Nabelvene): Hb, Erythrozyten, Hämatokrit, Blutgruppenbestimmung, Kreuzprobe.
3. Schock/schwere Anämie: s. u. Hypovolämischer Schock
4. Leichte Anämie ohne klinische Symptomatik: Keine Transfusion erforderlich; Eisentherapie (Beginn 4.–6. Lebenswoche): 2 mg/kg KG in 2 Dosen für 3 Monate.
5. Iatrogene Anämie: Häufige Blutentnahmen unter intensivmedizinischer Behandlung. Insbesondere bei respiratorisch gestörten Neugeborenen Ausgleich einer eingetretenen Anämie. Es besteht die Möglichkeit der Entwicklung einer normoxämischen metabolischen Azidose [4].

Indikation zur Transfusion: Hämoglobin<16 g%
Hämatokrit<45%

Festlegung des Volumens einer Bluttransfusion [5]:
3 ml Erythrozytenkonzentrat bzw. 6 ml Vollblut/kg KG erhöhen die Hämoglobinkonzentration um 1 g/100 ml:
Hb-Defizit (g%) × 3 (ml) × kg KG = Substitutionsvolumen (Erythrozytenkonzentrat).

17.2. Hypovolämischer Schock

Ätiologie
Häufig akute perinatale Blutverluste (s. o.) oder plötzliche postnatale Blutung (z. B. Nabelarterienkatheter).

Klinik
Eine Blutung ist stets ein Notfall!
Zentralisation, Schock. Zunächst Makrozirkulationsstörung (Gefäßregulationsversagen) nachfolgend Mikrozirkulationsstörung mit metabolischer Dekompensation (Herzinsuffizienz) [6].

Tachypnoe, Blässe, Zyanose, unregelmäßige Spontanatmung, metabolische Azidose, Bradykardie oder Tachykardie, niedriger zentraler Venendruck. Eine Anämie kann zunächst fehlen, sich jedoch im Verlauf entwickeln.

Überwachung
Blutbild, Hämatokrit
Blutdruck/zentraler Venendruck
Atmung/Herzfrequenz
Blutgase

Therapie [6, 7, 8, 9]
1. Sachgemäße Reanimation und gute Oxygenierung (s. S. 8). Diagnostische Blutentnahme (Nabelvene): Hb, Erythrozyten, Hämatokrit, Blutgruppenbestimmung, Kreuzprobe.
2. Volumensubstitution:
a) Azidoseausgleich: Natriumbikarbonat 8,4% (1 ml = 1 mval) 3 ml/kg KG mit gleicher Menge Glukose 5% i. v. (periphere Vene, Nabelvene)
b) Infusion eines rasch verfügbaren Volumenexpanders:
20 ml/kg KG über 2–5 min
 – Plasma (Biseko).
 – Humanalbumin 5% (günstiger Einfluß auf Sauerstofftransportkapazität)
 – Macrodex 6% (rasche Normalisierung schockbedingter metabolischer Störungen, Verbesserung der Sauerstofftransportkapazität und der Fließeigenschaften des Blutes)
 – Rheomacrodex 10%, Na-frei G (stark plasmaexpandierende Wirkung, Zubereitung mit gleichem Volumen Glukose 5%)
 – Universalblut (O Rh neg. Erythrozyten in AB-Plasma)
3. Bei Bradykardie (<50/min) Alupent 0,1 mg (= 0,2 ml)/E. D. i. v., ggf. intrakardial.
4. Nach Notfallbehandlung weitere Volumensubstitution nach Eintreffen der hämatologischen Befunde (Hb, Erythrozyten, Hämatokrit) entsprechend der serologischen Untersuchungen (Blutgruppe, direkter Coombstest; Blutgruppeninkompatibilität beachten!).
Formel:
Hb-Defizit (g%) × 6 (ml) × kg KG = Substitutionsvolumen (ml Vollblut)

17.3. Polyzythämie

Definition
Hämatokrit>65% ⎫
Hämoglobin>22 g% ⎬ venöse Blutentnahme
während der ersten Lebenswoche

Ätiologie [3, 10]
Plazentare Hypertransfusion
  Fetofetale –
  maternofetale –
  plazentofetale –
Plazentare Dysfunktion
  hypotrophe Neugeborene
  postmature Neugeborene
  Schwangerschaftstoxämie
  Placenta praevia
Endokrine oder metabolische Erkrankungen:
  kongenitale Nebennierenrindenhyperplasie
  neonatale Thyreotoxikose
  mütterlicher Diabetes mellitus
  Trisomie D
  Oligohydramnion
  Beckwith-Wiedemann-Syndrom

Pathogenese
Ein zentralvenöser Hämatokrit>65% führt zu einem erheblichen Anstieg der Blutviskosität, reduziert die Fließeigenschaften des Blutes, verschlechtert die Gewebsoxygenierung und kann Mikroembolien verursachen [11, 13].

Klinik
Atemstörungen, Zyanose, Apathie, Hyperexzitabilität, Konvulsionen, Kardiomegalie, Herzinsuffizienz, Erbrechen, Oligurie, Priapismus.
Laborbefunde: Hyperbilirubinämie, Hypokalzämie, Hypoglykämie, transitorische Thrombozytopenie, erhöhte Blutviskosität, Thrombozytopenie, kernhaltige Erythrozyten, Azidose, Hypoxidose.

Therapie

Behandlung der Hypoglykämie, Hypokalzämie, Hyperbilirubinämie. Eine gezielte Therapie ist erst bei Auftreten klinischer Symptome erforderlich, in der Regel bei einem Hämatokrit>70%. Austauschtransfusion mit Plasma der kindlichen Blutgruppe oder Humanalbumin 5%.

Ziel: Reduktion des venösen Hämatokrits (HK) auf 60%

Formel [3]:

$$\frac{\text{Blutvolumen} \times (\text{Ist-HK} - \text{Soll-HK})}{\text{Ist-HK}} = \text{Austauschvolumen (ml)}$$

Blutvolumen eines Neugeborenen: (85)–100 ml/kg KG

Vorgehen wie bei Blutaustauschtransfusion (s. S. 228), Austausch-Einzelportion 10 ml.

Die Normalisierung des Hämatokrits und der Blutviskosität führen zu einer Rückläufigkeit der Symptome zwischen 8 Stunden und 3 Tagen [13]. Zusätzliche Flüssigkeitszufuhr hat keinen Einfluß auf klinische Symptomatik und erhöhte Blutviskosität [13].

Literatur

1. Schweizer Neonatologie-Gruppe, Diagnostische Kriterien. Bern, 28.11.72
2. Oski, F. A.: Hematologic Problems. In: Neonatology. Avery, G. B. (Ed.) p. 379. Philadelphia-London: Lippincott 1975
3. Oski, F. A., Naiman, J. L.: Hematologic problems in the newborn, p. 54. Philadelphia-London-Toronto: Saunders 1972
4. Duc, G.: Behandlung der neonatalen Hypoxie. pädiat. prax. **15**, 107 (1975)
5. Mollison, P. L.: Blood transfusion in clinical medicine. 3rd ed. p. 614. Oxford: Blackwell 1961
6. Lemburg, P.: Schockbekämpfung. In: Therapie der Krankheiten des Kindes v. Harnack, G.-A. (Ed.). Berlin-Heidelberg-New York: Springer 1976
7. Löwenich, v. V.: Volumenersatz beim Neugeborenen. In: Pädiatrische Intensivpflege. 3. Symposion in München 1972. Klin. Pädiat. Beih. 70, p. 32. Stuttgart: Enke 1973
8. Schöber, J. G.: Pharmaka beim Schock des Neugeborenen. In: Pädiatrische Intensivpflege 3. Symposion in München 1972, S. 35. Klin. Pädiat. Beih. 70., Stuttgart: Enke 1973

9. Ranke, M., Meyer, H., Lemburg, P., Sporck, I.: Veränderungen des zentralvenösen Drucks bei vital gefährdeten Neugeborenen unter Einfluß des Säurebasenhaushalts und der Schocktherapie. In: Pädiatrische Intensivpflege 3. Symposion in München 1972, S. 48. Klin. Pädiat., Stuttgart: Enke
10. Kontras, St. B.: Polycythemia and hyperviscosity syndromas in infants and children. Pediat. Clin. N. Amer. **19**, 919 (1972)
11. Gross, G. P., Hathaway, W. E., McGaughey, H. R.: Hyperviscosity in the newborn. J. Pediat. **82**, 1004 (1973)
12. Bergqvist, G.: Viscosity of the blood in the newborn infant. Acta Paediat. Scand. **63**, 858 (1974)
13. MacInthosh, T. F., Walker, C. H. M.: Blood viscosity in the newborn. Arch. Dis. Childh. **48**, 547 (1973)

18. Blutgerinnung und hämorrhagische Diathesen (L. Wille)

Die verschiedenen Formen von Blutungen manifestieren sich bei 3% aller Neugeborenen. Ihr Ausmaß kann schwer, oft lebensbedrohlich sein. Ein Drittel beruht auf einer Störung der Blutgerinnung [7].

18.1. Blutgerinnung

Sie funktioniert normal oder schneller als beim Erwachsenen. Einzelne Faktoren sind im Nabelschnurblut in ausreichender Menge vorhanden, andere stark erniedrigt.

Tabelle 65. Gerinnungsfaktoren-Normalwerte [1]

	Erwachsene	Neugeborene (Nabelschnurblut)	Frühgeborene (Nabelschnurblut)
Fibinogen (mg%)	200–400	200–250	200–250
Faktor II (%)	50–150	40	25
Faktor V (%)	75–125	90	60–75
Faktor VII (%)	75–125	50	35
Faktor VIII (%)	50–150	100	80–100
Faktor IX (%)	50–150	25–40	25–40
Faktor X (%)	50–150	50–60	25–40
Faktor XI (%)	75–125	30–40	–
Faktor XII (%)	75–125	50–100	50–100
Faktor XIII (Titer)	1:16	1:8	1:8
Zeit (sec)	30–50	70	80–90
Prothrombinzeit (sec)	10–12	12–18	14–20
Thrombinzeit (sec)	10–12	12–16	13–20

Vermutlich balanciert das „fetale" Fibrinogen durch erhöhte Thrombinsensibilität die Erniedrigung bestimmter gerinnungsfördernder Faktoren im Ablauf der Gerinnung aus [2, 4, 5]. Eine ähnliche Situation findet sich im fibrinolytischen System: gesteigerte Fibrinolyse bei vermindertem Plasminogen und gesteigerter Aktivität der Plasminogenaktivatoren. Fibrinogenabbauprodukte können häufig nachgewiesen werden. Die erhöhte Aktivität des fibrinolytischen Systems erscheint als sinnvolle Gegenregulation zur Hyperkoagulabilität [2, 4, 5].

18.2. Diagnostik [3, 8]

Anamnese
familiäre Blutungsneigung,
bekannter genetisch bedingter Defekt,
mütterliche Erkrankung (z. B. Infektion, Morbus Werlhof)
medikamentöse Therapie (mütterlich, neonatal)
Vitamin-K-Applikation

Klinik
- Krankes Neugeborenes: Azidose, Hypoxie, Sepsis (disseminierte intravasale Gerinnung)
- Schwere Lebererkrankung: Hepatomegalie, Erhöhung von Transaminasen und direktem Bilirubin (Produktionskoagulopathie)
- Unauffälliges Neugeborenes: Vitamin-K-Mangel
  kongenitale Koagulopathie
  Thrombozytopenie/-pathie

Tabelle 66. Diagnostisches Vorgehen bei unklarer Blutung

Ausfall der Globalteste	Differentialdiagnose	weiteres diagnostisches Vorgehen
Thrombozytopenie PT normal PTT normal	s. u. Thrombozytopenie	
Thrombozyten normal PT normal	kongenitaler Faktor XIII-Mangel	Faktor XIII-Bestimmung, Blutungszeit,

Tabelle 66 (Fortsetzung)

PTT normal	Thrombozytopathie v. Willebrand-Jürgens-Erkrankung	Thrombelastogramm; mütterliche und kindliche Medikamente?
Thrombozyten normal PT verlängert PTT normal	kongenitaler Mangel an Faktor II, XII	Faktoren-Bestimmung
Thrombozyten normal PT normal PTT verlängert	kongenitaler Mangel an Faktor VIII, IX, XI, XII; v. Willebrand-Jürgens-Erkrankung Heparintherapie	Faktoren-Bestimmung
Thrombozyten normal PT verlängert PTT verlängert	Vitamin K-Mangel komplexe Produktionsstörung	1 mg/kg KG Konakion iv.; Wiederholung von PT und PTT nach 4 h: Blutung steht, PT und PTT normal Diagnose: Vitamin K-Mangel
weitere Blutung PT verlängert PTT verlängert	kongenitaler Mangel an Faktor X kongenitale Afibrinogenämie schwere Hepatopathie	Faktoren-Bestimmung Fibrinogenbestimmung
Thrombozytopenie PT verlängert PTT verlängert	Verbrauchskoagulopathie	Thrombinzeit, Fibrinspaltprodukte, Faktor V-Bestimmung, Fragmentozyten Faktoren-Bestimmung

18.3. Koagulopathien

18.3.1. Kongenitale Koagulopathien

Die Gerinnungsfaktoren sind nicht plazentagängig. Trotzdem verursachen genetisch bedingte Gerinnungsstörungen selten Blutungen während der ersten Lebenswochen. Ihre Diagnose kann jedoch bereits in der Neugeborenenperiode gestellt werden [3, 8].

Hinweis
Familienanamnese (Hämophilie A, B; v. Willebrand-Jürgens-Erkrankung, Faktor XI-Defekt)

Klinik
Verlängerte Blutung nach kapillärer Blutentnahme, Nabelschnurblutung, zerebrale Blutung, intramuskuläres Hämatom, selten Hämarthros.

Tabelle 67. Genetisch bedingte Koagulopathien [3]

Geschlechtsgebunden rezessiv
Hämophilie A
Hämophilie B

Autosomal dominant
Faktor XI (PTA)Mangel
von Willebrand-Jürgens-Erkrankung

Autosomal rezessiv
Prothrombinmangel
Faktor V-(Proakzelerin)Mangel
Faktor VII-(Prokonvertin)Mangel
Faktor X-(Stuart-Prower)Mangel
Faktor XII-(Hageman)Mangel
Faktor XIII-(Fibrinstabilisierungsfaktor)Mangel
Afibrinogenämie, kongenital

18.3.2. Erworbene Koagulopathien

Morbus hämorrhagicus neonatorum im engeren Sinn (Vitamin-K-Mangel)

Betroffen sein können Neugeborene unter Frauenmilch-Ernährung und von Müttern mit Mangelernährung oder antikonvulsiver Therapie (Hydantoine, Primidone).

Klinik
Während des zweiten oder dritten Lebenstages verlängerte Nachblutung nach Kapillarpunktion oder Zirkumzision, Kephalhämatom, Nabelschnur- oder innere Blutung.

Prophylaxe
Vitamin-K (Konakion) 1 mg/kg KG i. m. an alle Risiko-Neugeborenen und alle Frühgeborenen.

Therapie
a) Vitamin-K (Konakion) 2–5 mg i. v. (Cave i. m.-Injektion):
b) Substitutionsbehandlung bei ausgedehnter Blutung und stark verminderten Faktoren: PPSB (II, VII, IX, X) Dosierung: Erforderliche Einheiten (Faktor IX[a]) = 0,6 × kg × gewünschte Erhöhung (Prozent der Norm)

Produktionskoagulopathie im weiteren Sinn

Bei schwerer Lebererkrankung geht die Gerinnungsstörung über die Verminderung Vitamin-K-abhängiger Faktoren hinaus.

Klinik
Hepatomegalie, Erhöhung von Transaminasen und direktem Bilirubin, generalisierte hämorrhagische Diathese ohne Ansprechen auf Vitamin-K-Behandlung. Hepatomegalie als alleiniges Frühzeichen möglich. Therapie: Frischplasma (gefroren) oder Antihaemophiles Plasma Human 10 ml/kg KG.

Verbrauchskoagulopathie

Ätiologie
Geburtsmedizinische Komplikationen (z. B. Abruptio placentae, fetale Gefährdung).
Neonatale Infektionen
Verschiedene Bedingungen (z. B. Azidose, Hypoxie, Hämangiom)

Formen [6]
Disseminierte intravaskuläre Gerinnung
Lokalisierte Thrombose großer Gefäße (z. B. Nierenvene)
Organbegrenzte intravaskuläre Gerinnung (hämolytisch-urämisches Syndrom, nekrotisierende Enterokolitis)
Disseminierte intravaskuläre Thrombozytenmikrothrombose

---

[a] Faktor IX-Konzentration präparat- bzw. chargenabhängig.

Klinik
Nicht immer klinische Symptomatik, in schweren Fällen ausgedehnte Blutungen. Schwerkranke Neugeborene mit Symptomen der Grundkrankheit (Infektion, Asphyxie, Schock). Petechien, Ekchymosen, Hautblutungen, Blässe, Oligurie, periphere Ischämie. Gesteigerte intravasale Gerinnung, Mikrothrombosierung in der terminalen Strombahn, Erschöpfung des gerinnungsfördernden Potentials.

Therapie
a) allgemein
Behandlung der Grundkrankheit (Sepsis, Asphyxie, Schock)
b) spezifisch
- Substitution
  Thrombozytenkonzentrat: 1 (30 ml)–2/die
  Frischplasma (gefroren) 10–15 ml/kg KG/die
  Nach unserer Erfahrung kommt es dadurch nicht zu einem „Anheizen" der Verbrauchskoagulopathie. Bei Fortbestehen der Grundkrankheit sind diese Maßnahmen jedoch nur von vorübergehender klinischer Besserung begleitet
- Austauschtransfusion (s. S. 228) = Frischblut
  Entgiftung (angehäufte Stoffwechselmetabolite, Fibrinabbauprodukte)
  Ausgleich des Gerinnungspotentials (Faktoren, Thrombozyten, Bakterien)
- Heparinbehandlung
  Ihr Wert bei Neugeborenen ist umstritten [8]
  Indikation
  Verbrauchskoagulopathie mit überwiegender Thrombose.
  Dosierung
  Initial 50 E/kg KG i. v.
  anschließend kontinuierliche Infusion 400 E/kg KG/die [9].
  Eine sorgfältige gerinnungsanalytische Überwachung zur Erzielung einer optimalen und individuell angepaßten Therapie ist erforderlich (Thrombinzeit 50–60 sec).

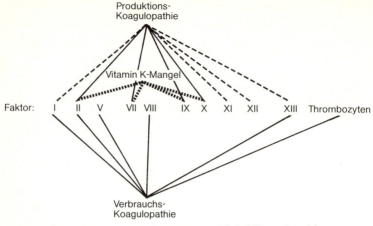

Abb. 32. Erniedrigung des Gerinnungspotentials bei Koagulopathien.

Differentialdiagnose und diagnostisches Vorgehen

Tabelle 68. Differentialdiagnose der Thrombocytopenie [3]

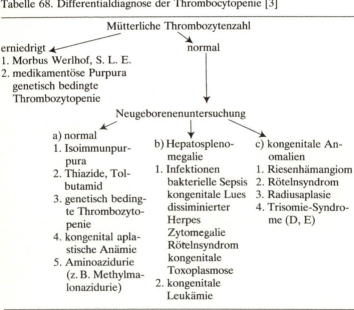

18.4. Thrombozytopenie

Definition
Thrombozyten<100 000 mm^3

Am häufigsten handelt es sich um Infektionen und immunbedingte Thrombozytopenien. Aufgrund der noch nicht in der Routine verfügbaren serologischen Diagnostik immunbedingter Störungen bleibt die Diagnose einer neonatalen Thrombozytopenie häufig ungeklärt.

Klinik
Kutane Petechien, purpuraähnliche Flecken, welche generalisiert sind und wellenförmig während der ersten Lebenstage auftreten können.
Nur bei zusätzlicher Koagulopathie oder Thrombozytopenie <25 000/mm^3 manifestiert sich eine Blutung.

18.5. Thrombozytopathie

Ätiologie
Thrombasthenie
v. Willebrand-Jürgens-Erkrankung
Thrombopathie ungeklärter Ätiologie

Diagnostik
Thrombozytenzahl normal, lediglich Blutungszeit verlängert. Bei v. Willebrand-Jürgens-Erkrankung Kombination mit Faktor VIII- oder IX-Defekt. Thrombozytenfunktionstests.

Klinik
Ekchymosen und Blutungen im Bereich der parenchymatösen Schleimhäute.

Therapie der Thrombozytopenie und Thrombozytopathie

1. Behandlung der Grundkrankheit (Infektion)
2. Aktives Vorgehen nur erforderlich bei Blutungsrisiko (Trauma, OP, Intubation, Azidose, Hypoxie) oder Blutungsmanifestation.
a) Immunbedingte Thrombozytopenie: Blutaustausch mit nachfolgender Transfusion gewaschener mütterlicher Thrombozyten.
b) Andere Thrombozytopenien: Transfusion von Thrombozytenkonzentrat:
Neubeborene: 1 Thrombozytenkonzentrat (30 ml)
Frühgeborene: 10 ml/kg KG
3. v. Willebrand-Jürgens-Erkrankung: Substitution von Faktor VIII/IX[a]. Formel: erwünschte Blutkonzentration % × kg KG × 0,6
4. Bei weniger bedrohlichen immunbedingten Thrombozytopathien orale Behandlung mit Glukokortikoiden: 2 mg/kg KG

Literatur

1. Oski, F. A.: Hematologic problems. In: Neonatology Avery, G. B. (Ed.) p. 379. Philadelphia-Toronto: Lipincott 1975
2. Hathaway, W. E.: Coagulation problems in the newborn infant. Pediat. Clin. N. Amer. **17**, 929 (1970)
3. Oski, F. A., Naiman, J. L.: Hematologic problems in the newborn. In: Major problems in clinical pediatrics. Schaffer, A. J. (Ed.). p. 236. Philadelphia-London-Toronto: Saunders 1972
4. Künzer, W.: Dringliche Therapie beim Neugeborenen. Arch. Gynäk. **214**, 337 (1973)
5. Künzer, W.: Die Blutgerinnung bei Neugeborenen und ihre Störungen. Klin. Wschr. **49**, 1 (1971)
6. Hathaway, W. E.: The bleeding newborn. Clin. Perinat. **2**, 83 (1975)
7. Gugler, E.: Blutgerinnungsstörungen beim Neugeborenen. Pädiat. FortbildK. Praxis **41**, 262 (1975)
8. Glader, B. E., Buchanan, G. R.: The bleeding neonate. Pediatrics **58**, 548 (1976)
9. Rogner, G.: Untersuchungen zum Heparinspiegel während gerinnungshemmender Therapie bei reifen und unreifen Neugeborenen. Kipra **44**, 193 (1976)

---

[a] Faktorenkonzentration: Präparate- und chargenabhängig.

Teil IV
Intensivpflege - Techniken

19. Intensivpflege – Techniken (L. Wille)

Allgemeines
Die im folgenden beschriebenen Techniken erfordern streng aseptisches Vorgehen:
1. Tragen von Mund-Nasen-Maske und Kopfbedeckung
2. Eingehendes Waschen von Händen und Unterarmen
3. Tragen steriler Handschuhe und eines Kittels
4. Säuberung und Desinfektion der Eingriffsregion
5. Abdeckung übriger Körperteile mit sterilen Tüchern
6. Aseptisches Arbeiten ohne Berührung unsteriler Flächen oder Instrumente

19.1. Nabelgefäßkatheterung (Abb. 33)

Die Einführung eines zentralen Katheters über die Umbilikalgefäße gehört zur Intensivbehandlung vital gefährdeter Neugeborener [1]. Ihre Indikation ist stets gegen das Risiko schwerer Komplikationen abzuwägen. Die technischen Voraussetzungen für eine atraumatische Kanülierung, Katheterüberwachung und stetige Perfusion müssen gegeben sein [2].
Je früher post partum die Katheterung vorgenommen wird, um so leichter gestaltet sich die Gefäßkanülierung und um so geringer ist das Risiko des Eindringens einer Infektion. Vorteilhaft ist die Vornahme des Eingriffs auf einem Reanimationstisch mit guten Lichtverhältnissen, servo-kontrollierter Temperatursteuerung, Möglichkeit erhöhter Sauerstoffzufuhr und kontrollierter Beatmung, Monitorüberwachung.

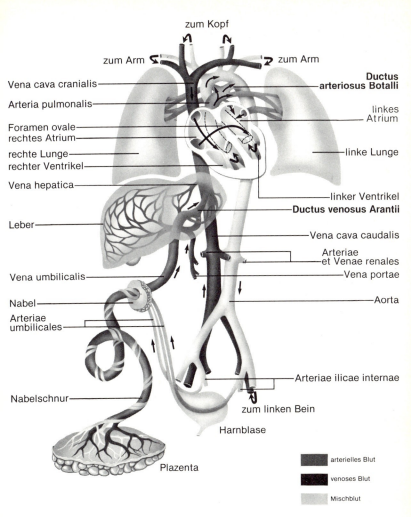

Abb. 33. Fetaler Kreislauf

Indikationen
1. Häufige arterielle Blutgaskontrollen ($F_IO_2 > 0{,}21$, CPAP, kontrollierte Beatmung). Alternativ Arterienpunktion erwägen.
2. Blutaustauschtransfusion
3. Kontinuierliche Registrierung des arteriellen Blutdrucks oder zentralen Venendrucks (Hydrops, OP).
4. Angiographie

19.1.1. Nabelvenenkatheterung

Prinzip
Einführung eines Katheters in die Nabelvene über den Ductus venosus Arantii bis in die Vena cava inferior. Die Nabelvene ist während der ersten 5 Lebenstage ohne Schwierigkeiten, danach gelegentlich bis zum 14. Lebenstag nach sorgfältiger Präparation, Identifikation und Entfernung intravasaler Thromben sondierbar.

Technik
Optimale Lichtverhältnisse, Lagerung und Fixierung in Rückenlage. Desinfektion des Nabelschnurstumpfes und der umgebenden Bauchhaut. Glatte Durchtrennung des Nabelschnurrestes 0,5–1,0 cm vor dem Hautansatz. Anatomische Pinzette bereithalten falls eine Blutung eintritt. Sie kann durch Fassen des Nabelschnurstumpfes sofort beherrscht werden. Erneute Desinfektion des angefrischten Nabelschnurrestes. Steriles Abdecken der umgebenden

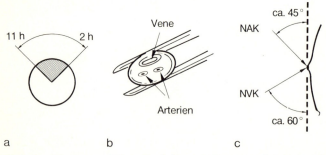

Abb. 34 a–c. Position, Charakteristika und Einführwinkel für Nabelvenen- und -arterienkatheter

Bauchhaut mit Schlitztuch, der anderen Körperteile durch sterile Tücher. Zur Gefäßdarstellung Spreizung des Nabelschnurstumpfes durch zwei chirurgische Pinzetten. Bei mumifiziertem oder peripher stark gequetschtem Nabelstumpf Abtragung bis ins saubere Gewebe.

Lokalisation
Die Nabelvene ist das größte der drei Gefäße, dünnwandig, meist spaltförmig zusammengefaltet und nicht kontrahiert. In der Kreisfläche des Nabelschnurquerschnitts liegt sie in der Regel im Sektorenbereich zwischen 11.00 und 2.00 Uhr (Abb. 34 a–c). Nach Spreizung bleibt ihr Lumen meist offen. Thromben und Blutreste mit chirurgischer Pinzette entfernen. Venenverlauf durch Einführung einer Knopfsonde in einem nach kranial gerichteten horizontalen Einführwinkel von ca. 60 Grad darstellen. Nabelvenenkatheter, gefüllt mit NaCl 0,9% (Neugeborene Argyle Ch. 5, Frühgeborene<1500 g Ch. 3,5) mit aufgesetzter Spritze unter Anwendung eines leichten Aspirationsunterdrucks einführen bis Blut gewonnen werden kann. Die Katheterung gelingt leichter, wenn hierbei der Nabelstumpf mit einer chirurgischen Pinzette nach kaudal gezogen wird. Widerstand bei Vorschieben des *Katheters:* Fehlposition in der Leberpforte. Nach erneutem Zurückziehen um 1–2 cm nochmaliges Vorschieben, u. U. gelingt dann die Katheterung über den Ductus venosus ARANTII. Bleibt dieses Vorgehen erfolglos, muß der Katheter bis auf 2 cm vor das Hindernis zurückgezogen werden.
Die regelrechte Katheterposition befindet sich 1 cm oberhalb des Diaphragma [3]:

Gewichtsklasse	Einführlänge
<1000 g	6 cm
1000–1500 g	7 cm
1500–2000 g	8 cm
2000–2500 g	9 cm
>2500 g	10–12 cm

Vorteil
Gute Verdünnung von Medikamenten und hyperosmolarer Lösungen durch großen Blutfluß;
Möglichkeit der Messung des zentralen Venendrucks;

Nachteil bei Fehlposition
Bei Infusion hyperosmolarer Lösungen Gefahr von Lebernekrosen, Bildung von Pfortaderthromben, spätere portale Hypertension [4, 5],
Keine sichere Messung des Venendrucks [1].
Fixierung durch Tabaksbeutel- oder Z-Naht mit zusätzlicher Schlinge um den Katheter. **Markierung** mit **blauem** Klebeband. Eine röntgenologische Kontrolle ist notwendig, da Fehlpositionen häufig sind [3].

Katheterentfernung
Lösung der Fixation, vorsichtiges Herausziehen. Zur Blutstillung Auflegen einer Fibrospumplatte und Anlegen eines sterilen Kompressionsverbandes, eventuell Naht erforderlich.

Komplikationen
Fehlposition in der Leberpforte
Portale Hypertension
Funktioneller Katheterverschluß
Venenspasmus
Intravasale Thrombenbildung
Infektionsgefahr
Perforation ins Leberparenchym
Leberzellnekrose
Embolie
Fehlsondierung einer Nabelarterie
Leitung elektrischer Kriechströme (Kammerflimmern) [1, 2].

• **Anmerkung**
Wegen der genannten Gefahren und Komplikationen wird die Nabelvenenkatheterung bei uns äußerst selten vorgenommen.
Lediglich das Scheitern einer peripheren Venenpunktion und die Dringlichkeit einer Medikamenteninfusion und Überwachung **in der Schockphase** zwingen zu **kurzzeitiger** Nabelvenenkatheterung. Eine parenterale Ernährung über längere Zeiträume gelingt durch wiederholte Punktion peripherer Venen oder Einführen eines Abboven-Katheters in eine zentrale Vene in geübter Hand.

19.1.2. Nabelarterienkatheterung

Prinzip

Katheterung einer Nabelarterie: Leichte Kanülierung während der ersten Lebensstunden, später aufgrund eines erheblichen Arteriospasmus schwieriger. Jenseits des ersten Lebenstages Sondierung für weitere 4–5 Tage noch häufig möglich, danach erschwert.

Technik

Vorbereitung wie bei Nabelvenenkatheterung. Entscheidend für das Gelingen ist die kleinstmögliche Irritation des Nabelschnurstumpfes bei der Präparation (verstärkter Arteriospasmus). Bei gleichzeitiger Venen- und Arterienkatheterung letztere zuerst ausführen.

Lokalisation

Die Nabelarterien sind kleiner als die Nabelvene, weißlich gefärbt, kreisrund, dickwandig, kontrahiert und weisen ein kleines zentrales

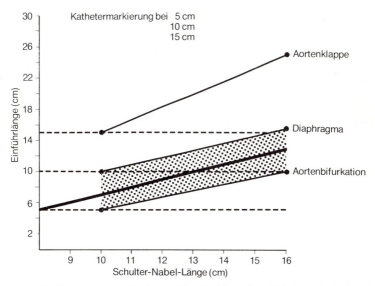

Abb. 35. Diagramm zur Festlegung der Position eines Nabelarterienkatheter. (Nach Dunn, 1966 [6])

Lumen auf. Sie liegen in der Kreisfläche des Nabelstumpfquerschnittes im Sektorenbereich zwischen 4.00 und 7.00 Uhr (Abb. 34 a–c).

Die Katheterung gelingt leichter unter Mitarbeit einer Hilfsperson, die den Nabelstumpf mit chirurgischen Pinzetten am unteren und oberen Pol faßt. Vorsichtige Präparation, saubere Darstellung des proximalen Arterienstumpfes. Weitung des Lumens durch Einführung einer Knopfsonde oder Spreizung mittels kleiner anatomischer Pinzette. Fassen der Arterienwand von außen und innen mit einer kleinen anatomischen Pinzette und Einführung des mit einer weiteren Pinzette kurzgefaßten Nabelarterienkatheters (Argyle Ch. 3,5) der mit Heparinlösung (NaCl 0,9%; 1 ml = 10 E Heparin) gefüllt ist. Horizontaler Einführwinkel ca. 45° von kranial mit geringer seit-

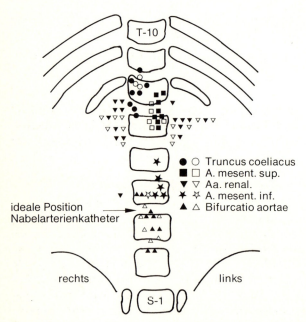

Abb. 36. Position der Hauptäste der Aorta bei 15 Neugeborenen ohne (offene Symbole) und mit (geschlossene Symbole) kardialen und/oder renalen Fehlbildungen. (Nach Phelbs et al., 1972 [23])

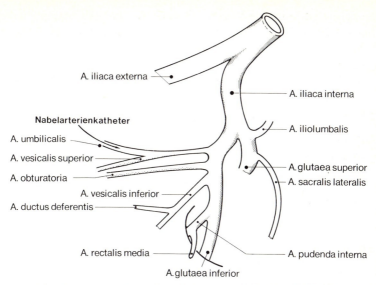

Abb. 37. Verzweigung der A. iliaca interna. (Nach Hafferl, 1957 [26])

licher Abweichung von der Körperachse. Der Nabelschnurstumpf wird hierbei nach kranial gezogen um Windungen im Arterienverlauf zu begradigen. Vorsichtiges aber bestimmtes Vorwärtsschieben des Katheters. Widerstände können auftreten:
nach 1–2 cm (Umbiegung nach kaudal)
nach 3–4 cm (Fixierung an der äußeren Blasenwand)
nach 5–6 cm Einmündung in die Arteria iliaca communis
Gefäßspasmus: Ausüben eines vorsichtigen stetigen Drucks für 1–2 min unter leicht rotierenden Bewegungen. Führt dies nicht zum Erfolg, Versuch der Katheterung der anderen Umbilikalarterie. Gelingt auch dies nicht, wird der Katheter mit Scandicain 1% gefüllt und nochmals bis zum Widerstand vorgeschoben. Injektion des Lokalanästheticums, Abwarten für 2–5 min, erneuter Versuch eines Vorschiebens des Katheters. Ist der Arterienspasmus nicht zu überwinden, kann der Katheter in Position belassen werden und ein weiterer Versuch zwischen 30 min und mehreren Stunden unternommen werden.

Die regelrechte Position des Katheters befindet sich oberhalb der Aortenbifurkation (L4). Berechnung nach dem Diagramm von Dunn [6] (Abb. 35). Wir bevorzugen diese Position, weil sie sich unterhalb des Abgangs der großen Gefäße befindet und damit intraabdominale Komplikationen selten sind (Abb. 36) [23]. Röntgenologische Kontrolle der regelrechten Katheterposition [7]! Gegebenenfalls Korrektur.

Nach Kathetereinführung Inspektion der Glutaealregion, der ipsilateralen unteren Extremitäten und Palpation des Femoralispulses. Zyanose, Blässe oder Fehlen des Femoralispulses deuten auf eine Fehlposition hin (Arteria glutaealis inferior, Arteria femoralis, Arteriospasmus) (Abb. 37). Der Katheter muß soweit zurückgezogen werden, bis die Symptome rückläufig sind. Danach ist ein erneuter Katheterversuch gerechtfertigt. Gelingt er nicht, ist der Katheter zu entfernen.

Fixierung wie bei Nabelvenenkatheterung. **Markierung** mit **rotem** Klebeband. Anschluß des Katheters an eine laufende Infusion (Pumpe) oder wiederholtes Durchspülen mit heparinisierter physiologischer Kochsalzlösung (10 E Heparin/ml).

Komplikationen [7, 8, 9, 10, 11, 12, 13]
Fehlsondierung eines von der Aorta abdominalis abgehenden Gefäßes.
Periphere Ischämie (Arteriospasmus)
Infektionsgefahr
Arterielle Thrombenbildung
Emboliegefahr
Periphere Nekrose (gewebsirritierende Medikamente, hyperosmolare Lösungen)
Perforationsgefahr
Hypertension
Luftembolie
Lebensbedrohliche äußere Blutung

Katheterentfernung
Katheter langsam bis 2 cm vor den Austritt zurückziehen. Durch wiederholte Dekonnektion der aufgesetzten Spritze Einströmen von pulsierendem arteriellem Blut verfolgen. Nach 2–5 min tritt ein Ar-

teriospasmus auf, keine Pulsation im Katheter, kein Blutrückfluß. Ohne weitere Manipulation kann der Katheter entfernt werden. Verzögert sich der Eintritt der Arterienkontraktion, wird eine Tabaksbeutel- oder Z-Naht um das Gefäß gelegt und der Katheter unter gleichzeitigem Verschluß der gelegten Naht gezogen.

19.2. Arterienpunktion- und -kanülierung

Indikation
Hyperoxietest
Überwachung von F_IO_2 durch gelegentliche arterielle Blutgaskontrollen
Unmöglichkeit der Nabelarterienkatheterung
Beide Techniken verlangen eine gewisse Übung, ermöglichen jedoch die Vermeidung der potentiellen Risiken der Nabelgefäßkatheterung. Gelingt eine Punktion nicht innerhalb von 30 sec, kann der gemessene PaO_2 durch Schreien und Pressen des Kindes verfälscht sein!

Zur Blutprobengewinnung sind geeignet
Arteria radialis
Arteria brachialis
Arteria temporalis

19.2.1. Punktion der Arteria radialis bzw. Arteria brachialis

Beide Arterien sind durch Palpation zu lokalisieren. Lokale Hautdesinfektion. Punktion mit Kanüle Nr. 14, welche durch einen schmalen Plastikschlauch direkt mit einer Kapillare verbunden ist. Auch eine aufgesetzte Spritze ohne Kolben mit eingesetzter Kapillare kann verwendet werden [14, 15]. Sorgfältige Palpation, vertikale Punktion und leichte aber sichere Zuführung der Nadel auf die Arterie. Häufig wird die Arterie zunächst durchstochen. Bei langsamem, vorsichtigem Zurückziehen gelangt die Kanülenspitze erneut in die Arterie. Die Kapillare füllt sich pulsierend mit Blut. Wiederholte Punktionen der gleichen Arterie sind möglich, wenn eine perivaskuläre Hämatombildung durch 5-minütige Kompression nach jeder Punktion vermieden wird. Gehäufte Punktionen können zu einer peripheren Ischämie (intravaskuläre Thrombose, Arteriospasmus) führen, die u. U. einer Behandlung (Heparinisierung s. S. 261, Hydergin 30 µg/kg KG iv.) bedürfen.

19.2.2. Perkutane Katheterung der Arteria radialis [16, 17]

Kanülierung der rechten Arteria radialis (präduktal). Passives Ausstreichen der Hand unter simultaner Kompression der Arteria radialis und ulnaris. Freigabe der Arteria ulnaris zur Überprüfung des Ausmaßes der Durchblutung der ausgestrichenen Hand. Erfolgt eine Durchblutung der gesamten Hand bei fortbestehender Kompression der Arteria radialis, so kann diese katheterisiert werden (Allen-Test)
Handgelenk in Extension (45°) fixieren. Palpation der Arteria radialis unter sterilen Bedingungen. Punkt der maximalen Pulsation aufsuchen. Punktion mit Kanüle Nr. 22 (Medicut) in einem horizontalen Winkel von 30°. Die Arterie wird zunächst durchstochen. Unter langsamem Zurückziehen stellt sich bei Lage innerhalb des Arterienlumens ein pulsierender freier Blutstrom ein. Jetzt Vorschieben des Katheters in die Arterie. Fixation mittels Naht, Dreiwegehahn ansetzen und kontinuierliche Infusion mit heparinisierter NaCl 0,9% (10 E/ml) anschließen (Pumpe). Blutentnahmen und Messung des arteriellen Blutdrucks sind jederzeit möglich.
Nachteil: Zeitaufwendigkeit, Übung erforderlich.

Komplikationen
Lokale Infektion
Hämatombildung.
Periphere Durchblutungsstörung

19.2.3. Probengewinnung aus der Arteria temporalis

Anatomie
Die Arteria temporalis kann anterior und superior vor dem Ohr palpiert werden. Sie verzweigt sich in die Arteria frontalis und parietalis (Abb. 38).

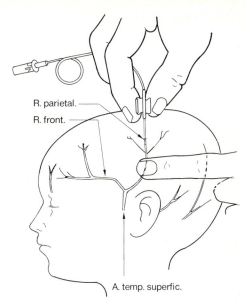

Abb. 38. Punktion der A. temporalis

Technik
Säuberung und Rasur der Region vor dem Ohr, Desinfektion. Luftdichte Spritze an ein mit Heparinlösung (NaCl 0,9%; 1 ml = 10 E Heparin) gefülltes Kopfvenenperfusionsbesteck (Butterfly 25) anschließen. Punktion der Arterie, wobei es technisch leichter ist, gegen den Blutfluß zu arbeiten. Der Eintritt der Nadel in die Arterie wird durch einen raschen Blutfluß in das Perfusionsbesteck unter leichter Aspiration angezeigt. Langsam Blutaufziehen (Blasenbildung vermeiden). Anschließend Entfernung des Perfusionsbestecks und fester Druck für 1–2 min bis zur Hämostase. Für wiederholte arterielle Probengewinnung Fixation des Perfusionsbestecks und Anschluß an eine heparinisierte Infusionslösung (Pumpe).

19.3. Venae sectio

Indikation
Mißlingen einer perkutanen Venenpunktion zur Infusionstherapie.
Unmöglichkeit der Nabelvenenkatheterung
Messung des zentralen Venendrucks
Angiographie

Ort des Eingriffs
Vena supramalleolaris tibialis
Vena basilica oder cephalica (Ellenbeuge)
Vena saphena magna (Trigonum femorale)

Technik
Immobilisation des Operationsfeldes, Desinfektion, Lokalanästhesie ohne Adrenalinzusatz. Infolge Anschwellens des subkutanen Gewebes empfiehlt es sich, den genauen Ort der Inzision vorher zu markieren. Schnittführung quer zum Venenverlauf. Präparation längs des Gefäßverlaufes auf einer Länge von 2 cm. Vene mit Elevatorium unterfahren, sorgfältig von Fett und Bindegewebe befreien (exakte Inzision möglich, sicheres Auffinden der Inzisionsstelle, leichtes Einführen des Katheters). Vene proximal und distal mit 2 Catgutfäden unterfahren, lose Schleifen legen. Geeigneten Katheter auswählen und mit NaCl 0,9% füllen. Katheterspitze entsprechend einer Kanülenspitze mit kurzem stumpfen Schliff zuschneiden. Anschneiden der Vene mit scharfer, spitzer Schere. Hierzu wird das Gefäß mittels des unteren Haltefadens angespannt. Zur Inzision ist die Vene mit einer Pinzette zu fassen, seitlich und quer zur Verlaufsrichtung herauszuziehen und in seiner Längsrichtung bis zur Mitte des Gefäßdurchmessers einzuschneiden. Es entsteht ein V-förmiger Einschnitt. Bei ungenügender Inzision Möglichkeit der Kathetereinführung unter die Adventitia! Blut muß frei abfließen. Das Gefäßlumen läßt sich gut darstellen, wenn durch Straffen des Haltefadens oder Anheben des Elevatoriums verhindert wird, daß Blut aus der Inzisionsstelle fließt. Der vorbereitete Katheter wird 0,5 cm vor seiner Spitze mit einer Pinzette gefaßt und in das Gefäßlumen eingeführt. Dabei zeigt das angeschrägte Katheterende zum Gefäßzentrum (besseres Gleiten). Katheterposition nach Möglich-

keit Vena cava vor den rechten Vorhof (keine Wandschädigung, geringe Thrombosegefahr, leichte Blutentnahme).
Venenspasmus: Injektion eines Lokalanästhetikums.
Elastischer Widerstand: Venenklappe; Zurückziehen des Katheters um 2 cm und erneutes Vorschieben unter drehender Bewegung und gleichzeitiger Injektion von Kochsalzlösung. Durchgänglichkeit des Katheters in regelrechter Position überprüfen. Bei zentraler Lage Röntgenkontrolle.
Einbinden des Katheters durch den proximalen Haltefaden in die Vene. Entfernung des distalen Haltefadens (spätere Rekanalisierung möglich). Stillung der geringen Sickerblutung durch Kompressionsverband. Wundverschluß, Katheterfixation.

Lokalisation der gewählten Vene
1. Vena supramalleolaris tibialis
Bevorzugter Ort einer Venae sectio, äußerst konstanter Verlauf vor dem Malleolus medialis. Die 1 cm lange Inzision wird quer in den Hautfalten vor dem Malleolus medialis auf die Sehne des Musculus tibialis anterior zugeführt.
2. Vena saphena magna (Trigonum femorale)
Einmündung der Vena saphena magna in die Vena femoralis. Letztere verläuft medial und parallel der Arteria femoralis. Spina iliaca anterior superior und tuberculum pubicum werden durch eine Gerade verbunden. Diese wird halbiert und 0,5 cm unterhalb der Hautfalte der Schenkelbeuge in der Mittellinie des Oberschenkels eine 2 cm lange Inzisionsstelle parallel zum Leistenband gelegt.
3. Vena basilica und Vena cephalica
Nicht konstanter Gefäßverlauf, häufig Erweiterung der Inzision notwendig. Gestaute Venen nicht immer sichtbar oder palpabel. Die Vena basilica verläuft auf der Ulnarseite der Ellenbeuge im unteren Teil der ulnaren Bicepsfurche.
Die Vena cephalica oberflächlich in der radialen Ellenbeuge.

Häufige Fehler
Fehlerhafte Lokalisation der Inzision
Ungenügende Präparation der Vene
Versehentliches Durchtrennen der Vene
Unzureichende Schnittführung

Falsche Katheterwahl
Ungenügende Einbindung oder Fixierung des Katheters
Fehlerhafte Immobilisation

19.4. Pneumothoraxdrainage

19.4.1. Probepunktion

Stets mit 5-ml Spritze, gefüllt mit NaCl 0,9% und 14er Kanüle: Aspiration = Luftblase. Rückenlage, rasche Desinfektion, Punktion im 4. Interkostalraum in der vorderen Axillarlinie. Punktion mit ausreichender Steilheit ausführen, damit Kanülenspitze intrapleural und nicht subkutan liegt.
Verdacht bestätigt: Pleuradauerdrainage. Hierfür steht genügend Zeit zur Verfügung, da durch die Probepunktion die unter Spannung stehende Luft abgezogen werden kann, andererseits Luft von außen nicht in den Pleuraraum eindringen kann.

19.4.2. Technik der Pleuradrainage

Kind immobilisieren, Arme hochgeschlagen fixieren. Desinfektion, Abdeckung mit sterilem Lochtuch. Punktionsstelle: 4. Interkostalraum in der vorderen Axillarlinie, da sich hier in Rückenlage die meiste Luft ansammelt. Lokalanästhesie mit ca. 1 ml Scandicain 1%. Anlegen einer 4 mm langen Inzision am Oberrand der den Interkostalraum nach unten begrenzenden Rippe. Spreizung der Interkostalmuskulatur mittels Cooperschere. Drainagekatheter (Argyle-, Vygon-Trocar-Katheter Ch. 10) etwa 2 cm vor der Spitze fassen und in den Interkostalraum eingehen (Cave: Organverletzungen bei ruckartigem Durchstoßen der Interkostalmuskulatur). Anschluß an Einrichtung zur Dauerdrainage (zentrale Vakuumanlage, große Empyempumpe Fa. MEDAP). Sicherung des Katheters durch Hautnaht. Röntgenologische Positionskontrolle.
Über ein Wasservakumeter sollte eine Feinregulierung des Drainagesoges möglich sein. Einstellung − 20 cm H_2O. Perlende Blasenbildung kennzeichnet die Funktionstüchtigkeit der Pleuradrainage, Fehlen weist auf ein Leck hin (subkutane Katheterposition, äußere Dekonnektion).

Vermeidung einer Verlegung der Pleuradrainage
Stündliche Kompression der Katheterposition durch Pumpbewegungen nach vorheriger Abknickung zwischen den Fingern. Bei längerer Verweildauer empfiehlt sich Durchspülen des Katheters mit steriler NaCl 0,9%.
Blutkoagel, eiweißreiches Pleurasekret, pleurale Verklebungen können trotz korrekter Position zu einer Verlegung führen. Erneute Akkumulation des Pneumothorax! Gegebenenfalls zweite Drainage erforderlich.
Bei Spontanatmung kann mit einer Verklebung der Alveolarruptur nach 48 Std gerechnet werden, bei kontrollierter Beatmung zieht sich diese oft über Tage hin. Die Pleuradrainage kann entfernt werden, wenn wenigstens nach 6-stündigem Abklemmen des Katheters röntgenologisch eine volle Lungenentfaltung gesichert ist.

19.5. Pneumoperikarddrainage

Subxiphoider Zugang, rasche Desinfektion des Epigastriums, Punktion mit Abboven-Katheter Ch. 14, vorher ein seitliches Loch 1 cm hinter der Katheterspitze anbringen. Im Winkel zwischen prozessus xiphoideus und linkem Rippenbogenrand wird mit Zielrichtung auf die rechte Schulter eingegangen [25]. Nachdem der Katheter mit dem Führungsdraht um 2–3 cm vorgeschoben worden ist, kann der Katheter allein um ein weiteres Zentimeter vorgeführt werden. Die erfolgreiche Perikardpunktion ist an der sofortigen Besserung der Bradykardie, der raschen Rückläufigkeit der Schocksymptomatik, dem Rosigwerden des Kindes und dem Verschwinden der Niedervoltage auf dem Bildschirm des Monitors erkennbar. Röntgenologische Positionskontrolle. Es empfiehlt sich die Pneumoperikarddrainage unter Beatmung für die folgenden Tage liegen zu lassen. Ihre Entfernung ist nach vorheriger Abklemmung und Ausschluß einer erneuten Kumulation (Röntgenaufnahme) möglich.

19.6. Aszitespunktion

Indikation
Entlastung des Abdomens
Diagnostische Untersuchung (Luftinsufflation)

Ort des Eingriffs
Linker unterer Quadrant. Die Strecke zwischen spina iliaca anterior superior und umbilicus wird in drei gleiche Strecken unterteilt. Die Punktion erfolgt am Übergang vom lateralen zum medialen Drittel.

Technik
Harnblase entleeren, Patient in Rückenlage fixieren, Desinfektion, Lokalanästhesie, 0,5 cm lange Hautinzision. Trocarkatheter (Argyle Ch. 12) durch Hautinzision einführen und unter leichtem Drehen und festem Druck die Bauchmuskulatur durchbohren. Das Durchstoßen des Peritoneum parietale ist an einem leichten Ruck erkennbar. Zur Vermeidung innerer Verletzungen Trocarkatheter kurzfassen! Anschließend Trocar ziehen und Katheter an Dreiwegehahn anschließen. Fraktioniertes Ablassen und Messen des Aszites (Schockgefahr). Behinderung des Aszitesabfluß: Veränderung der Position des Katheters oder des Patienten.

Komplikationen
Darmperforation (Meteorismus).
Perforation der gefüllten Harnblase
Schock (zu rasches Ablassen des Aszites)
Peritonitis (unsteriles Vorgehen)

19.7. Endotracheale Intubation

Indikation
Respiratorische Insuffizienz
Aspiration von mekoniumhaltigem Fruchtwasser
Vorbereitung zur Intubation
Vollständiges Instrumentarium bereithalten
Beatmungsbeutel mit passendem Tubusadapter versehen

Funktionskontrolle der Absaugung
Funktionskontrolle des Respirators
Adapter für Respirator bereithalten
Assistenzperson zur Hilfestellung
Gründliches pharyngeales Absaugen
Kurzzeitige Sauerstoffmaskenbeatmung (Ausnahme Aspiration)

19.7.1. Orotracheale Intubation

Lagerung
Schultern durch zusammengefaltete Windel leicht erhöhen. Kopf in Mittelstellung in mäßig starker Deflektion (z. B. Lagerung auf Intubationsmatratze Fa. Dräger). Laryngoskop mit linker Hand distal vom Griff-Spatel-Winkel greifen und mit dem 4. und 5. Finger das Kinn umfassen. Dadurch wird der Kopf fixiert und der Kieferwinkel leicht angehoben. Einführung des Spatels über den rechten Mundwinkel und Abdrängung der Zunge nach links. Spatel vorschieben

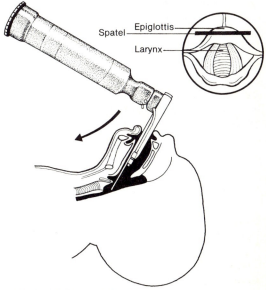

Abb. 39. Einblicksfeld bei Intubation

bis Epiglottis ins Gesichtsfeld tritt. Die Spatelspitze kann entweder über die Epiglottis oder in die Valleculae epiglotticae geführt werden. Druck mit dem kleinen Finger der linken Hand von außen auf den Larynx, so daß das Aufrichten des Kehlkopfeinganges durch die Spatelspitze unterstützt wird. Die Epiglottis befindet sich voll im Gesichtsfeld. Nach dorsal ist die Stimmritze sichtbar (Abb. 39).

Über die Führungsrinne des Laryngoskops Vorschieben des Tubus in den Kehlkopfeingang. Bei Engstellen der Stimmbänder tritt hierbei gelegentlich ein Hindernis auf. Eine weitere Behinderung in Höhe des Krikoids läßt sich durch vorsichtige Drehung des Tubus überwinden. Bei verschlossener Stimmritze ist die nächste Inspirationsbewegung abzuwarten. Nach Tubuseinführung vorsichtige Entfernung des Laryngoskops. Der Tubus wird zunächst mit der Hand bis zur endgültigen Fixierung in situ gehalten. Aus Gründen der Schnelligkeit wird die orotracheale Intubation bei der Primärreanimation bevorzugt.

19.7.2. Nasotracheale Intubation

Der Tubus wird mit der Fixierplatte nach Dangel [25] verbunden und die erforderliche Tubuslänge eingestellt (s. u.). Zur leichteren nasalen Passage wird seine Spitze mit 0,1%igem Xylocain-Gel beschichtet und dieser vorsichtig eingeführt. Behinderungen im Verlauf des Nasenganges lassen sich meist durch leichte Drehbewegungen überwinden. Das weitere Vorgehen entspricht der orotrachealen Intubation. Wird der Tubus im Pharynx sichtbar, wird seine Spitze unter laryngoskopischer Sicht mit einer Säuglings-Magill-Zange gefaßt und in den Tracheaeingang geführt. Durch mehrmaliges Nachfassen wird er in seine endgültige Position gebracht. Vorteil der nasotrachealen Intubation:
Stabilere Fixierung
Bessere orale und pharyngeale Hygiene

19.7.3. Kontrolle nach Intubation

Maskenbeatmung
Thoraxbewegungen symmetrisch
gleichmäßige Belüftung beider Lungenflügel (Auskultation)
Spiegelbelag am oralen Tubusende bei Spontanatmung

Wir halten eine röntgenologische Kontrolle für unbedingt erforderlich. Ist sie nicht möglich, muß die gleichmäßige Belüftung beider Lungen einwandfrei gesichert sein. Die regelrechte Tubusposition befindet sich in der Mitte zwischen den medialen Enden beider Klavikeln [27].

Fehlversuche rechtzeitig abbrechen und das Neugeborene durch erneute Sauerstoffmaskenbeatmung oxygenieren! Intubation unter Monitorüberwachung ermöglicht eine bessere klinische Überwachung (Bradykardie, Arrhythmie).

1000–2000 g	Tubus Ch. 2,5
2000–3000 g	Tubus Ch. 3,0
>3000 g	Tubus Ch. 3,5

Besonders geeignet sind gekrümmte Endotrachealtuben aus Plastik mit uniformem Durchmesser (Rüsch, Portex). Strömungswiderstände und Turbulenzen werden auf ein Minimum reduziert. Vorteil der weichen Tubi: geringe Verletzbarkeit des Nasenganges, des Kehlkopfeinganges, der Stimmbänder und der Trachea.

19.7.4. Tubuslängen

Orale Intubation
Distanz Zahnleiste des Oberkiefers − Tracheabifurkation:
Neugeborenes 10,5–11 cm
Frühgeborenes 9 cm
Entsprechend sind die bereitliegenden Tuben bei 8, 9 bzw. 10 cm zu markieren und individuell einzuführen.

Nasotracheale Intubation
Formel Körperlänge × 0,21 = Länge in cm

Körperlänge	Tubuslänge
28 cm	6,0 cm
30 cm	6,5 cm
32 cm	6,8 cm
34 cm	7,2 cm
36 cm	7,6 cm
38 cm	8,0 cm
40 cm	8,5 cm

42 cm	9,0 cm
44 cm	9,3 cm
46 cm	9,7 cm
48 cm	10,0 cm
50 cm	10,5 cm
52 cm	11,0 cm
54 cm	11,5 cm

19.7.5. Tubusfixierung

Orale Intubation: Fixation mit Pflasterstreifen kreuzweise jeweils beginnend vom Kieferwinkel der einen Seite unter einmaliger Umrundung des Tubus zur anderen Seite. Zur besseren Haftung wird die Haut des Neugeborenen vorher mit Äther entfettet.

Nasotracheale Intubation: Der gewählte Tubus wird von der Intubation durch die Fixierplatte nach Dangel [26] geschoben. Diese hat auf jeder Seite ein Loch durch welches ein Wäscheband gezogen werden kann. Nach erfolgter Intubation wird dieses um den Hinterkopf geführt auf der anderen Seite eingefädelt und locker verknotet. Die Fixation des Wäschebandes um den Hinterkopf erfolgt mit Pflasterstreifen. Dadurch ist der Tubus ausreichend fixiert.

19.7.6. Häufigste Fehlerquellen bei der Intubation

Instrumentarium nicht vollständig
Inadäquate Tubusgröße
Verletzung des Oberkiefers
Gesichtsfeld durch Sekret verlegt

Literatur

1. Kitterman, J. A., Phibbs, R. H., Tooley, W. H.: Catheterization of umbilical vessels in newborn infants. Pediat. Clin. N. Amer. **17**, 895 (1970)
2a Koch, H.: Katheterisierung der Nabelgefäße. In: Pädiatrische Intensivbehandlung. v. Loewenich, V., Koch, H. (Ed.). S. 29. Stuttgart: Thieme 1974
2b Koch, H.: Komplikationen bei der Beatmung − Prophylaxe und Therapie In: Pädiatrische Intensivbehandlung. v. Loewenich, V., Koch, H. (Ed.). Stuttgart: Thieme 1974

3. Keuth, U., Conter, C., Wilhelmi, J.: Zur Position des Nabelvenenkatheters (Röntgenanalyse von 200 Fällen aus dem klinischen Routinebetrieb). Mschr. Kinderheilk. **120**, 175 (1972)
4. Obladen, M., Ernst, D., Feist, D., Wille, L.: Portal hypertension in children following umbilical disorders. J. Perinat. Med. **3**, 101 (1975)
5. Junker, P., Egeblad, M., Nielsen, O., Kamper, J.: Umbilical vein catheterization and portal hypertension. Acta Paediat. Scand. **65**, 499 (1976)
6. Dunn, P. M.: Localization of the umbilical catheter by post-mortem measurement. Arch. Dis. Child. **41**, 69 (1966)
7. Baker, D. H., Berdon, W. E., James, S. St.: Proper localization of umbilical arterial and venous catheter by lateral roentgenograms. Pediatrics, **43**, 34 (1969)
8. Plumer, L. B., Kaplan, G. W., Mendoza, St. A.: Hypertension in infants − a complication of umbilical arterial catheterization. J. Pediat. **89**, 802 (1976)
9. Neal, W. A., Reynolds, J. W., Jarvis, Ch. W., Williams, H. J.: Umbilical artery catheterization: demonstration of arterial thrombosis by aortography. Pediatrics **50**, 6 (1972)
10. Symansky, M. R., Fox, A.: Umbilical vessel catheterization: indications, management and evaluation of technique. J. Pediat. **80**, 820 (1972)
11. Krishnamoorthy, K. S., Fernandez, R. J., Todres, I. D., De Long, G. R.: Paraplegia associated with umbilical artery catheterization in the newborn. Pediatrics **58**, 443 (1976)
12. Aziz, E. M., Robertson, A. F.: Paraplegia: a complication of umbilical artery catheterization. J. Pediat. **82**, 1051 (1973)
13. Tooley, W. H.: What is the risk of an umbilical artery catheter? Pediatrics **50**, 1 (1972)
14. Huch, A., Huch, R.: New method for arterial blood sampling in infants and adults. Arch. Dis. Child. **48**, 982 (1973)
15. Smith, A. D.: Arterial blood sampling in neonates. Lancet **I**, 254 (1975)
16. Todres, I. D., Rogers, M. C., Shannon, D. C., Moylan, F. M., Ryan, J. F.: Percutaneous catheterization of the radial artery in the critically ill neonate. J. Pediat. **87**, 273 (1975)
17. Adams, J. M., Rudolph, A. J.: The use of indwelling radial artery catheters in neonates. Pediatrics **55**, 261 (1975)
18. Schlueter, M. A., Johnson, B. B., Wang, L. Y., Namkung, P., Heasley, S. V., Haddock, S. A., Tooley, W. H.: Blood sampling from scalp arteries in infants. Pediatrics **51**, 120 (1973)
19. Hughes Jr., W. T.: Pediatric procedures. Philadelphia-London: Saunders 1964
20. Köbler, H.: Die Venae sectio. Dtsch. Ärztebl., **68**, 1246 (1971)
21. Stoll, W.: Die primäre Reanimation des Neugeborenen. Stuttgart: Enke 1975
22. Dick, W., Ahnefeld, F. W.: Primäre Neugeborenen-Reanimation. Berlin-Heidelberg-New York: Springer 1975

23. Phelbs, D.L., Lachman, R.S., Leake, R.D., Oh, W.: The radiologic localization of the major aortic tributaries in the newborn infant. J. Pediat. **81**, 336 (1972)
24. Paster, St.B., Middleton, Ph.: Roentgenographic evaluation of umbilical artery and vein catheter. JAMA **231**, 741 (1975)
25. Schmid, F., Dangel, P.H., Duc, G.V.: Nasale Anwendung von CPAP. In: Pädiatrische Intensivmedizin, Bd. 3 P. Emmrich (Ed.), S. 33. Stuttgart: Thieme 1977
26. Hafferl, A.: Lehrbuch der topographischen Anatomie. S. 542. Berlin-Göttingen-Heidelberg: Springer 1957
27. Bednarek, F.J., Kuhns, L.R.: Endotracheal tube placement in infants determined by suprasternal palpation: A new technique. Pediatrics **56**, 224 (1975)

20. Eltern auf der Intensivpflegestation
(M. Obladen)

20.1. Normale Reaktion der Eltern auf die Geburt eines Frühgeborenen oder kranken Kindes

- Zerstörte Wunschvorstellung vom gesunden Kind führt zu
- Ablehnung des Kindes [4]
- Schuldgefühle (warum habe gerade ich kein gesundes Kind?)
- Ängste (besteht Lebensgefahr? Spätfolgen?)
- Überfürsorglichkeit oder Gleichgültigkeit

Gerade Frühgeborene und schwerkranke Neugeborene, die auf einer Intensivpflegestation behandelt werden müssen, benötigen wegen ihrer anhaltenden erhöhten Vulnerabilität während der ganzen Kindheit vermehrten Schutz und besondere Zuwendung ihrer Eltern. Zu den therapeutischen Aufgaben gehört es, den oben dargestellten Reaktionsmechanismus gar nicht erst entstehen zu lassen oder frühzeitig zu mildern. Ein erstes kurzes Gespräch des Transportteams mit Mutter oder Vater, noch bevor die Trennung von ihrem Kind erfolgt, knüpft erste Kontakte und vermindert Angst und Mißverständnisse.

20.2. Folgen einer langfristigen Trennung von Mutter und Kind

- Verminderung der emotionalen Bindung
- Beeinträchtigung des Bewußtseins von Elternschaft [17]: Das Kind wird ein Fremder
- Eingriff in alle Aspekte des Familienlebens [12], auch in die Beziehung zwischen Mutter und Vater.

Bereits mit 3 Wochen ist beim Neugeborenen eine aktive Interaktion mit reproduzierbarem Bewegungsmuster auf Gesichtskontakt mit der Mutter nachweisbar [1]. Wird der Mutter-Kind-Kontakt während der Neugeborenenperiode völlig unterbunden, so kommt es zu bleibenden Störungen der kindlichen Entwicklung [2, 9, 18]. Zudem unterminiert die Trennung der Mutter vom Kind das Selbstvertrauen in ihre Fähigkeit, für das Kind selbst sorgen zu können [17]. Jene mütterlichen Ängste oder Ablehnungshaltungen, die eventuell schon zur Frühgeburt geführt haben [13], werden verfestigt. Viele Frühgeborene werden später von ihren Eltern vernachlässigt oder mißhandelt [10]: dies dürfte vor allem als Folge der beeinträchtigten emotionalen Bindung und eines gestörten Bewußtseins der Elternschaft zu verstehen sein [3].

Konsequenz
Die früher gehandhabte „hygienische" Besuchszeitregelung stellt für die Kinder eine psychische Mißhandlung dar [7].

20.3. Aufgaben der Eltern auf der Intensivpflegestation

Ein Neugeborenes gehört seinen Eltern. Sie müssen an der Verantwortung für sein Wohlergehen teilhaben. Sie sollten zu häufigen Besuchen ermutigt werden, ohne daß diese von ihnen gefordert würden [2]. Bei größeren Entfernungen Telefonate anregen, ggf. Fahrbescheinigungen ausstellen. Es gibt keine Einschränkung der Besuchszeit oder -dauer für die Eltern (allerdings nur für diese). Selbstverständlich müssen sich die Eltern den hygienischen Vorschriften der Station anpassen (Überschuhe, Kittel, Händedesinfektion etc.). In aller Regel waschen sich jedoch richtig informierte Eltern eher gründlicher als das Personal.
Möglichkeiten zur Förderung des Eltern-Kind-Kontaktes [6, 12, 16]
- Keine Einschränkung der Besuchsmöglichkeit
- Ermutigung, das Kind zu berühren, mit ihm zu sprechen
- Eltern können nach Möglichkeit das Kind im Arm halten, es nach Wunsch fotografieren
- Eltern in Pflege einbeziehen, z. B. füttern lassen, Windeln wechseln etc.

- Auch wenn das Kind nicht gestillt werden kann: Mütter ermutigen, ihre Milch für das Kind zu bringen.

Besonders wichtig ist der Augenkontakt zwischen Mutter und Kind [15] wozu es ggf. erforderlich ist, eine Fototherapiebrille zu entfernen, und das Berühren des Kindes [8], welches bei kleinen Frühgeborenen durch deren zerbrechliches Aussehen oft gehemmt ist. Es folgt einem schrittweisen Verhaltensmuster: Fingerspitzen an Extremitäten, Fingerspitzen am Rumpf, Handfläche am Rumpf: dieser Kontakt fördert bleibende Reaktion und Bindungen bei Eltern und Kind. Außer der Förderung dieses Kontaktes ist den Eltern die Möglichkeit gegeben, ihre Ängste auszusprechen. Ärzte und Schwestern müssen ihnen das Gefühl vermitteln, daß ihre Anwesenheit dem Kind hilft [16]. In besonders problematischen Situationen sollte die Möglichkeit bestehen, daß Eltern auf der Intensivpflegestation übernachten bzw. schlafen können.

20.4. Information der Eltern

Die Information der Eltern durch den Arzt hat so früh, so objektiv und so vollständig zu erfolgen wie möglich und wie zumutbar. Zunächst versuchen, die Eltern kennenzulernen. Vor dem ersten Besuch der Intensivpflegestation müssen sie kurz auf die technische Atmosphäre vorbereitet werden, die sie dort erwartet. Eine Möglichkeit des Gesprächsbeginns am Bett des Kindes ist es, die Eltern zunächst nach ihrer Meinung über das Kind zu fragen. Stets müssen sie ihre Ängste frei aussprechen können. Über schwierige Probleme (Fehlbildungen, ernste Prognose, notwendige größere Operationen etc.) möglichst mit Vater und Mutter gemeinsam sprechen. Keine Prognosen in den ersten Lebensstunden! Abwertende Ausdrücke wie „Mißbildung", „Defektheilung", „Risikokind" usw. dürfen im Sprachgebrauch nicht existieren.

- **Merke:** Eltern sind meist gute Beobachter. Jede Veränderung des kindlichen Zustandes, die von der Mutter mitgeteilt wird, sollte von Arzt oder Schwester ernst genommen werden.

20.5. Gespräche beim Tod eines Kindes

Eigene Betroffenheit nicht unterdrücken. Eltern ermutigen, ihre Gefühle auszusprechen, auch miteinander. Auf die zu erwartende Trauerreaktion vorbereiten, die ebenfalls nicht unterdrückt werden sollte [1].
Normale Trauerreaktion beim Verlust eines Kindes [5]
- Traurigkeit, subjektives Leid
- somatische Störungen, Appetit- und Schlaflosigkeit
- Überwiegende Beschäftigung mit dem verstorbenen Kind
- Schuldgefühle
- Reizbarkeit und aggressives Verhalten gegen andere
- Unfähigkeit, normale Aktivitäten aufzunehmen

Eine starke Trauerreaktion ist gewöhnlich für 1–6 Wochen zu erwarten, sie klingt dann im Laufe der folgenden 6 Monate allmählich ab [14].
Nach Möglichkeit sollte eine Obduktionsgenehmigung erhalten werden, um die Diagnose zu sichern, Therapiewirkungen festzustellen, auch um ggf. eine genetische Beratung durchführen zu können. Stets einen Gesprächstermin nach der Obduktion vereinbaren, am besten erst nach einigen Wochen, und mit beiden Eltern über das Ergebnis und über noch anstehende Fragen sprechen.

20.6. Die Atmosphäre der Intensivpflegestation

Bei nicht richtig informierten Eltern kann die sterile und technische Umgebung der Intensivpflegestation mit ihren piepsenden Monitoren, Blinklampen, Respiratoren usw. zur Vergrößerung der Angst beitragen und birgt die Gefahr in sich, die ohnehin problematisch gewordene Bindung zwischen Eltern und Kindern zu minimalisieren. Ärzte und Schwestern müssen Disziplin in ihrer Umgangssprache und ein Bewußtsein dafür entwickeln, daß die Ängste der Eltern oft von anderen Beobachtungen ausgehen als ihre eigenen. So wird von den Eltern häufig als besonders beunruhigend bzw. bedrohlich empfunden,
- daß das Baby so klein ist
- daß die Augen durch eine Fototherapie-Brille verdeckt sind

- daß eine Magensonde liegt: das Kind bekommt „nichts zu essen"
- daß Ellenbeugen oder Fersen zerstochen sind
- daß sich ein „Ausschlag" oder eine „Gelbsucht" entwickelt. Über allem steht meist die Sorge, ob sich das Kind gut entwickeln wird. Rechtzeitiges, geduldiges und ehrliches Erklären der Krankheitszeichen und der erforderlichen Behandlung hilft, die Ängste abzubauen, die Technik der Intensivstation als Sicherheitsfaktor zum Nutzen des Kindes zu erkennen und macht die Eltern zu wertvollen Partnern in der Behandlung ihres Kindes.

Literatur

1. Brazelton, T. B., Tronick, E., Adamson, L., Als, H., Weise, S.: Early mother-infant reciprocity. In: Parent-Infant Interaction. Amsterdam-Oxford-New York: Elsevier 1975
2. Fanaroff, A.: Follow-up of low-birthweight infants — the predictive value of maternal visiting patterns. Pediatrics **49**, 287 (1972)
3. Galdston, R.: Dysfunction of parenting: The battered child, the neglected child, the emotional child. In: Modern Perspectives in International Child Psychiatry. Howells, J. G. (Ed.). New York: Brunner/Mazel 1971
4. Kaplan, D. M., Mason, E. A.: Maternal reactions to premature birth viewed as an acute emotional disorder. Amer. J. Orthopsychiatry, **30**, 539 (1960)
5. Kennell, J., Slyter, H., Klaus, M.: The mourning response of parents to the death of a newborn. New Eng. J. Med. **283**, 344 (1970)
6. Kennell, J. H., Klaus, M. H.: Care of the mother of the high-risk infant. Clin. Obstet. Gynecol. **14**, 926 (1971)
7. Keuth, U.: Das Kind im Krankenhaus. Besuchsregelung, Mitaufnahme der Mutter. Pädiat. Prax. **18**, 3–6 (1977)
8. Klaus, M. H., Kennell, J., Plumb, N., Zuehlke, S.: Human maternal behaviour at the first contact with her young. Pediatrics **46**, 187 (1970)
9. Klaus, M. H., Kennell, J. H.: Care of the mother. In: Neonatology. Behrman, R. E. (Ed.). Saint Louis: Mosby 1973
10. Klein, M., Stern, L.: Low birthweight and the battered child syndrome. Amer. J. Dis. Child. **122**, 15 (1971)
11. Leiderman, P. H., Leifer, A. D., Seashore, M. J., Barrett, C. R., Grobskin, R.: Mother infant interaction: Effects of early deprivation, prior experience and sex of infant. Research Publications of the Association for Research in Nervous and Mental Disease. **51**, 223 (1973)
12. Leiderman, P. H., Seashore, M. J.: Mother-infant-separation: Some delayed consequences. In: Parent-Infant Interaction, p. 213. Amsterdam-Oxford-New York: Elsevier 1975

13. McDonald, R. L.: The role of emotional factors in obstetric complications: A review. Psychosom. Med., **30**, 222 (1968)
14. Parkes, C. M.: Bereavement and mental illness. Part 2. A classification of bereavement reactions. Brit. J. Med. Psychol. **38**, 13–26 (1965)
15. Robson, K.: The role of eye-to-eye contact in maternal-infant attachment. J. Child Psychol. Psychiatry **8**, 13 (1967)
16. Sameroff, A.: Psychological needs of the mother in early mother-infant interactions. In: Neonatology. Pathophysiology and management of the newborn. Avery, G. B. (Ed.), p. 1023. Philadelphia-Toronto: Lippincott 1975
17. Seashore, M. J., Leifer, A. D., Barnett, C. R., Leiderman, P. H.: The effects of denial of early mother-infant interaction on maternal self-confidence. J. Pers. Soc. Psychol. **26**, 369 (1973)
18. Stone, F. H.: Psychological aspects of early mother-infant relationships. Brit. Med. J. **4**, 224–226 (1971)

21. Sachverzeichnis

Absaugen 112
Absaugkatheter 112
Abstriche s. bakt. Diagnostik
Aderlaß 163
Adrenogenitales Salzverlustsyndrom 207, 211
Ahorn-Sirup-Krankheit 197
Akutes Abdomen 184–189
–, Differentialdiagnose 185, 186
Aldactone 162
Aldosteronmangel 207
Alkalose, metabolische 71, 72
–, respiratorische 71
Allen-Test 276
Alupent 10, 164, 165
Aminoazidopathien, Behandlung 202
–, Diagnostik 201, 202
–, Klassifikation 197–199
Aminosäuren 58
Ampicillin 242, 245
Amuno 169
Anämie 249
–, Ätiologie 249, 250
–, Definition 249
–, Therapie 251
Aorta, Hauptäste 272
Aortenisthmusstenosen 153
Apgarschema 7
Apnoeanfälle 178
Apnoe, Typen 178
Argininhydrochlorid 73
A. brachialis 275
A. iliaca interna, Verzweigung 273
A. radialis, Katheterung 276
A. radialis, Punktion 275
A. temporalis 276, 277
Arterienpunktion 275
Asphyxie, Behandlung 9
–, Klassifikation 8
–, subpartale 8
Aspirationssyndrom 135
Asystolie 164
Aszitespunktion 282
Atelektasen 114, 115
Atemgas, Anfeuchtung 113
–, Anwärmung 113
Ateminsuffizienz 84
Atemnotsyndrom 130
–, Ductus Botalli 168
–, Pathophysiologie 130
–, Röntgenologie 132
–, Stadieneinteilung 132
–, Therapie 133, 103–105
Atmungsüberwachung 41
Austauschtransfusion 225–230
AV-Block 164
Azidose, metabolische 71, 72
–, perinatale 7
–, respiratorische 72

Bakteriologische Diagnostik 239
Base-excess 69
Beatmung, Beispiele 102–106
–, Indikation 85
–, intermittierend-mandatorische 95, 96
–, künstliche 84

Beatmung, Steuerung 101
–, technische Fehler 107
–, technische Voraussetzungen 86
–, Überwachung 115
Beatmungsgerät, Überwachung 117
Beatmungsschlauch, Montage 87
Benadon 177
Besuchsmöglichkeit 290
β-Hydroxy-Isovalerianazidurie 197
Bird-Respirator Mark 8 90, 91
Bird-Respirator Mark 8, Schlauchsystem 88
Blalock-Hanlon-Operation 153
Bland-White-Garland-Syndrom 158
Blutaustausch, Indikation (ABO) 225
–, Indikation (Hyperbilirubinämie) 226, 227
–, Indikation (Rh) 223
–, Komplikationen 230
–, Technik 228
Blutdruck, Messung 43
–, Normalwerte 45
Blutentnahme 67
Blutgasanalyse 64
–, Direktmessung 64, 66
–, indirekte Messung 65, 66
–, Interpretation 69
–, Normalwerte 70
Blutgasanalysengerät 66
Blutgerinnung 256
–, Diagnostik 257, 258
Blutgruppen-Inkompatibilität 221–225
Bourns BP 200 93
Bourns LS 104/150 90, 92
Bradykardie 10
Bronchopulmonale Dysplasie 82, 124
–, Stadieneinteilung 125
Brustdrüsengewebe 15
Brustwarzenbildung 15

Calcium glukonat 11
Carbenicillin 245
CDP 97
Cephalotin 242
Chloralhydrat 178
Chloramphenicol 242, 245
Cohn-Fraktion 177, 260
Colistin 242
CNP 97, 100
CNP-System 99
CNPV 97
Cortison 120, 137
Coxsackie B 4
CPAP 96, 97, 100
–, Komplikationen 100
–, Schlauchsystem 98
–, Toxizität 100, 123

Darmverschluß, hoher 186
–, tiefer 186
Dauerbeatmung, Spätschäden 124
Defibrillation 166
Desinfektion 87
Diabet. Mutter, Kind 193
Diaphanoskopie 123
Diazoxid 193
Dociton 163
Digitalisglykoside 161
–, Dosierung 162
Dolantin 163
Dopamin 162, 165
Ductus Botalli 123
–, Atemnotsyndrom 168
Ductusverschluß, chirurgisch 168
–, medikamentös 169
Dysmaturität, Stadieneinteilung 23, 24

Echocardiographie 148
Elektrodenlage 35
Elektrolytstörungen 205
Eltern, Information 291
Embryo-Fetopathia diabetica 193
Emphysem, interstitielles 122
Endomyocardfibroelastose 158, 159

Energiebedarf 48
Entfaltungsdruck 9
Epiglottis 284
Erbrechen 184
Ernährung 48–60
–, ergänzende intravenöse 53
–, komplette parenterale 55
–, nasojejunale 51
–, orale 49–51
Erstversorgung 8
Erythroblastose, ABO 224
–, Rh 221
–, Rh-Untergruppen 223
Extrasystolen 164
Extubation 119

Fetaler Kreislauf 267
Fett 58
Fingernägel 16
Fototherapie 222, 227, 231
–, Durchführung 231
–, Komplikationen 232
–, Prinzip 231
Frischblut, Risiko 229
Frischplasma 260, 261
Frühgeborenes 22
Fulham-Score 131

Gasansammlung, extraalveoläre 122
Geburtskomplikationen 5
Gerätedesinfektion 87
Gerinnungsanalyse, Globalteste 257, 258
Gerinnungsfaktoren, Normalwerte 256
Gestationsalter, Berechnung 20
–, Bestimmung 14, 18, 19
–, Definitionen 13
Glukagon 162
Glukose 58

Hämorrhagische Diathese 256
Hautdurchsichtigkeit 15
Hautfältelung, plantare 16
HCO_3 69

Heparin 261
Herpes simplex 4
Herzchirurgie 149
Herzfehler 144
–, Differentialdiagnose 145, 146
–, Häufigkeit 144
–, Hyperoxietest 148
–, klinische Diagnostik 147
–, Mortalität 144
Herzfrequenz 35
Herzfrequenzvarianz 35
Herzinsuffizienz, Behandlung 161, 162
–, Symptome 160
Herzkatheterung, Durchführung 149
–, Indikation 149
Herzmassage, extrathorakale 10
Herzrhythmusstörungen 164
–, Therapie 165
Herzstillstand 164
Hirnblutung 180–181
Hirnödem, Therapie 137
Humanalbumin 11
Hyaline Membranen 130
Hydergin 276
Hydrops congenitus 233
Hyperammonämie 198
Hyperbilirubinämie 226, 227, 228
–, Behandlung 222
Hyperglyzinämie 199
Hyperglykämie 195
Hyperkaliämie 211
–, EKG 211
–, Therapie 211
Hypernatriämie 208
Hyperosmolarität 73
Hyperoxietest 75, 76, 77, 148
–, dissoziierter 155
Hypoglykämie 190
–, Definition 190
–, Differentialdiagnose 191
–, Therapie 192
Hypokaliämie 210
–, Substitution 210
Hypokalzämie 213

Hypokalzämie, Definition 213
–, Differentialdiagnose 213
–, Therapie 214
Hypomagnesiämie 215
Hyponatriämie 205
–, Defizitberechnung 208
–, Formen 206
Hypoplastisches Linksherzsyndrom 155
–, EKG 155
Hypoxämie 75

IHSS 158
Ikterus 219–237
–, Definitionen 219
–, Differentialdiagnose 220
–, hepatocellulär 228
Ileus 185
IMV 95, 96
Infektionen 238
–, pränatale 4
–, Prophylaxe 238
Infektionsverhütung 111
Infusionsmenge 54, 57
Inkubatortemperatur 42
Intensivstation, Atmosphäre 292
Interstitielles Emphysem 138
Intralipid 57, 58
Intubation, Einblicksfeld 283
–, endotracheale 282
–, nasotracheale 284
–, orotracheale 283
–, Vorbereitung 282
Isoptin 165
Isovalerianazidämie 197

Kammerflattern 165, 166
Kammerflimmern 165, 166
Kardiomyopathien 158
Kardiorespirographie 35–40
Katecholamintherapie 162, 163
Koagulopathien 258
–, Faktorenerniedrigung 262
Konakion 11
Kontinuierlich positiver Atemwegsdruck 96

Kopfhaar 15
Krampfanfälle 175
–, Therapie 177
–, Ursachen 176

Lagerungsbehandlung 114
L-Aminosäuren 58
Langzeitbeatmung 111
–, Komplikationen 120
Laryngomalazie 124
Lasix 11, 162
Leitsymptome 24
Liquor, Normalwerte 244
Listeriose 4
Lorfan 11
Lues 4
Luminal 162, 178
Lungenblutung 140
Lungenentfaltung, primäre 9
Lungenoedem 163
Lungenphysiologie 85
Lysinhydrochlorid 73

Magen-Darm-Perforation 186
Magnesiumsulfat 177
Mangelgeborenes 22
Meningitis 242
–, Behandlungsschema 245
Methylmalonazidurie 198
Monitor 34–46
Mukoviszidose 207
Mustard-Operation 153
Mutter-Kind-Kontakt 290
Myocarderkrankungen 158
Myocarditis 158, 159

Nabelarterienkatheter, Position 272
Nabelarterienkatheterung 271
–, Komplikationen 274
Nabelgefäßkatheterung 266
Nabelschnur-pH 7
Nabelvenenkatheter, Position 268, 269
Nabelvenenkatheterung 268
Nasennekrose 124

Natriumbikarbonat 10, 72
Nebennierenrindeninsuffizienz 207
Nekrotisierende Enterokolitis 186
Neugeborenenperiode 13
Neugeborenes, Behandlung nach Geburt 2
–, Beurteilung nach Geburt 2
–, hypotrophes 22
Notfallkoffer 31, 32
Novodigal 161, 162

Oesophagotrachealfistel 186
Oesophagusatresie 186
Ohrmuschelknorpel 15
Oxacillin 242, 245
Oxygenierungsstörung 79

PaO_2-Messung 80
Paroxysmale supraventrikuläre Tachykardie 165, 166
Patientenüberwachung 34
PCO_2 69
PEEP 97
Perinatalperiode 13
Peritonitis 188
pH 69
Physiotherapie 114
Plasma 160, 161
–, antihämophiles 260
Pleuradrainage, Technik 280
Pneumomediastinum 138
–, Röntgenbefund 170
Pneumopericard 169
–, Drainage 281
–, Röntgenbefund 170
Pneumothorax 122, 137
–, Drainage 280
–, Probepunktion 280
Polymyxin B 245
Polyzythämie 253
–, Therapie 254
PO_2 69
–, transkutan 80
Postasphyxiesyndrom 173
PPSB 177, 260

Priscol 174
Proprionazidämie 197
Prostaglandine 168
Protamin 229
Pseudozysten 138
Pufferlösung, Applikation 73
Puffertherapie 72
Pulmarca 99
Puls 35
Pupillarmembran 17, 18

Rashkind 153
Reanimation 8
–, Medikamente 10
Rechts-Links-Shunt 77
Reifezeichen 14–19
Relaxierung 117
–, Indikation 118
Respirator, Grundeinstellung 94
–, Überwachung 117
Respiratoren, Bedienung 89
–, Klassifikation 89
Respiratoreinstellung, Änderung 101
Respiratorentwöhnung 119
Respiratorprobelauf 94
Retrolentale Fibroplasie 81
Rettungswagen 30
Rheomacrodex 11
Rickham-Reservoir s. Salmon-Rickham-Reservoir
Risikofaktoren, während der Geburt 5
–, vor der Schwangerschaft 2
–, während der Schwangerschaft 4
Risikokinder, Vorgehen 12
Rivotril 177
Röteln 4

Salmon-Rickham-Reservoir 246
Säure-Basen-Haushalt, Störungen 71
Säure-Basen-Regulation 70
Sauerstoff 75–81
–, Applikation 80
–, Dosierung 80

Sauerstoff, Nebenwirkungen 81
Sauerstoffbindung 79
Sauerstoffdiffusion 76
Sauerstoffdissoziation 78
Sauerstoffmeßgeräte 80
Sauerstoffmessung, transkutan 65
Sauerstofftherapie 75
Sauerstofftransport 79
Schlauchdesinfektion 87
Schlauchmontage 87
Schock 251
–, Therapie 252
Schwartz-Bartter-Syndrom 208
Sepsis 240
–, Behandlung 241
Spannungspneumothorax 122
Spiegelprobe 120
Spurenelemente 56
Standard-Bikarbonat 69
Stimmbandschädigung 124
Stoffwechselstörungen 196
–, Differentialdiagnose 200
Streptokokken B 241
Syphilis 4

Tachykardie, paroxysmale 165
Temperaturüberwachung 41
THAM 72
Theophyllin 179
Thrombozytenkonzentrat 261, 264
Thrombozytopenie 263
–, Differentialdiagnose 262
–, Therapie 264
Tobramycin 242
Toxoplasmose 4
Trachealtoilette 112
Transfusionsblut, Konserven 229
Transillumination 123
Transport 26
–, Durchführung 28
–, Kommunikation 27
Transportinkubator 29, 30
Transposition der großen Gefäße 150
–, Hyperoxietest 152

–, Röntgenbefund 152
Trauerreaktion 292
Trennung, Mutter-Kind 289
Trimethoprim 245
Tris-Puffer 72
Tuberkulose 4
Tubusbakteriologie 111
Tubusfixierung 98, 286
Tubus, Komplikationen 121
Tubuslängen 285
Tumor, abdominaler 186
Tyrosinose 199

Überwachungsanlage 34
Unreife 14–19, 22

V. basilica 279
V. cephalica 279
V. saphena magna 279
V. supramalleolaris tibialis 279
Valinämie 197
Valium 118
Venae sectio 278
Ventriculitis 246
Verbrauchskoagulopathie 260
Verlegungsindikation 26, 27
Verneblung 113
Vitamin-K-Mangel 259
Vitamine 56
Vorhofflattern 165, 167
Vorhofflimmern 165, 167

Wachstumskurven, intrauterine 20, 21, 22
Wasserhaushalt 53–57

Xylocain 165

Zentralvenendruck 44
Zirkulation, fetale 267
Zitrullinämie 198
Zuckeralkohole 58
Zustandsdiagnostik, postpartale 7
Zwerchfellhernie 186
Zyanotische Anfälle 163
Zytomegalie 4

Kliniktaschenbücher — Eine Auswahl

G. G. Belz, M. Stauch: *Notfall EKG-Fibel.* Mit einem Beitrag von F. W. Ahnefeld. 2., überarbeitete Auflage. 43 Abbildungen. VIII, 96 Seiten. 1977. DM 18,80; US $ 8.70
ISBN 3-540-08395-2

W. Dick, F. W. Ahnefeld: *Primäre Neugeborenen Reanimation.* 45 Abbildungen. VIII, 113 Seiten. 1975. DM 16,80; US $ 7.40. (Kliniktaschenbücher).   ISBN 3-540-07265-9

G. Friese, A. Völcker: *Leitfaden für den klinischen Assistenten.* 27 Abbildungen, 7 Tabellen. IX, 170 Seiten. 1975. DM 19,80; US $ 8.80   ISBN 3-540-07245-4

W. Gobiet: *Intensivtherapie nach Schädel-Hirn-Trauma.* 57 Abbildungen, 49 Tabellen. Etwa 210 Seiten. 1977. DM 24,–; US $ 11.10   ISBN 3-540-08420-7

W. H. Hitzig: *Plasmaproteine.* Pathophysiologie und Klinik. 2., neubearbeitete Auflage. 37 Abbildungen, 41 Tabellen. X, 230 Seiten. 1977. DM 24,–; US $ 10.60
ISBN 3-540-08035-X

P. Hürter: *Diabetes bei Kindern und Jugendlichen.* Klinik – Therapie – Rehabilitation. 40 z. T. farbige Abbildungen, 34 Tabellen. Etwa 300 Seiten. 1977. DM 24,80; US $ 11.50
ISBN 3-540-08477-0

Kinderanaesthesie. Von F. W. Ahnefeld, K. D. Bachmann, W. Dick, H. Ewerbeck, R. Krebs, P. Milewski, W. Niederer. Herausgeber: W. Dick, F. W. Ahnefeld. 26 Abbildungen, 20 Tabellen. XI, 163 Seiten. 1976. DM 21,80; US $ 9.60
ISBN 3-540-07917-3

G.-W. Schmidt: *Pädiatrie.* Klinik und Praxis. 33 Abbildungen, 37 Tabellen. XII, 275 Seiten. 1974. DM 18,80; US $ 8.30   ISBN 3-540-06778-7

G. Wolff: *Die künstliche Beatmung auf Intensivstationen.* Unter Mitarbeit von E. Grädel, D. Gasser. 2., neubearbeitete Auflage. 79 Abbildungen, 6 Tabellen. Etwa 200 Seiten. 1977. DM 21,80; US $ 10.10   ISBN 3-540-08384-7

Preisänderungen vorbehalten

Springer-Verlag Berlin Heidelberg New York

Anaesthesie und Wiederbelebung bei Säuglingen und Kleinkindern. Bericht über das Symposium am 9. Oktober 1971 in Mainz. Herausgeber: F. W. Ahnefeld, M. Halmágyi. 36 Abbildungen. IX, 83 Seiten (25 Seiten in Englisch). 1973. DM 40,–; US $ 17.60. (Anaesthesiologie und Wiederbelebung, Band 71) ISBN 3-540-06142-8

C. Bühler, H. Hetzer: *Kleinkindertests. Entwicklungstests vom 1. bis 6. Lebensjahr.* 4. Auflage, unveränderter Nachdruck der 3. Auflage. 2 Abbildungen, 2 Ausklapptafeln. IV, 88 Seiten. 1977. DM 13,50; US $ 6.00 ISBN 3-540-08222-0

W. Dick: *Respiratorischer Flüssigkeits- und Wärmeverlust des Säuglings und Kleinkindes bei künstlicher Beatmung.* 24 Abbildungen. VIII, 69 Seiten. 1972. DM 40,–; US $ 17.60. (Anaesthesiologie und Wiederbelebung, Band 62) ISBN 3-540-05805-2

D. B. Dubin: *Schnell-Interpretation des EKG.* Ein programmierter Kurs. Aus dem Englischen übersetzt von R. Kern, U. K. Lindner. Mit einem Geleitwort von H. Gillmann. 2., überarbeitete Auflage. 246 Abbildungen. XII, 258 Seiten. 1977. DM 38,–; US $ 16.80   ISBN 3-540-07928-9

H. Ewerbeck: *Differentialdiagnose von Krankheiten im Kindesalter.* Ein Leitfaden für Klinik und Praxis. 28 Tabellen. XIII, 263 Seiten. 1976. Geb. DM 48,–; US $ 21.20   ISBN 3-540-07527-5

R. Gädeke: *Diagnostische und therapeutische Techniken in der Pädiatrie.* 2., neubearbeitete Auflage. 267 Abbildungen. XIII, 191 Seiten. 1976. DM 48,–; US $ 21.20. Mengenpreis ab 20 Exemplaren DM 38,40; US $ 16.90 ISBN 3-540-07595-X

Kinderheilkunde. Herausgeber: G.-A. von Harnack. 4., neubearbeitete Auflage. 193 Abbildungen. XIV, 394 Seiten. 1977. DM 39,–; US $ 17.20 ISBN 3-540-07926-2

Therapie der Krankheiten des Kindesalters. Herausgeber: G.-A. von Harnack. Mit Beiträgen zahlreicher Experten. 16 Abbildungen. X, 926 Seiten. 1976. Geb. DM 96,–; US $ 42.30   ISBN 3-540-07447-3

Therapie lebensbedrohlicher Zustände bei Säuglingen und Kleinkindern. Bericht über das Symposion am 8. und 9. Oktober 1971 in Mainz. Herausgeber: K. Lang, R. Frey, M. Halmágyi. 69 Abbildungen. IX, 136 Seiten (26 Seiten in Englisch). 1973. DM 69,–; US $ 30.40. (Anaesthesiologie und Wiederbelebung, Band 72)   ISBN 3-540-06143-6

Preisänderungen vorbehalten

Springer-Verlag Berlin Heidelberg New York